安宁疗护与生命关怀

○ 刘奇志 主审

○ 项承荣　宋德胤　郭玫 主编

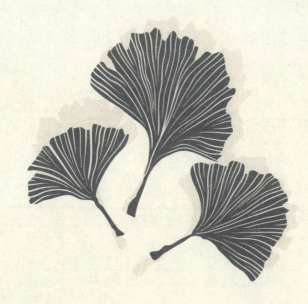

西北大学出版社
·西安·

内容提要：安宁疗护为终末期患者提供身体、社会、心理、精神等方面的照护和人文关怀等服务，以提高生命质量，帮助患者舒适、安详、有尊严地离世。随着国家一系列政策的推出和落实，我国安宁疗护服务已经进入快速发展的阶段。本书由安宁疗护行业的资深从业人员集体编写，全书分为十章，包括概论、生命关怀、安宁疗护伦理学思考、安宁疗护中的有效沟通、死亡与生死教育、安宁疗护与症状护理、终末期患者生命关怀、癌痛应对、中医药在安宁疗护中的应用、安宁疗护管理工作等内容。本书是一本可指导从业人员具体工作的参考书，也可为疾病终末期患者及其家属提供生命关怀与辅导。

图书在版编目（CIP）数据

安宁疗护与生命关怀 / 项承荣，宋德胤，郭玫主编.
西安：西北大学出版社，2024.11. -- ISBN 978-7-5604-5517-4
Ⅰ.R48
中国国家版本馆 CIP 数据核字第 2024WV9262 号

安宁疗护与生命关怀
ANNING LIAOHU YU SHENGMING GUANHUAI

主　　编	项承荣　宋德胤　郭　玫
出版发行	西北大学出版社
地　　址	西安市太白北路 229 号
邮　　编	710069
电　　话	029 - 88302590　029 - 88303310
网　　址	http://nwupress.nwu.edu.cn
电子邮箱	xdpress@nwu.edu.cn
经　　销	全国新华书店
印　　装	陕西瑞升印务有限公司
开　　本	787mm×1092mm　1/16
印　　张	22.5
彩　　页	2
字　　数	380 千字
版　　次	2024 年 11 月第 1 版　2024 年 11 月第 1 次印刷
书　　号	ISBN 978-7-5604-5517-4
定　　价	68.00 元

如有印装质量问题，请与西北大学出版社联系调换，电话 029-88302966。

《安宁疗护与生命关怀》编写委员会

主 审

刘奇志

主 编

项承荣　宋德胤　郭　玫

副主编

谢英彪　郑雪平　李　敏　周明飞　戴世明　王晓媛

编 者

蒋君秋　马倩倩　郭瑜清　季　娴　鲍　黎　王兴宝
孙雨婷　王　燕　徐雨树　刘雨辰　仇　玥　龙　芬

主编简介

项承荣 南京市中医院副主任护师，国家二级心理咨询师，国家公共营养师，南京市首届安宁疗护专家组成员。先后在南京宏善护理院、南京欧保庭仙林国际颐养中心、南京尽孝道护理院等机构担任安宁疗护专家顾问。现兼任中国生命关怀协会人文护理专业委员会委员，中国老年保健医学研究会缓和医疗分会会员，南京中医药大学护理学院安宁疗护校外辅导老师，国际药膳食疗学会江苏分会副会长，南京自然医学会养生康复专业委员会副主任委员、营养食疗专业委员会委员等职。发表安宁疗护相关文章10余篇；担任副主编或编者编写著作3部。

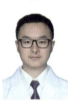

宋德胤 主任中医师，南京市中医院医务处副处长，南京中医药大学中医内科学讲师，第五批全国中医临床优秀人才研修项目培养对象，南京市中医药青年人才培养计划对象。从事中医药治疗呼吸系统疾病的临床、教学、科研工作和医政管理工作。现兼任世界中医药学会联合会青年中医培养工作委员会常务理事，中华中医药学会肺系病分会青年委员、内经学分会委员、方药量效研究分会委员、体质分会委员，中国中药协会呼吸病药物研究专业委员会基层委员，中国中医药研究促进会专科专病建设专业委员会委员，中国人体健康科技促进会呼吸介入专业委员会委员，江苏省中医药学会五运六气研究专业委员会委员，江苏省中医养生学会中医养生科普分会委员，南京中医药学会青年中医专业委员会主任委员、五运六气专业委员会常务委员兼秘书、科普委员会常务委员、名家流派专业委员会委员，南京医院协会医疗质量与安全管理专业委员会委员等职。发表学术论文10余篇；担任编者编写著作4部。

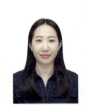

郭 玫 南京中医药大学副教授，东南大学博士，社会心理师，哈佛大学访问学者。从事安宁疗护、中西医结合防治慢性肝病与结直肠癌的研究。主持国家自然科学基金项目、江苏省自然科学基金项目、江苏省高校自然科学面上基金项目、江苏省"双创计划"项目、江苏省研究生科研与实践创新计划项目、南京中医药大学国家自然科学基金青年科学基金经费配套项目多项，参与国家自然科学基金项目2项。以第一作者或通讯作者发表论文25篇，其中SCI收录18篇；获授权专利2项；获批软件著作权6项。承担护理伦理学、高级护理药理学等课程教学，发表教学论文2篇。担任主编或编者编写著作3部。荣获省、市级以上荣誉11项。

前言
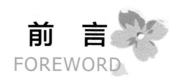

安宁疗护是对疾病终末期患者通过控制痛苦和不适症状，提供身体、社会、心理、精神等方面的照护和人文关怀等服务，以提高生命质量，帮助患者舒适、安详、有尊严地离世，是医学人道主义精神的具体体现。2022年，我国《"十四五"健康老龄化规划》中强调："发展安宁疗护服务。稳步扩大安宁疗护试点，完善安宁疗护多学科服务模式，提高临终患者生命质量。"随着一系列政策的推出和落实，我国安宁疗护服务已经进入快速发展的阶段。

安宁疗护源于英文 hospice，通常译为"临终关怀"，是为患有不可治愈疾病的患者提供的特殊服务。我国安宁疗护事业的发展起步较晚，目前存在安宁疗护机构设置总数少、覆盖范围小、地域分布不平衡，且缺乏资金和资源支持，从业人员面临巨大缺口等短板。2017年国家卫生健康委员会连续发文，并在北京、上海、洛阳等地区开展第一批安宁疗护试点工作。在第一批安宁疗护试点工作取得突破性进展后，2019年10月国家卫生健康委员会等部门指出要加强安宁疗护服务发展，安宁疗护进入全面推进新阶段，并开展了全国第二批安宁疗护试点工作。南京市被列为第二批安宁疗护试点城市。目前，我国政府已出台了一系列政策和文件来推动安宁疗护的发展。我国的安宁疗护体系将逐渐完善，并建立以养老院为基础的安宁疗护、以三级医疗机构提供的多学科医疗专业人员的家庭医疗护理及三级医疗机构内的安宁疗护单元组成的工作网络。安宁疗护将逐渐得到政策保障，将多渠道筹措资金，建立相应的安宁疗护机构；同时将安宁疗护项目纳入医疗保障内容，加大安宁疗护的服务对象和医疗保障的覆盖范围。

本书的主编是安宁疗护行业的资深从业人员，对该专业的法律、伦理背景和护理发展有着足够多的了解，有感于行业发展的方兴未艾，特组织相关临床医学和研究人员集体编撰了这本《安宁疗护与生命关怀》。本书在编撰过程中参考了大量国内外文献资料，力图较为全面地、科学地介绍安宁疗护与生命关怀的国内外现状。全书分为十章，包括概论、生命关怀、安宁疗护伦理学思考、安宁疗护中的有效沟通、死亡与生死教育、安宁疗护与症状护理、终末期患者生命关怀、癌痛应对、中医药在安宁疗护中的应用、安宁疗护管理工作等内容。本书是一本可指导从业人员具体工作的参考书，也可为疾病终末期患者家属提供生命关怀辅导。

由于编者水平有限，所掌握的资料素材还存在一定的局限性，书中难免存在疏漏之处，真切希望广大读者予以批评指正。

项承荣
2024 年 8 月 26 日

目 录
CONTENTS

第一章 概论 (1)
 第一节 安宁疗护的基本概念 (1)
  一、安宁疗护的定义 (1)
  二、安宁疗护的起源与发展 (2)
  三、安宁疗护的核心与内涵 (7)
  四、安宁疗护的目的与意义 (7)
  五、安宁疗护的实践价值 (8)
 第二节 南京市安宁疗护服务规范 (9)
  一、服务原则 (9)
  二、机构要求 (9)
  三、服务对象 (13)
  四、服务模式 (13)
  五、服务流程 (13)
  六、评价 (23)

第二章 生命关怀 (24)
 第一节 生命 (24)
  一、生命的定义 (24)
  二、生命的核质 (25)
  三、生命的特点 (25)
  四、生命现象 (26)
  五、人生命现象的三种状态 (26)
  六、生命的复杂性和人类认识的有限性 (27)

第二节 生命的发展过程 …………………………………… （ 29 ）
  一、生命开始的命题 ……………………………………… （ 29 ）
  二、生命发展过程的分期 ………………………………… （ 29 ）
  三、世界卫生组织对年龄的划分法 ……………………… （ 30 ）
  四、生涯的定义 …………………………………………… （ 30 ）
  五、生涯发展的五个阶段 ………………………………… （ 31 ）

第三节 生命观与生命关怀 ………………………………… （ 32 ）
  一、生命观的概念 ………………………………………… （ 32 ）
  二、生命神圣论 …………………………………………… （ 33 ）
  三、生命质量论 …………………………………………… （ 33 ）
  四、生命价值论 …………………………………………… （ 34 ）
  五、人的生命全优系统工程 ……………………………… （ 35 ）
  六、生命关怀的起源 ……………………………………… （ 35 ）
  七、生命关怀的基本概念 ………………………………… （ 36 ）
  八、我国生命关怀事业的现状 …………………………… （ 37 ）

第四节 生命文化 …………………………………………… （ 38 ）
  一、生命文化的基本概念 ………………………………… （ 38 ）
  二、生命文化的特征 ……………………………………… （ 39 ）
  三、生命文化就是种种人生态度 ………………………… （ 39 ）
  四、生命文化的重要性 …………………………………… （ 40 ）

第五节 临终医学与人文关怀 ……………………………… （ 41 ）
  一、人文关怀的概念 ……………………………………… （ 41 ）
  二、临终关怀的定义和目标 ……………………………… （ 42 ）
  三、临终关怀的实践 ……………………………………… （ 43 ）

第三章 安宁疗护伦理学思考 …………………………… （ 45 ）
第一节 安宁疗护及其伦理要求 …………………………… （ 45 ）
  一、安宁疗护与伦理概述 ………………………………… （ 45 ）
  二、安宁疗护的内容与模式 ……………………………… （ 50 ）
  三、安宁疗护的伦理要求 ………………………………… （ 56 ）

第二节　安宁疗护伦理问题及应对 …………………………（ 57 ）
一、安宁疗护的伦理问题 ……………………………………（ 57 ）
二、安宁疗护的伦理问题应对 ………………………………（ 59 ）
三、实施"四全照顾"的困难及应对 …………………………（ 61 ）
四、解决"坏消息"告知难题 …………………………………（ 63 ）

第三节　死亡尊严 ………………………………………………（ 64 ）
一、死亡尊严的伦理 …………………………………………（ 65 ）
二、死亡尊严的实践 …………………………………………（ 65 ）
三、维护死亡尊严的策略 ……………………………………（ 66 ）
四、死亡教育 …………………………………………………（ 67 ）
五、哀伤辅导 …………………………………………………（ 69 ）

第四节　临终患者权益 …………………………………………（ 71 ）
一、临终患者的权益 …………………………………………（ 71 ）
二、临终患者家属的权利与义务 ……………………………（ 72 ）
三、尊重和维护临终患者和家属权益的重要性 ……………（ 73 ）
四、保障临终患者权益的措施 ………………………………（ 74 ）
五、临终患者与医护人员的法律关系 ………………………（ 74 ）
六、临终患者的权利性死亡和负担性死亡 …………………（ 75 ）

第四章　安宁疗护中的有效沟通 ………………………………（ 76 ）
第一节　沟通的基础 ……………………………………………（ 76 ）
一、沟通的定义 ………………………………………………（ 76 ）
二、有效沟通的基本条件 ……………………………………（ 76 ）
三、沟通的过程 ………………………………………………（ 77 ）
四、语言沟通与非语言沟通 …………………………………（ 77 ）
五、沟通的要素 ………………………………………………（ 80 ）
六、沟通的原则 ………………………………………………（ 81 ）

第二节　安宁疗护中的护患关系 ………………………………（ 82 ）
一、影响有效护患沟通的因素 ………………………………（ 82 ）
二、常见的沟通障碍与有效沟通 ……………………………（ 83 ）

三、安宁疗护中护患沟通的内容 …………………………………（ 87 ）
　　四、安宁疗护中常用的护患沟通技巧 ……………………………（ 89 ）
　第三节　病情告知 …………………………………………………（ 91 ）
　　一、病情告知的目的 ………………………………………………（ 91 ）
　　二、告知的原则 ……………………………………………………（ 91 ）
　　三、告知的时机和方式 ……………………………………………（ 92 ）
　　四、告知的内容 ……………………………………………………（ 92 ）
　　五、告知的注意事项 ………………………………………………（ 92 ）
　　六、病情告知中常见的提问方式 …………………………………（ 93 ）

第五章　死亡与生死教育 ……………………………………………（ 95 ）
　第一节　生死观与传统文化 ………………………………………（ 95 ）
　　一、关于死亡的概念 ………………………………………………（ 95 ）
　　二、生死观的概述 …………………………………………………（ 98 ）
　　三、国内外生死观对比 ……………………………………………（100）
　第二节　生死教育 …………………………………………………（102）
　　一、生死教育的目的 ………………………………………………（102）
　　二、生死教育的定义 ………………………………………………（102）
　　三、生死教育的意义 ………………………………………………（102）
　　四、死亡教育的发展 ………………………………………………（103）
　　五、生死教育的途径 ………………………………………………（104）
　　六、生死教育的内容 ………………………………………………（104）
　　七、生死教育的方式 ………………………………………………（104）
　第三节　生前预嘱 …………………………………………………（105）
　　一、生前预嘱的起源和发展 ………………………………………（105）
　　二、生前预嘱的作用 ………………………………………………（107）
　　三、生前预嘱的相关问题 …………………………………………（108）
　　四、生前预嘱与遗嘱的区别 ………………………………………（109）
　　五、生前预嘱的意义 ………………………………………………（109）
　　六、生前预嘱的发展问题 …………………………………………（110）

第六章　安宁疗护与症状护理 （112）

第一节　发热 （112）
一、发热的概述 （112）
二、发热的评估 （114）
三、发热的治疗 （115）
四、发热的护理 （117）

第二节　咳嗽 （119）
一、咳嗽的病因 （119）
二、咳嗽的评估 （119）
三、咳嗽的治疗 （122）
四、咳嗽的护理 （123）

第三节　呼吸困难 （126）
一、呼吸困难的病因 （126）
二、呼吸困难的评估 （127）
三、呼吸困难的治疗 （127）
四、呼吸困难的护理 （129）

第四节　恶性胸腔积液 （131）
一、恶性胸腔积液的病因 （131）
二、恶性胸腔积液的评估 （132）
三、恶性胸腔积液的治疗 （132）
四、恶性胸腔积液的护理 （133）

第五节　口腔溃疡 （134）
一、口腔溃疡的概述 （134）
二、口腔溃疡的评估 （135）
三、口腔溃疡的治疗 （135）
四、口腔溃疡的护理 （137）

第六节　厌食 （137）
一、厌食的病因 （137）
二、厌食的评估 （138）

三、终末期患者厌食的处理 …………………………………（139）
　　四、厌食的护理 ……………………………………………（140）
第七节　咯血 ……………………………………………………（141）
　　一、终末期患者咯血的病因 …………………………………（141）
　　二、咯血的评估 ……………………………………………（141）
　　三、咯血的治疗 ……………………………………………（143）
　　四、咯血的护理 ……………………………………………（145）
第八节　恶心、呕吐 ……………………………………………（146）
　　一、恶心、呕吐的病因 ……………………………………（147）
　　二、恶心、呕吐的评估 ……………………………………（147）
　　三、恶心、呕吐的治疗 ……………………………………（148）
　　四、恶心、呕吐的护理 ……………………………………（149）
第九节　消化不良 ………………………………………………（150）
　　一、消化不良的病因 ………………………………………（150）
　　二、消化不良的评估 ………………………………………（151）
　　三、消化不良的治疗 ………………………………………（152）
　　四、消化不良的护理 ………………………………………（152）
第十节　恶性腹水 ………………………………………………（153）
　　一、恶性腹水的病因 ………………………………………（153）
　　二、恶性腹水的评估 ………………………………………（154）
　　三、恶性腹水的治疗 ………………………………………（155）
　　四、恶性腹水的护理 ………………………………………（156）
第十一节　水肿 …………………………………………………（157）
　　一、水肿的病因 ……………………………………………（157）
　　二、水肿的评估 ……………………………………………（158）
　　三、水肿的治疗 ……………………………………………（159）
　　四、水肿的护理 ……………………………………………（160）
第十二节　呃逆 …………………………………………………（161）
　　一、呃逆的病因 ……………………………………………（162）

二、呃逆的评估 ……………………………………（162）
三、呃逆的治疗 ……………………………………（163）
四、呃逆的护理 ……………………………………（163）

第十三节 腹泻 …………………………………………（163）
一、腹泻的病因 ……………………………………（164）
二、腹泻的评估 ……………………………………（165）
三、腹泻的治疗 ……………………………………（166）
四、腹泻的护理 ……………………………………（167）

第十四节 便秘 …………………………………………（167）
一、便秘的病因 ……………………………………（168）
二、便秘的评估 ……………………………………（169）
三、便秘的治疗 ……………………………………（170）
四、便秘的护理 ……………………………………（170）

第十五节 癌性肠梗阻 …………………………………（171）
一、癌性肠梗阻的病因 ……………………………（171）
二、癌性肠梗阻的评估 ……………………………（172）
三、癌性肠梗阻的治疗 ……………………………（173）
四、癌性肠梗阻的护理 ……………………………（175）

第十六节 恶病质 ………………………………………（175）
一、恶病质的病因 …………………………………（176）
二、恶病质的评估 …………………………………（176）
三、恶病质的治疗 …………………………………（178）
四、恶病质的护理 …………………………………（180）

第十七节 营养不良 ……………………………………（182）
一、终末期患者营养不良的病因 …………………（182）
二、营养不良的评估 ………………………………（182）
三、营养不良的治疗 ………………………………（183）
四、营养不良的护理 ………………………………（184）

第十八节 焦虑 …………………………………………（185）

一、焦虑的病因 …………………………………………（185）
二、焦虑的评估 …………………………………………（185）
三、焦虑的治疗 …………………………………………（186）
四、焦虑的护理 …………………………………………（187）

第十九节　抑郁 ………………………………………………（187）
一、抑郁的病因 …………………………………………（187）
二、抑郁的评估 …………………………………………（188）
三、抑郁的治疗 …………………………………………（189）
四、抑郁的护理 …………………………………………（189）

第二十节　失眠 ………………………………………………（190）
一、失眠的病因 …………………………………………（190）
二、失眠的评估 …………………………………………（191）
三、失眠的治疗 …………………………………………（192）
四、失眠的护理 …………………………………………（193）

第二十一节　谵妄 ……………………………………………（195）
一、谵妄的病因 …………………………………………（195）
二、谵妄的评估 …………………………………………（196）
三、谵妄的治疗 …………………………………………（198）
四、谵妄的护理 …………………………………………（200）

第二十二节　乏力 ……………………………………………（203）
一、终末期患者乏力的病因 ……………………………（203）
二、乏力的评估 …………………………………………（204）
三、乏力的治疗 …………………………………………（205）
四、乏力的护理 …………………………………………（206）

第二十三节　贫血 ……………………………………………（206）
一、贫血的病因 …………………………………………（207）
二、贫血的评估 …………………………………………（208）
三、贫血的治疗 …………………………………………（209）
四、贫血的护理 …………………………………………（209）

第二十四节　膀胱症状 …………………………………（210）
　一、膀胱症状的病因 ……………………………………（210）
　二、膀胱症状的评估 ……………………………………（210）
　三、膀胱症状的治疗 ……………………………………（211）
　四、膀胱症状的护理 ……………………………………（211）

第七章　终末期患者生命关怀 ………………………（213）

第一节　临终关怀的内容和原则 …………………………（213）
　一、临终关怀的内容 ……………………………………（213）
　二、临终关怀的目标 ……………………………………（213）
　三、临终关怀的原则 ……………………………………（214）

第二节　终末期患者的临床表现 …………………………（214）
　一、身体症状 ……………………………………………（214）
　二、心理症状 ……………………………………………（215）

第三节　终末期患者的生命关怀方案 ……………………（216）
　一、终末期患者生命关怀方案的原则 …………………（216）
　二、终末期患者生命关怀方案的实施 …………………（216）

第四节　终末期患者的急症处理 …………………………（217）
　一、急症处理的原则 ……………………………………（217）
　二、急症处理的方法 ……………………………………（218）

第五节　肿瘤晚期患者的舒适护理 ………………………（219）
　一、肿瘤晚期患者的舒适护理原则 ……………………（220）
　二、舒适护理方案 ………………………………………（220）

第六节　终末期患者的哀伤辅导 …………………………（221）
　一、哀伤辅导在国内外的发展过程 ……………………（222）
　二、哀伤辅导的基础理论 ………………………………（222）
　三、哀伤辅导的目标 ……………………………………（223）
　四、哀伤辅导的内容 ……………………………………（223）
　五、哀伤辅导的积极作用 ………………………………（224）

— Ⅸ —

第八章　癌痛应对 ……………………………………………………（225）

第一节　疼痛的基础知识 ………………………………………（225）
一、疼痛的生物学性质和意义 ……………………………（225）
二、疼痛的种类 ……………………………………………（226）
三、疼痛产生的基本过程 …………………………………（227）
四、疼痛程度的诊断 ………………………………………（228）

第二节　癌痛的特性与类型 ……………………………………（229）
一、癌痛的特性 ……………………………………………（229）
二、癌痛的类型 ……………………………………………（229）
三、疼痛的管理 ……………………………………………（230）

第三节　疼痛评估在安宁疗护中的应用 ………………………（231）
一、癌痛评估的原则 ………………………………………（232）
二、癌痛评估的内容 ………………………………………（232）
三、癌痛评估的方法 ………………………………………（233）
四、难治性癌痛的评估 ……………………………………（234）

第四节　安宁疗护中的疼痛管理方法 …………………………（234）
一、疼痛教育 ………………………………………………（234）
二、心理-社会支持 ………………………………………（235）
三、药物管理 ………………………………………………（235）
四、疼痛管理在安宁疗护中的应用效果 …………………（235）

第五节　癌痛的处理方法 ………………………………………（236）
一、癌痛处理的原则 ………………………………………（236）
二、癌痛处理的常用方法 …………………………………（236）
三、三阶梯镇痛方案 ………………………………………（237）

第六节　癌痛的治疗 ……………………………………………（238）
一、药物治疗 ………………………………………………（239）
二、非药物治疗 ……………………………………………（243）

第七节　难治性癌痛的治疗 ……………………………………（244）
一、难治性癌痛的定义和诊断 ……………………………（245）

二、难治性癌痛的治疗原则 ……………………………………（245）
　　三、难治性癌痛的治疗手段 ……………………………………（246）
　　四、难治性癌痛的治疗难点 ……………………………………（247）

第九章　中医药在安宁疗护中的应用 …………………………（248）
第一节　概述 …………………………………………………（248）
第二节　肿瘤常见症状的中医药治疗 ………………………（251）
　　一、咳嗽和呼吸困难 ……………………………………………（251）
　　二、恶心、呕吐 …………………………………………………（253）
　　三、癌性发热 ……………………………………………………（257）
　　四、癌性腹泻 ……………………………………………………（259）
　　五、肿瘤相关性便秘 ……………………………………………（261）
　　六、肿瘤相关性失眠 ……………………………………………（264）
　　七、癌因性疲乏 …………………………………………………（266）
　　八、癌痛 …………………………………………………………（269）
第三节　中医药护理在安宁疗护中的应用 …………………（274）
　　一、中医安宁疗护实践的特点 …………………………………（274）
　　二、中医基础护理和安宁疗护 …………………………………（277）
　　三、中医饮食调护 ………………………………………………（278）
　　四、中医情志护理 ………………………………………………（284）
　　五、中医芳香疗法 ………………………………………………（287）
　　六、中医护理技术 ………………………………………………（289）
　　七、中医健康指导 ………………………………………………（296）
　　八、常见症状护理 ………………………………………………（299）

第十章　安宁疗护管理工作 ……………………………………（308）
第一节　临终关怀的组织管理 ………………………………（308）
　　一、临终阶段的相关概念 ………………………………………（308）
　　二、临终关怀服务的基本含义 …………………………………（309）
　　三、临终关怀服务的组织机构 …………………………………（310）
　　四、临终关怀的服务模式 ………………………………………（310）

五、临终关怀的作用 …………………………………………（311）
　　六、医院中的临终关怀 ………………………………………（312）
　　七、医院临终关怀科的设置 …………………………………（313）
　　八、临终关怀科设置标准与定位 ……………………………（313）
　　九、临终关怀科的工作管理 …………………………………（314）
　　十、医院临终关怀科组织机构管理 …………………………（314）
　　十一、临终关怀科制度管理 …………………………………（315）
　　十二、临终关怀科工作岗位职责 ……………………………（316）
　　十三、临终关怀科病案管理 …………………………………（319）
　　十四、临终关怀科告别室管理 ………………………………（320）
　　十五、临终关怀科医德管理 …………………………………（320）
　　十六、临终关怀科家庭病床管理 ……………………………（320）
　　十七、临终关怀科社会工作管理 ……………………………（323）
　　十八、临终关怀科团队管理 …………………………………（324）
　第二节　临终关怀的护理管理 …………………………………（324）
　　一、临终关怀的理念 …………………………………………（324）
　　二、护理服务内容 ……………………………………………（325）
　　三、护理管理制度 ……………………………………………（325）
　第三节　临终关怀的服务流程 …………………………………（327）
　　一、流程管理的概念 …………………………………………（327）
　　二、医院临终关怀服务流程含义 ……………………………（327）
　　三、临终关怀科服务流程管理的要点 ………………………（328）
　　四、临终关怀服务管理技能 …………………………………（331）

第一章 概 论

第一节 安宁疗护的基本概念

安宁疗护是针对各种疾病晚期治疗不再生效、不易治愈，以延长患者生命为目的，由多学科人员共同组成的安宁疗护团队，向临终患者及其家属提供身体、社会、心理、精神等方面的一种全面性支持和照护。

一、安宁疗护的定义

安宁疗护是一种照护方法，通过运用早期确认、准确评估和治疗身体疼痛及心理和精神疾病等其他问题来干预并缓解临终患者的痛苦，使患者及其家属正确面对患有威胁生命的疾病所带来的问题，从而提高临终患者及其家属的生活质量。安宁疗护以终末期患者和家属为中心，以多学科协作模式进行实践，主要内容包括疼痛及其他症状控制、舒适照护、精神及社会支持等。理想的死亡过程会因社会形态和个人价值信仰不同而异，并随着社会发展不断演变，因此不同文化背景下人群对"优逝"认知存在一定差异。随着安宁疗护事业在我国的发展，优逝逐渐受到公众的关注。

安宁疗护尊重生命、接纳死亡，认为死亡是一种自然过程；避免不适当的、有创伤的无效治疗；注重减轻患者的痛苦症状，给予人性化、个体化的整体照护；满足患者需求，维护其尊严；提供使患者尽可能地积极生活直至生命最后一刻的支持；减轻家属的医疗经济负担并提供居丧帮助和哀伤辅导。

传统意义上，安宁疗护的服务对象为身患绝症且身心极度痛苦的患者，也包括其家属在内。随着安宁疗护的不断发展，在临床工作中其服务对象范畴已扩展至任何年龄、任何需要这种特殊关怀的人群，既不限于肿瘤患者，也不限于处于临终状态。随着老龄化趋势的加剧和公众对

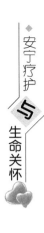

生命品质要求的提升，减轻临终患者的身心痛苦、提高其终末期生命质量、实现国人全优生命质量系统工程中的优逝目标，成为推进我国健康老龄化战略的重大现实问题。

二、安宁疗护的起源与发展

安宁疗护起源于20世纪60年代的欧美国家，主要目标是减轻患者的心理压力及身体痛苦，进一步提升患者生活质量，从而最大限度地减少患者与家属负担。安宁疗护的理念和实践在全世界范围内得到了广泛的推广和发展。

1. 国外安宁疗护的起源与发展

安宁疗护最早起源于英国的临终关怀（hospice care）。"hospice"其原意是"驿站""客栈""救济院"等，是为中世纪基督教信徒朝圣时建立起来的休息或者养病的驿站，这些机构大多秉承基督教的博爱精神来照顾患者。

一般认为，现代临终关怀事业发端于1967年西西里·桑德斯博士在英国伦敦创建的圣克里斯托弗临终关怀院。这标志着现代临终关怀事业的开始，使无法治愈的临终患者能够实现安宁有尊严地走向死亡，被誉为"点燃了临终关怀运动的灯塔"。桑德斯博士开创性地提出了整体疼痛概念，建立了多方位临终关怀的疗护方法。此后，临终关怀在英国得到了快速发展，英国各地参考其模式逐渐建起临终关怀院。英国卫生部制定了临终关怀院指南，并将临终关怀纳入国民医疗保险体系，建立相关制度加强对临终关怀工作的监督。截至2016年，英国已有临终关怀院约220家。由于政府重视，民众认知和参与程度高，服务模式多样化等特点，英国成为世界临终关怀的典范。因此，经济学人智库（EIU）在2010年40个国家和2015年80个国家发布的死亡质量指数报告中，英国死亡质量指数均排名第一。20世纪70年代以后，世界各国纷纷建立安宁疗护服务机构。

继英国之后，美国、德国、日本、新加坡等60多个国家和地区相继在国内开展临终关怀服务，其中，美国于1971年在圣克里斯托弗临终关怀院的大力帮助下，借鉴英国模式建立了得到美国官方认可的临终关怀院——康奈狄哥临终关怀院。1980年，美国将临终关怀纳入国家医疗保险法案。1996年美国因肿瘤死亡的患者中43.4%的人接受临终关怀服务。1999年美国50个州中共有43个州以及哥伦比亚地区将临终关怀纳入医疗援助计划。目前美国临终关怀机构有近3650家，且从业人员素质较高，具备专业化服务水平。

德国1986年颁布了《临死协助法案》，该法案明确规定了尊严死的适用条件和限制。

在亚洲，日本是开展安宁疗护服务最早的国家之一。1981年，日本最早的安宁疗护医院圣立三方医院在浜松成立。同年厚生省发布了《临床医生指引》，规范化指导临终关怀实践。生命终末期患者接受临终关怀服务可达99%以上，日本国民对临终放弃抢救已达成共识。目前日本的安宁疗护形式包括独立型、病院型、指导型和家庭型四种，主要着眼于家庭型居家照护。新加坡1997年实施的《预先医疗指示法令》给予临床终末期患者以选择人性化安宁疗护服务的权益。

安宁疗护的理念和实践在全世界范围内得到了广泛的推广和发展。许多国家相继成立了儿童安宁疗护机构，为患儿及家庭提供专业的护理、临终期照顾及情感支持。2014年，全球首份安宁疗护决议倡导各国积极将安宁疗护纳入医疗卫生保健体系当中。目前，全球已有136个国家/地区建立了安宁疗护机构，20个国家/地区把安宁疗护纳入了国民医保体系。

2. 我国安宁疗护的起源与发展

我国自20世纪末开始进入老龄化社会，预计2050年60岁以上老年人数量将达到4.34亿人，成为世界上老龄化最严重的国家之一。另外，随着社会经济的发展，人们生活方式的改变，我国的肿瘤和心脑血管病等慢性病发病率逐年升高。国家统计局数据显示：2021年，我国每年死亡人数在1014万人，每天死亡人数在27781人，每3秒就有一个人去世，如此庞大的群体产生了巨大的安宁疗护需求。调查研究显示约有1/3的临终患者在生命终止前曾有过化疗、插管、手术、靶向、免疫等过度治疗，这些治疗不仅给患者和家属带来沉重的经济负担，同时临终患者也面临着巨大的痛苦。而安宁疗护的最大特点就是在关注其躯体痛苦的同时，给予生命终末期患者更多的安宁人文关怀，以人为本地提高生存质量，让每位患者都能安详、有尊严地为人生画上一个完美的句号；也能更好地帮助家属掌握患者的症状和需求，协助家属面对亲人的临终焦虑和挑战。

"hospice care"在我国通常译为"临终关怀"，直至2017年，我国的《安宁疗护实践指南(试行)》中明确将临终关怀、舒缓医疗、姑息性治疗等统称为安宁疗护。安宁疗护是姑息(缓和)医疗的最后阶段，是指以疾病终末期或临终患者和家属为中心，以多学科协作模式进行实践，

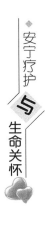

为患者提供身体、心理、精神等方面的照料和人文关怀等服务，减轻患者的痛苦和不适症状，提升患者生命质量，缓解家属心理哀伤，帮助患者舒适、安详、有尊严地度过人生最后一段旅程。

我国的安宁疗护理念最早可追溯到春秋时期儒家"仁爱"以及墨家"兼爱"的思想。"老吾老，以及人之老；幼吾幼，以及人之幼"是儒家提倡无差别关爱他人的社会理想。《礼记·礼运·大同篇》中说："故人不独亲其亲，不独子其子；使老有所终，壮有所用，幼有所长，矜寡孤独废疾者，皆有所养。"这是古代先贤对弱势群体救济的思想萌芽。墨家提倡"兼爱"思想，闪烁着浓厚的人文主义关怀。《南齐书·文惠太子传》中记载，魏晋南北朝时期，政府曾兴建六疾馆来安置贫、弱、疾、孤等人群。我国唐代的"悲田院"、北宋时期所设立的"福田院"、元朝时期的"济众院"、明朝时期的"养济院"及清朝在北京设立的"普济堂"等，这些机构专门照护没有依靠的孤寡老年人、残障人和穷人。这些人大多在死亡后也能得到各种仪式的殡葬服务。这些机构的设置理念与西方临终关怀的思想异曲同工，为现代安宁疗护的兴起和发展奠定了一定的前期基础。

在我国率先开展现代安宁疗护工作的是香港和台湾。1982年，香港九龙圣母医院首先提出善终服务。1986年，香港成立了善终服务会。1992年，第一个独立的安宁疗护机构——白普理宁养院——在香港沙田落成，该院除照顾临终患者住院服务外，还开展了居家临终关怀服务。1983年，我国台湾开始安宁疗护工作，且于1990年在马偕纪念医院成立了第一家临终关怀住院机构，在淡水分院设立第一批安宁病房。1996年，安宁缓和居家护理纳入全民健康保险。1998年，马偕纪念医院安宁疗护教育示范中心成立。2000年5月，我国台湾通过"安宁缓和医疗条例"，并于2002年、2011年及2013年进行修订，从此临终关怀服务中不做心肺复苏术正式合规。2015年12月"患者自主权利法"通过，这是亚洲第一部患者自主权利法案。截至2015年，我国台湾共51家医院684张床提供安宁住院服务，80家医院提供安宁居家服务，45家医院提供社区服务。在2015年EIU发布的死亡质量指数报告中，80个地区中我国台湾的死亡质量指数排名亚洲第一，世界第六。

我国大陆安宁疗护服务始于1988年7月天津医学院临终关怀研究中心建立的第一家临终关怀病房，1988年10月上海市南汇区老年护理院正式开展临终关怀服务。1992年5月，首届东方临终关怀国际研讨会在天津举办，时任卫生部部长陈敏章发表讲话，充分肯定了临终关怀事业，并决定将其纳入全国医疗卫生事业发展规划，促进其健康发展。因此临终关怀获得了更多的社会关注，相关的临终关怀机构也在全国多个省市相继建立。卫生部于1994年《医疗机构诊疗科目名录》列入了"临终关怀科"，并且制定了《医疗机构基本标准（试行）》。1998年，李嘉诚基金会捐资于汕头大学医学院第一附属医院，设立全国首家宁养院，现有30多家宁养院分布于26个省、自治区、直辖市。1999年11月，卫生部制定的全科医生培训大纲和2000年7月制定的社区护士岗位培训大纲正式列入临终关怀内容。

2006年4月，我国成立第一个关注人的生命晚期生存状态的临终关怀社会团体——中国生命关怀协会，标志着我国安宁疗护事业的发展迈出了历史性的一步。2010年成立生前预嘱协会，通过公益网站"选择与尊严（Choice And Dignity）"推广生前预嘱文本《我的五个愿望》，使民众通过生前预嘱实现"尊严死"，从而推动了安宁疗护的发展。2012年1月11日，《上海市政府工作报告》明确把开展社区临终关怀服务作为政府工作目标和任务。安宁疗护项目在2014年被评为上海市社会建设十大创新项目之首。随着上海启动新一轮社区卫生服务综合改革，安宁疗护服务已列入社区卫生服务中心的基本服务项目目录。

《中国护理事业发展规划纲要（2011—2015年）》首次将临终关怀纳入护理规划和长期医疗护理服务中。长期以来，中国大陆常把hospice care称为临终关怀，中国台湾省称之为安宁疗护，中国香港则称之为善终服务。由于临终容易让人联想到死亡，与我国避讳死亡的传统文化相悖，而安宁疗护显得比较温暖，直观体现出让患者舒适的服务目标，避讳了临终和死亡等字眼。因此，我国颁布的政策法规中逐渐采用了安宁疗护的表述，具体体现在《"健康中国2030"规划纲要》《基本医疗卫生与健康促进法》等文件之中。例如，《基本医疗卫生与健康促进法》第三十六条规定：各级各类医疗卫生机构应当分工合作，为公民提供预防、保健、治疗、护理、康复、安宁疗护等全方位和全周期的医疗卫生服务。国家卫生和计划生育委员会于2017年发布的《安宁疗护实践指南（试行）》给安宁疗护下了一个操作性定义：以临终患者和家属为中心，多学科协作，着力控制疼痛及其他症状，实践舒适照护，提供心理、精神及社会支持等。在临床实践中，当患者预期生存时间不足6个月，医护人员可根据其主观意愿决定是否实施安宁疗护，并不再采取以治愈疾病为目标的治疗措施。我国开展的安宁疗护实践对临终患者常见的疼痛、呼吸困难等多种症状进行治疗和护理，并提供心理支持和人文关怀。

2016年8月，全国卫生与健康会议在北京召开，大会的主题是"健康中国"，强调把人民健康放在优先发展的战略地位，努力全方位全周期保障人民健康。2016年中共中央、国务院印发的《"健康中国2030"规划纲要》提出，"实现从胎儿到生命终点的全程健康服务和健康保障，全面维护人民健康"；2017年国家卫生和计划生育委员会连发《安宁疗护中心基本标准（试行）》《安宁疗护中心管理规范（试行）》和《安宁疗护实践指南（试行）》3个安宁疗护工作相关文件，为我国安宁疗护的发展指明了道路。2017年5月，安宁疗护试点工作研讨会在北京开训，由国家卫生和计划生育委员会家庭发展司主持。2017年9月，安宁疗护试点工作启动会在上海市召开，在全国选定北京市海淀区、上海市普陀区、吉林省长春市、河南省洛阳市、四川省德阳市作为全国首批安宁疗护工作试点。2017年12月，全国安宁疗护试点工作人才队伍能力建设培训班在北京举办，由国家卫生和计划生育委员会家庭发展司委托北京协和医院老年医学科举办，旨在提升安宁疗护试点机构从业人员的业务水平及人文素养。政府一系列政策的相继出台，标志着我国安宁疗护事业已经进入发展的春天。

2019年，全国人大常委会通过了《中华人民共和国基本医疗卫生与健康促进法》，规定"各级各类医疗卫生机构应当为公民提供包括安宁疗护在内的全方位全周期的医疗卫生服务"。首次从立法层面将安宁疗护纳入国家健康体系的管理中，更具合法性。2019年5月，第二批全国安宁疗护试点工作启动。目前，全国可以提供安宁疗护服务的机构达61个，安宁疗护的床位957张，执业医生的数量204人，执业护士人数449人。2022年，《"十四五"健康老龄化规划》中强调："稳步扩大安宁疗护试点，完善安宁疗护多学科服务模式，提高临终患者生命质量。根据医疗卫生机构的功能和定位，推动相应医疗卫生机构合理开设安宁疗护病区或床位，按照'充分知情、自愿选择'原则，为疾病终末期患者提供疼痛及其他症状控制、舒适照护等服务，对患者及家属提供心理支持和人文关怀。发展社区和居家安宁疗护服务。建立医院、基层医疗卫生机构和家庭相衔接的安宁疗护工作机制和转诊流程。建立健全安宁疗护服务涉及的止痛、麻醉等药物配备和监管制度。"随着一系列政策的推出和落实，我国安宁疗护服务已经进入快速发展的阶段，呈现出良好的发展势态。

2023年，国家卫生健康委员会印发《关于开展第三批安宁疗护试点工作的通知》，规模扩大到全国185个市区。近年来，我国积极推动安宁疗护服务发展，实施安宁疗护人才服务能力提升项目，已培训4000名安宁疗护骨干医护人员，全国设有安宁疗护科的医疗卫生机构超4000家，不断用心呵护患者"最后一程"。

三、安宁疗护的核心与内涵

安宁疗护以患者为核心，结合患者家属的意愿，为患者提供全方位的照顾。安宁疗护由医生、护士、社会工作者、心理咨询师等多个主体共同合作，放弃无意义的急救手段，让患者在生命最后一段时间能舒适、安详、有尊严地活着，达到降低患者痛苦、提高患者生命末期生存质量的效果。

安宁疗护的主要内涵：①肯定生命，认知临终是人生的正常历程。②认同死亡是生命的一种自然的过程，既不加速也不延缓死亡的来临。③尽可能缓解疼痛和其他痛苦的症状。④给临终患者提供心理、社会和精神层面的整体照护。⑤提供支持系统，帮助临终患者尽可能以积极态度生活，直到死亡自然来临。⑥协助家属积极面对临终患者的疾病过程及哀伤历程。⑦以整个多学科医疗团队合作模式来处理和满足临终患者和家属的需求。⑧提高临终患者及其家属的生活质量。

四、安宁疗护的目的与意义

安宁疗护主要让患者在生命最后一段时间内不受精神恐惧的干扰，稳定心理状态，缓解疼痛，消除内心的恐惧与不安，从而平静地面对死亡。据世界卫生组织报道，全球每年需要安宁疗护的人数大约有5680万人，但只有14%有需求的人最终得到了相关服务。

一般说来，安宁疗护的主要目的是：为疾病终末期或老年患者在临终前提供身体、心理、精神等方面的照料和人文关怀等服务，控制痛苦和不适症状，提高生命质量；帮助患者舒适、安详、有尊严地离世；协助和支持患者，让其生命的最后一段时间可以安心地度过。

安宁疗护的意义在于：①为重症患者及其家属提供症状缓解、情绪支持、人性照顾与其他综合资源。②使患者在有限的时间内，仍可以享有较高的生活质量，有尊严地走完人生最后一段旅程。③安宁疗护的实施，主要是为了维护临终患者尊严，提高临终患者的生存质量；安抚亲友，解决家庭照料困难和不良情绪；节约费用，优化利用医疗资源；转变对死亡的观念，真正体现人道主义精神。④同时，安

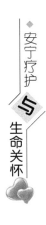

宁疗护有效解决了患者家属的心理问题，使患者家属在面对亲人因重大疾病即将走向死亡的过程中，能够更加平静，能够以理性的态度对待生死，并在患者去世后，逐渐调整心理状态，过好自己的生活，积极面对自己的人生。

五、安宁疗护的实践价值

随着时代发展，人类对生命的认识也更加理性，越来越重视生命的质量。安宁疗护的萌芽、发展与壮大，有效地提高了患者在生命最后一段时间内的生存质量，让患者平静地走向死亡，而患者家属也可以在此期间更加安宁、更加理性，不会因为亲人的离去而产生心理阴影或人生遗憾。安宁疗护体现出了浓浓的人道主义精神，体现了当代社会对人格的尊重，也是生命价值在新时期的新体现。安宁疗护的实践价值主要体现在对患者的全面关怀，对医护人员的支持，以及对医疗体系的补充等方面。

（1）对患者的全面关怀　安宁疗护着重于终末期患者的症状管理、舒适照顾、社会支持与精神抚慰四位一体的全人照顾，即从身体、社会、心理、精神层面上给予患者全方位的照顾，满足患者各层面的需要，减轻身体疼痛不适、满足未尽心愿、消除对死亡的恐惧，最后协助其有尊严地死亡。

（2）对医护人员的支持　志愿者参与安宁疗护，作为团队的重要补位，关注服务对象的情感、心理－社会需求，减轻医护人员及组织的压力，提高安宁疗护服务的可及性。安宁疗护护士的相互关怀和自我关怀能使安宁疗护护士更好地实施对患者的关怀。

（3）对医疗体系的补充　安宁疗护是医学与人文的有机结合，秉承以患者为中心的理念，强调将对人的关心、关怀和尊重作为工作重点与价值导向。安宁疗护实践不一定仅限于在特定的安宁病房或病床进行，从业者更容易在日常工作和普通病房中进行带有安宁疗护理念的医疗实践。安宁疗护从业者的工作嵌入医疗体系中，临终照护与安宁疗护实践也嵌入医疗体系中。

出生和死亡并没有本质的区别，都是我们不得不遵从的自然规律，是客观的、不可更改的，每个人都要经历生与死。安宁疗护会对患者进行死亡教育，以减轻患者在生理和精神上的痛苦，使患者能够正视死亡，珍惜生命，在面对生命的挑战时，能够以清醒理智的态度应对。对于清醒的患者，相关人员可以告知实情，让其做好心理准备，并在人生最后一段时间内完成自己的心愿，做好临终前的决策，从容地面对死亡。

第二节　南京市安宁疗护服务规范

2019年10月，国家卫健委等部门指出要加强安宁疗护服务发展，安宁疗护进入全面推进新阶段，并开展了第二批全国安宁疗护试点工作，其中南京市作为第二批安宁疗护试点城市，为此南京市专门出台了《南京市安宁疗护服务规范》，其起草人员多数为南京市安宁疗护专家库成员，包括卫生管理、医疗、护理、医疗管理、居家、社区、教育等相关领域专家，他们针对安宁疗护的服务模式、服务内容、质量评价制定标准，借鉴国内外各指南标准和实验研究，结合实践经验，归纳总结出符合南京市的安宁疗护标准。2021年11月16日，南京市市场监督管理局组织召开市地方标准审查会，邀请江苏省质量与标准化研究院、江苏省卫生健康委员会、南京市卫生健康委员会，以及江苏省安宁疗护医疗、护理、管理领域的专家，对《南京市安宁疗护服务规范》进行了技术审查，专家组建议以推荐性地方标准的形式发布实施。以下内容摘录自《南京市安宁疗护服务规范》。

一、服务原则

(1)遵循不以治愈性治疗为目的，以控制症状、减轻痛苦、提高生命质量为目标的原则。

(2)遵循尊重、有利、不伤害、公平的医学伦理原则。

(3)遵循尽可能地满足患者需求，提供安全、有效、舒适的人文服务的原则。

二、机构要求

(1)安宁疗护机构的设施设备和人员应符合表1-1、表1-2的要求。

(2)依据《安宁疗护中心基本标准(试行)》的规定建设安宁疗护中心。

(3)安宁疗护服务团队人员及职责应符合表1-3的要求。

表 1-1 安宁疗护机构设施设备要求

设置要求		机构类型			
		安宁疗护中心	三级医院、二级医院	一级医院、卫生院、社区卫生服务中心	护理院/医养结合部门
设施设备	病区模式	可以有	可以有	为主	安宁疗护区域
	病床(房)模式	可以有	为主	可以有	可以有
	病房设置	以2人间为主	以2人间为主	以2~4人间为主	以2~4人间为主
	谈话室/活动室	必须有	可以有	必须有	必须有
	告别室	必须有	必须有	必须有	必须有
	病房采光标准	>120(lx)，明亮、清新、柔和			
	天花板装饰彩图	可以有	可以有	必须有	必须有
	内墙面装饰图画	可以有	可以有	必须有	必须有
	绿植	必须有	必须有	必须有	必须有
	监护仪	必须有	必须有	必须有	可以有
	微量注射泵	必须有	必须有	必须有	可以有
	指夹式氧饱和度仪	必须有	必须有	必须有	必须有
	血糖仪	必须有	必须有	必须有	必须有
	简易呼吸器	必须有	必须有	必须有	可以有
	气垫床	必须有	必须有	必须有	必须有
	喷气气垫	必须有	必须有	必须有	必须有
	雾化吸入装置	必须有	必须有	必须有	可以有
	镇痛泵	必须有	必须有	必须有	会使用
	助浴床	可以有	可以有	可以有	可以有

表1-2 安宁疗护机构人员要求

设置要求		机构类型			
		安宁疗护中心	三级医院、二级医院	一级医院、卫生院、社区卫生服务中心	护理院/医养结合部门
人员要求	医护团队能力	独立工作	独立工作	开展工作、有专家会诊指导	识别症状、专家指导
	技术力量	MDT团队	MDT团队	医联体成立相关专科会诊团队	医疗专家支持团队
	医生	每10张床至少配备1名执业医师，团队必须配备1名副主任医师及以上职称医师	每10张床至少配备1名执业医师，团队必须配备1名副主任医师及以上职称医师	每10张床至少配备1名执业医师，团队必须配备1名副主任医师及以上职称医师	至少配备1名主治医师及以上职称医师
	护士	每10张床至少配备4名护士，团队必须配备1名专科护士及以上职称护士	每10张床至少配备4名护士，团队必须配备1名专科护士及以上职称护士	每10张床至少配备4名护士，团队必须配备1名专科护士及以上职称护士	至少配备2名护士
	中医师	必须有	必须有	必须有	可以有
	药剂师	必须有	必须有	必须有	必须有
	心理咨询师	必须有	必须有	可以有	可以有
	营养师	必须有	必须有	可以有	可以有
	物理治疗师	必须有	必须有	可以有	可以有
	社会工作者	必须有	必须有	可以有	可以有
	护理员	必须有	必须有	必须有	必须有
	志愿者	必须有	可以有	可以有	可以有
	音乐支持	可以有	可以有	可以有	可以有
	芳香支持	可以有	可以有	可以有	可以有

表 1-3 安宁疗护服务团队人员及职责

人员类别		职责
核心人员	执业医生	管理全程诊疗 疼痛管理 控制症状 提供疾病的咨询 提供团队成员成长的技术指导
	执业护士	协助和指导患者入院和转诊咨询 持续评估患者，制订照护计划 提供常见症状护理及舒适护理 提供患者和家属的心理支持和人文关怀 提供照护和舒缓治疗等方面的咨询教育 提供丧亲护理
支持人员	社会工作者	协调患者及其家属与医护人员的沟通 提供与疾病相关的家庭问题磋商 协助解决包括医疗保险、贫困患者经济补助的申请 为患者和(或)家属提供有关社区服务、法律服务、殡仪服务，援助部门等信息支持 患者去世后，定期家访或电话联系患者家属，倾听并舒缓家属的悲伤 管理和培训志愿者
	药剂师	药物管理 提供用药指导
	心理咨询师	评估患者及其家属的心理状况 缓解患者及其家属的心理问题 缓解团队人员的心理压力
	营养师	动态评估患者营养状况 为患者提供个性化营养支持方案 对患者及其家属进行饮食营养知识的教育和咨询
	物理治疗师	持续进行物理治疗评估 进行多层次的物理疗法
辅助人员	护理员	在护士的指导下提供生活护理和舒适照护 提供陪伴和沟通等关怀服务
	志愿者	在社会工作者的指导下为患者提供社会支持
	音乐/芳香治疗相关工作人员	通过音乐/芳香支持调节情绪 营造轻松温馨的氛围

（4）安宁疗护服务人员应经过安宁疗护岗位培训，具备从事安宁疗护服务的知识和技能，遵守服务伦理。

三、服务对象

处于疾病终末期或临终期，预期生存期在6个月以内，有安宁疗护服务需求并自愿接受服务协议的患者及其家属。

四、服务模式

1. 住院服务

（1）开设安宁疗护病房/病床，以住院方式提供安宁疗护服务。

（2）以多学科会诊的方式为各专科患者提供安宁疗护服务。

2. 居家服务

（1）根据患者意愿和情况，以居家方式提供安宁疗护服务，包括线上咨询和线下上门服务。

（2）安宁疗护机构可通过门诊和急诊，为居家的安宁疗护对象提供服务。

五、服务流程

（一）接诊

对于终末期、临终患者及其家属，医护人员应给予安宁疗护理念宣教，保证患者及其家属充分理解、知晓，尊重患者及其家属的选择。

（二）识别

1. 执业医师应依据疾病史和下列条件进行识别

（1）明确诊断的晚期恶性肿瘤临终患者。

（2）重要器官持续衰竭、常年卧床、高龄、处于非常痛苦状态的老年衰竭临终患者。

（3）其他疾病失代偿期临终患者。

2. 医护人员可运用量表辅助识别

（1）应用卡氏功能评分（KPS）初步评估患者功能状态，见表1-4。

（2）应用姑息功能评估量表（PPS）预测生存期，见表1-5。

（3）应用姑息预后指数（PPI）评估量表进行预计生存期评估，见表1-6。

表 1-4 KPS 评分表

序号	体力状况	评分/分
1	正常，无症状或体征	100
2	能进行正常活动，有轻微症状或体征	90
3	勉强进行正常活动，有一些症状或体征	80
4	生活能自理，但不能维持正常生活和工作	70
5	生活能大部分自理，但偶尔需要别人帮助	60
6	常常需要别人照顾和帮助	50
7	生活不能自理，需要特别照顾和帮助	40
8	生活严重不能自理	30
9	病重，需要住院和支持治疗	20
10	重危，临近死亡	10
11	死亡	0

注：KPS 评分是 Karnofsky(卡氏，KPS，百分法)功能状态评分标准。得分越高，健康状况越好，越能忍受治疗给身体带来的不良反应，因而也就有可能接受彻底的治疗。一般认为：Karnofsky 80 分以上为非依赖级，即生活自理；50~70 分为半依赖级，即生活半自理；50 分以下为依赖级，即生活需要他人帮助；大于 80 分者状态较好，存活期较长。得分越低，健康状况越差。

表 1-5 姑息功能评估量表（PPS）

序号	躯体活动	活动和疾病症状	自我护理	摄入	意识水平	评分/分
1	正常	活动正常 无疾病症状	正常	正常	正常	100
2	正常	活动正常 有疾病症状	正常	正常	正常	90
3	正常	活动受限 有疾病症状	正常	正常或减少	正常	80
4	活动减少	无法正常工作 有疾病症状	正常	正常或减少	正常	70
5	活动减少	无法做家务 重大疾病	偶尔护理需要	正常或减少	正常或混乱	60
6	以坐或躺为主	无法做任何工作 广泛病变	持续护理需要	正常或减少	正常或混乱	50

续表

序号	躯体活动	活动和疾病症状	自我护理	摄入	意识水平	评分/分
7	半卧床	无法做任何工作 广泛病变	主要护理	正常或减少	正常或嗜睡或混乱	40
8	卧床	无法做任何工作 广泛病变	全程护理	减少	正常或嗜睡或混乱	30
9	卧床	无法做任何工作 广泛病变	全程护理	最小的啜饮	正常或嗜睡或混乱	20
10	卧床	无法做任何工作 广泛病变	全程护理	仅仅口腔护理	嗜睡或昏迷	10
11	死亡	—	—	—	—	0

注：此量表是对KPS的优化改进。它考虑了躯体活动、活动和疾病症状、自我护理、摄入和意识水平等。PPS≤60分预测生存期小于6个月；≤40分预测小于3个月。

表1-6 姑息预后指数评估量表

指标	分级	部分分值	预测生存期
PPS	10~20分	4.0	
	30~50分	2.5	
	>60分	0	
经口摄入量	严重减少	2.5	≥6分，预测生存期3周
	中等减少	1.0	（敏感度80%；特异度85%）
	正常	0	
水肿	存在	1.0	≥4分，预测生存期6周
	无	0	（敏感度80%；特异度77%）
休息时呼吸困难	存在	3.5	
	无	0	
谵妄	存在	4.0	
	无	0	

3. 告知

医护人员应具体告知、充分沟通，保证患者及其家属充分知晓，意见一致后，协助患者或家属按照表1-7的要求签署"安宁疗护服务知情和意愿确认同意书"。

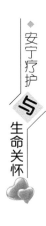

表1-7 安宁疗护服务知情和意愿确认同意书示例

安宁疗护服务知情和意愿确认同意书

患者姓名：   **性别：**   **年龄：**

科室：   **身份证号：**   **住院号：**

尊敬的□患者□患者近亲属/法定监护人/授权委托人：

    安宁疗护是指对经过多学科专家诊治后，预计生存期在6个月内，对根治性治疗已不再有效的临终患者提供的医疗以及人文关怀服务。因此，安宁疗护服务聚焦在控制疼痛和缓解症状，维护尊严，改善患者及其家属的生命质量，帮助患者舒适、安详、有尊严地离世。其关注重点以改善症状为主，但难以阻止原发疾病的进展和身体各器官系统功能的衰竭，以及面临由此根本原因导致的生命历程终结的风险；如果按照其原则，可减少患者承受常规医疗程序不可避免的身体不适，但可能存在遗漏病情变化、进展的线索、耽误诊治的风险。

    医务人员将尊重患方意愿，对明确要求进行安宁疗护的终末期患者，根据其疾病以及痛苦的状态，按医院现有的条件提供相应的临床服务，包括必要的检查，多学科会诊，缓解患者的疼痛和其他痛苦症状，如呼吸困难、恶心、呕吐、谵妄、躁动不安和重度生存痛苦。目的是将患者的痛苦降到最低，最大化维护其尊严。

补充说明：

患者、患者近亲属或法定监护人、授权委托人意见：

    医护人员已经向我详细解释了接受安宁疗护的风险及后果，我已充分知晓安宁疗护理念，知晓接受安宁疗护诊疗有可能减少患者痛苦，改善症状，也知晓可能伴随的风险，知晓原发疾病的进展和身体各器官系统功能的衰竭是导致生命历程终结的根本原因，现有医疗条件没有办法改变其最终结果，只能帮助改善过程中的状态。故我方经过慎重考虑，明确表达自主选择_____（要求/拒绝）安宁疗护诊疗。希望院方医护人员在我生命末期且无自主意识时，能充分考虑我的如下意愿以及尊重我的基本权利：

    接受□/不接受□进行药物或其他救治行为。如对症输液/输营养液□、血压维持□、无创呼吸机□、有创呼吸机□、血液透析□、其他□。

    接受□/不接受□施行心肺复苏术。如气管内插管、体外心脏按压、心脏电击、心脏人工调频、人工呼吸等标准急救程序或其他一切有创紧急救治行为。

    我自愿承诺承担因自主选择所带来的风险和不良后果。我承诺因为我要求或拒绝安宁疗护而产生的不良后果与医院及医护人员无关。此告知内容在入院时已知晓并商定，并确认此思路决策，若患方意愿有改变，则会主动告知医务人员，在没有主动表达更改意愿并确认前，则为维持原定决策，现签署书面文书确认。

患者签名：   签名日期：   年   月   日

如患者无法签字，监护人/授权委托人/近亲签名：   与患者关系：

     签名日期：   年   月   日

谈话医生签名：   签名日期：   年   月   日

谈话护士签名：   签名日期：   年   月   日

4. 评估

(1) 评估者 评估者为经过安宁疗护岗位培训的医护人员。

(2) 评估时机 ①住院安宁疗护患者：入院 24 小时内完成首次评估，每天动态评估安宁疗护服务需求。②居家安宁疗护患者：收案时必须面诊并进行首次评估，并在居家的第 2 周、每月或根据患方需求适时评估。

(3) 评估内容 ①患者病情（生存期）评估。评估量表见表 1-6。②常见症状评估。埃德蒙顿症状评估量表见表 1-8；简明疼痛评估量表见表 1-9。③舒适照顾需求评估。该评估包括自理能力评估、环境管理、口腔护理、肠内营养、肠外营养静脉导管的维护〔经外周静脉穿刺中心静脉置管（PICC）/中心静脉导管（CVC）〕、留置导尿管的护理、体位转换等。④患者及其家属心理痛苦评估问题（表 1-10）及精神需求评估。图 1-1 给出了心理痛苦评估温度计的式样。数字由 0~10 表示痛苦程度，0 代表无痛苦，10 代表心理极度痛苦。选出最能体现被评估患者近期心理痛苦程度的数字，并在相应数字上画"√"。⑤患者及其家属社会支持评估。

表 1-8 埃德蒙顿症状评估量表

状态极好	程度	状态极差
无疼痛	0 1 2 3 4 5 6 7 8 9 10	极度疼痛
不疲倦	0 1 2 3 4 5 6 7 8 9 10	极度疲倦
不恶心	0 1 2 3 4 5 6 7 8 9 10	极度恶心
不抑郁	0 1 2 3 4 5 6 7 8 9 10	极度抑郁
不焦虑	0 1 2 3 4 5 6 7 8 9 10	极度焦虑
不瞌睡	0 1 2 3 4 5 6 7 8 9 10	极度瞌睡
食欲极好	0 1 2 3 4 5 6 7 8 9 10	食欲极差
感觉生活质量极佳	0 1 2 3 4 5 6 7 8 9 10	感觉生活质量极差
不瘙痒	0 1 2 3 4 5 6 7 8 9 10	极度瘙痒
无气急	0 1 2 3 4 5 6 7 8 9 10	极度气急
其他问题	0 1 2 3 4 5 6 7 8 9 10	—

使用方法：圈出最能描述在最近 24 小时内自己健康状态的数字。量表采用数字评分法，每个症状的评分范围为 0~10 分，0 分表示无症状，10 分表示所能想到的最严重的程度，患者选择一个数字表达自己的主观感受，数字越大表示该症状越严重。1~3 分为轻度，4~6 分为中度，7~10 分为重度。

表 1-9　简明疼痛评估量表（BPI）

1. 大多数人一生中都有过疼痛经历（如轻微头痛、扭伤后痛、牙痛）。除这些常见的疼痛外，现在你是否还感到有别的类型的疼痛？

（1）是　（2）否

2. 请你在图 1-2 中标出你的疼痛部位，并在疼痛最剧烈的部位以"×"标出。

3. 请选择下面的一个数字，以表示过去 24 小时内你疼痛最剧烈的程度。

（不痛）0 1 2 3 4 5 6 7 8 9 10（最剧烈）

4. 请选择下面的一个数字，以表示过去 24 小时内你疼痛最轻微的程度。

（不痛）0 1 2 3 4 5 6 7 8 9 10（最剧烈）

5. 请选择下面的一个数字，以表示过去 24 小时内你疼痛的平均程度。

（不痛）0 1 2 3 4 5 6 7 8 9 10（最剧烈）

6. 请选择下面的一个数字，以表示你目前的疼痛程度。

（不痛）0 1 2 3 4 5 6 7 8 9 10（最剧烈）

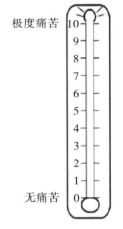

图 1-1　心理痛苦评估温度计示意图

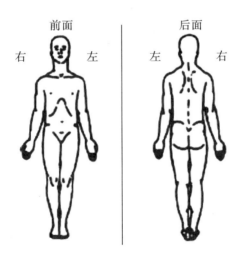

图 1-2　疼痛部位标注示意图

表1–10 心理痛苦评估问题表

问题	相关因素	状态	
躯体方面	外表改变	有□	无□
	手术疤痕	有□	无□
	沐浴/穿衣	有□	无□
	呼吸状况	有□	无□
	排尿改变	有□	无□
	消化不良	有□	无□
	记忆/注意力	有□	无□
	口腔疼痛/溃疡	有□	无□
	恶心/反胃	有□	无□
	鼻腔干燥/充血	有□	无□
	便秘	有□	无□
	腹泻	有□	无□
	进食	有□	无□
	疲乏	有□	无□
	肢体肿胀	有□	无□
	发热	有□	无□
	病后活动困难	有□	无□
	疼痛	有□	无□
	性欲/性功能	有□	无□
	皮肤干燥/发痒	有□	无□
	睡眠状况	有□	无□
	手脚麻刺感	有□	无□
	手臂活动困难	有□	无□
	其他	有□	无□
实际方面	照顾孩子	有□	无□
	持家(料理家务)	有□	无□
	家庭日常经济状况问题	有□	无□
	医疗费用问题	有□	无□
	外出交通不便	有□	无□
	工作/学习	有□	无□
	知识缺乏	有□	无□
	日常生活被打乱	有□	无□

续表

问题	相关因素	状态	
情绪方面	抑郁	有□	无□
	恐惧	有□	无□
	悲伤	有□	无□
	担心复发	有□	无□
	忧愁	有□	无□
	对日常活动失去兴趣	有□	无□
	抱怨	有□	无□
	易怒	有□	无□
	心理脆弱	有□	无□
	紧张	有□	无□
	焦虑	有□	无□
	内疚	有□	无□
	孤独	有□	无□
	害怕	有□	无□
	依赖	有□	无□
	无助感	有□	无□
	社交困难	有□	无□
	其他	有□	无□
家庭方面	与配偶沟通	有□	无□
	与父母沟通	有□	无□
	与子女沟通	有□	无□
	生育有无问题	有□	无□
精神问题	—	有□	无□

使用方法：逐个浏览每个分类下的所有项目，根据个人的具体情况，如果存在相应的问题，请在"有"的一栏上打"√"，如果不存在问题，请在"无"的一栏上打"√"。

指导患者在最符合他/她近1周所经历的平均痛苦水平的数字上作出标记，数值≥4分者，可参考问题列表评估影响因素，患者需要转诊到专业的心理学专家或精神科专家接受进一步的评估和治疗。

5. 计划

（1）以患者为中心，以家庭为导向，制订安宁疗护患者诊疗计划。

（2）医护人员应在患者入院24小时内共同制订安宁疗护照护计划，或在患者通过居家安宁疗护申请48小时内制订安宁疗护照护计划。

(3)对于居家安宁疗护,应制订出诊计划并做好相关记录。

6. 实施

(1)主要内容包括症状控制、舒适照护、心理支持和人文关怀。症状控制主要包括对疼痛、呼吸困难、水肿、口干、谵妄等症状控制;舒适照护主要包括环境管理、口腔护理、静脉导管的维护(PICC/CVC)、体位转换等。

(2)以对症治疗和支持治疗为主。

(3)依据《安宁疗护实践指南(试行)》的规定进行常见照护。

(4)对家属提供哀伤辅导。

(5)推广运用中医药适宜技术及自然医学疗法减轻症状,提高生命质量。

(6)根据症状需求及机构条件,有序转介。转介应符合表1-11、表1-12的要求。

表1-11 南京市安宁疗护转介规范(试行)

工作内容	机构类别			
	安宁疗护中心	三级/二级医疗机构	一级医院、护理院、社区卫生服务中心	养老院、居家
主要职责	广泛开展安宁疗护工作,服务全市临终患者,满足社会需求	探索和制定规范流程,培训和指导全市从业人员,给下级提供技术支持	广泛开展安宁疗护工作,服务全市临终患者,满足社会需求	具有中国家文化的社会基础和孝文化的社会实践
定位	重要力量	指导及培训	主要力量	社会基础
收治特点	有医疗需求及痛苦症状	处理难治性复杂症状,教学	有医疗需求及痛苦症状	控制轻度症状
临床病例	基础、常见病例	高水平、疑难病例	基础、常见病例	症状轻微病例
开展技术	常规操作,配置镇痛泵	有难度、有创等一定技术要求	常规操作,配置镇痛泵	口服(po),使用镇痛泵
技术力量	相关专科会诊团队	MDT团队	相关专科会诊团队	安宁疗护责任指导
互联网+医疗	以随访、维护、日常管理为主,同时开展家庭巡诊服务	以会诊、指导、答疑为主,也可开展家庭巡诊服务	以随访、维护、日常管理为主,同时开展家庭巡诊服务	常规病情汇报、咨询,预约复诊

续表

工作内容	机构类别			
	安宁疗护中心	三级/二级医疗机构	一级医院、护理院、社区卫生服务中心	养老院、居家
互联网+护理	指导居家常规护理操作,开展上门临床护理操作	指导、帮扶,开展居家复杂护理操作,也可上门服务	指导居家常规护理操作,开展上门临床护理操作	咨询护理维护,预约上门服务
患者转出	病情变化需要上转/下转 患方愿意要求上转/下转 退出安宁疗护	符合转出标准 无床救治 退出安宁疗护	病情变化需要上转/下转 患方愿意要求上转/下转 退出安宁疗护	病情变化要求退出安宁疗护
转出标准	症状不能控制 分级管理需要 患方意愿改变	症状控制满意 分级管理需要 患方意愿改变	症状控制满意 分级管理需要 患方意愿改变	症状不能控制 患方要求 患方意愿改变
患者转入	分级管理需要 居家患者需要	下级机构需求 符合转入标准	分级管理需要 居家患者需要	分级管理需要 患方意愿变求
转入标准	在上级医院病情稳定 居家症状控制不佳	在下级医院症状控制不佳 患方要求	在上级医院病情稳定 居家症状控制不佳	症状控制满意 患方意愿变求
患者管理模式	在院病床管理形式 居家责任医护随访形式	在院病床管理形式 居家责任医护随访形式	在院病床管理形式 居家责任医护随访形式	确定的责任医护,社会工作者形式

表1-12 安宁疗护联盟患者转介单

[患者一般信息]

患者姓名:　　　　性别:　　　民族:　　　诊断:　　　　电话:

家庭住址:　　　　　　　　　　身份证号:

主要照顾者姓名:　　　　性别:　　　身份证号:　　　　电话:

1. 文化程度:①文盲　②小学　③中学　④大专以上
2. 职业:①无业　②退休　③在职　④工人　⑤机关干部　⑥技术人员　⑦商业人员　⑧自由职业
3. 婚姻:①已婚　②再婚　③丧偶　④离婚　⑤未婚
4. 月收入:①少于500元　②1000元　③2000元　④3000元　⑤4000元

⑥≥5000 元

5. 医疗费用来源：①医保　②自费　③外地医保　④农保
6. 子女情况：①无子女　②一个　③两个或两个以上
7. 宗教信仰情况：①无　②有
8. 接受进入医联体医院及原因：①他人介绍　②媒体　③医院转介　④自己本来就知道的
9. 转出方式：①担架　②轮椅　③步出　④扶出
10. 患者对疾病知晓情况：①基本知道　②知道但发展情况不知　③不知道

[转出情况]
转出机构：_____ 负责医护姓名：_____ 转出时间：___年__月__日
1. 入院时主诉和主要问题：_____
2. 照护方案：_____
3. 照护评价：_____
4. 转出后照护建议：_____

[转入情况]
转入机构：_____ 负责医护姓名：_____ 转入时间：___年__月__日
1. 入院时主诉和主要问题：_____
2. 照护方案：_____

[随访情况]
1. 转出后3天随访：
2. 转出后半月随访：

（7）依据《麻醉药品、精神药品处方管理规定》，对安宁疗护患者规范使用精神麻醉药物。安宁疗护服务团队应开展个案讨论并总结和记录。

六、评价

（1）可采用医疗机构自评或患方评价两种方式。

（2）评价内容包括但不限于服务内容与要求的执行程度、患者生存质量与患方满意度等。

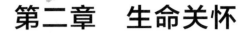

第二章　生命关怀

关怀是一种社会、家属和医护人员对临终患者的人文的、照顾的、总体的态度，自始至终体现人道主义精神。关怀是以关注、责任、能力和反应为特征的现代美德范畴，是人与人之间更富人性意味的伦理关系范畴，可以用它来解决人际存在的分离问题，帮助人们建立起相互信赖关系，是对人性所提出的一种全新的信任性关系的道德要求。关怀即为关心、关切、关爱、关照和照顾爱护，具有明显的主体性特征。来源于生命本论意义的"爱"，是人文情感。其本质是人道主义的奉献，贯彻在人的生命全过程，尤其是在人的临终阶段。生命关怀是一个全面的概念，包括对个体生命的生理、心理、精神和社会等多重需求的满足，以促进个人、社会和环境的健康和谐。生命关怀不仅提升了病患的生存质量，更多彰显的是生命的尊严、人性的光辉以及社会的文明。

第一节　生　命

一、生命的定义

"生命"是一个很难下定义的现象，尚无一致公认的定义。每个专业的研究者倾向于用自己的术语来下定义。一般认为，生命的定义涉及结构和功能两个方面。

（1）生命的结构定义　生命是高度组织化的物质结构，核酸、蛋白质等相互作用的生物大分子构成其分子基础，通过生物膜结构实现其内、外之间和内部的分隔化。生命的结构定义强调生命的物质特征，如核酸和蛋白质等。

（2）生命的功能定义　生命是实现某些特殊功能的反应系统，如自我组织、自我复制、通过变异而进化、新陈代谢、集中密闭等。生命的功能定义强调生命的活动特征，如获取、储藏、处理以及利用信息来规划其活动，不断得到单体和能量供应，并受到保护，实现新陈代谢等。

生命的定义中应当包含功能与结构两个方面，它们是相互关联的。生命的综合定义试图把生命的结构特征和功能特征结合起来，形成一个全面的生命理论。

二、生命的核质

所有的生命形式基本上都是以细胞为基础的。生命的核质是生命的本源物质，是细胞的核心，控制着细胞的遗传、生长和发育。细胞核里，核质主要由单一密闭环状脱氧核糖核酸（DNA）分子反复回旋卷曲盘绕组成松散网状结构，此外还含有少量的核糖核酸（RNA）和蛋白质。生物中的遗传物质大都为DNA。生物的一切特性是由细胞内DNA的分子构造决定的，基因的特异性在于DNA序列的特异性。

核质是细胞的核心，控制着细胞的遗传、生长和发育。核质具有储存、传递和调控遗传信息的功能。

核质是生命的本源物质，是支配生命从诞生到死亡的根源物质。核质决定了蛋白质的合成和结构，主宰着细胞的新陈代谢。核质是创造生命并支配生命体从诞生到死亡的本源物质。

三、生命的特点

生命在不同程度上具有的特点主要包括独特性、偶然性、唯一性、实践性、自然性、完整性等。

（1）独特性 每个生命都是独一无二的，不同的遗传基因、不同的社会经验、不同的心灵感悟，决定了世界上没有两个完全相同的人。生命的独特性造就了世界的多样性和丰富性，意味着每个生命的理想归宿便是成长为最好的自己。

（2）偶然性 生命的产生，是几亿甚至是几十亿个精子中的一个与卵子结合，形成受精卵，并在母体内孕育十月后诞生，这是一个非常偶然的事件。生命又面临着人生际遇的偶然性，一件小事，便可能将生命导向完全不同的方向，从而改变人的一生。

（3）唯一性 每个人的生命都是相似的，因为都要历经从出生到死亡的过程。但是每个人的生命又是独特的，因为每个人的生活经历和生命体验都是独一无二的。

（4）实践性 独特的个体、完整的个体、超越的个体，都是在实践中展示和表达出来的。

(5) 自然性　人是一个自然存在物，是整个自然界的一部分，也是自然界的物种之一。

(6) 完整性　人作为一种生命存在于世界之中，就个体生命而言，首先体现的是完整性。人是肉身性与精神性结合的完整存在，是生理、心理、社会的综合体。

四、生命现象

生命现象是具有自组织、自复制、自适应的不断演化能力的事物，其存在维度和多样性包括个体、群体和"神明"。新陈代谢和自我复制是最基本的生命现象，也是生命最重要的特征。

(1) 生命现象的存在维度和多样性　①个体：每个个体都是群体生命的某一个时间段的承担者，也是对群体生命的某一个时间段的贡献者。②群体：群体生命不仅仅指生物性的个体生命的组合集成，更可以代指文化、文明层面的生命。③"神明"：在精神、思维、气质、风气等方面，具有周期性、起源复制、分化、演化和终点的特点。

(2) 生命现象的本质　①获得能量：生物不断地与环境进行物质和能量交换，更高效地从环境获得物质和能量。②复制：伴随着遗传系统的诞生和进化，以此"记忆"和"复制"各种适应性。

(3) 生命现象的活动能力　①取决于个体间的协调共振：同频共振，振幅巨大，能量巨大，形成群众运动，其既可以有巨大的创造力，也可以产生极大的破坏力。②是有思想的：所有的生命现象都是有思想的，这是传统中医的理解。

五、人生命现象的三种状态

人的生命现象通常可以分为健康、疾病、亚健康三种状态。

(1) 健康状态　健康状态指生理、心理及社会三个方面全部良好的一种状态。世界卫生组织提出，健康是包括身体、心理、社会适应力、道德、环境五个方面的全面健康。健康的十种表象：①有足够充沛的精力，能从容不迫地应付日常生活和工作的压力而不感到过分紧张。②处事乐观，态度积极，乐于承担责任。③善于休息，睡眠良好。④应变能力强，能适应外界环境的各种变化。⑤能够抵抗一般性感冒和传染病。⑥体重适当，身体匀称，站立时，头、肩、臀位置协调。⑦眼睛明亮，反应敏锐，眼睑不易发炎。⑧牙齿清洁，无空洞，无痛感，齿龈颜色正常，无出血现象。⑨头发有光泽，无头屑。⑩肌肉皮肤富有弹性。

（2）疾病状态　疾病状态指机体在一定条件下由病因与机体相互作用而产生的生命活动障碍过程。在此过程中，机体对病因及其损伤发生抗损伤反应：组织细胞发生功能、代谢和形态结构异常变化；患者出现各种症状、体征及社会行为的异常，人们对环境适应能力降低和劳动能力减弱乃至消失。这种状态的结局可以是康复（恢复正常）或长期残存，甚至导致死亡。

（3）亚健康状态　亚健康状态也称为"机体第三种状态""灰色状态"，指人的机体虽然检查无明显疾病，但呈现出疲劳状态，活力、反应能力、适应力减退，创造能力较弱，自我有种种不适的症状的一种生理状态。

亚健康状态是指多种因素作用下，导致机体的生理性改变，已具备了一些病理条件，一些疾病早期症状表现，但是从临床生理化等生物学指标监测中，尚不具备疾病诊断标准的参考数据及结果，是处于健康（第一状态）和疾病（第二状态）之间的一种过渡状态，是从健康到疾病的一个量变到质变的准备阶段。

亚健康状态的人，并没有疾病症状，或者感觉很轻微，但实际在病理上可能已有改变，只是还不能通过医学手段检查出来。

六、生命的复杂性和人类认识的有限性

1. 生命的复杂性

生命的复杂性主要体现在其无限的可能性上。大脑想象到的概念可以无界地转化发展下去，这是大脑多次选择、加工虚拟实在记忆模式产生虚幻特性原因之一。生命的复杂性还体现在其复杂的结构和不断变化的过程中。并且，生命的各种形式均是开放的耗能系统，与外界环境以及体内其他器官不断地进行有序的物质、能量和信息的交换是其重要的特征。

人体有两百多种细胞，这些细胞相互影响，共同构成不同的组织器官和功能系统并且又每时每刻发生、发育、成熟和死亡。生命存在的表现形式各种各样，多样性存在于生物界等级结构的每一层次中，是生态系统的基础，也是生命存在最突出的特征。

生物的个体行为的表现形式有时是生物学的，但更多的时候是受外界影响的，即社会性的。

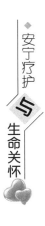

从整体中必定可以发现某些在部分中看不到的属性和特长。生物系统的复杂性并不是杂乱无章的而是高度组织化的,生物学中对事实或现象的概括几乎完全是概率性的,这种概率性源于生命的个体差异和随机性,也是生命复杂性的表现之一。

2. 人类认识的有限性

人类对生命的认识是逐步深入的,是随着整个科学技术的发展而发展的,同时人类认识受经验影响。

(1) 对生命本质的有限认识　生命是生物体所具有的活动能力,是蛋白质存在的一种形式。这是生物学家对生命的解释,但不同学科的科学家对生命的看法或解释也是各有差异的。人的生命是有限的,死亡是人生必然的结局;人生的际遇也是不可控制的,人的一生很难完全按照事先的设计执行,突如其来的自然灾害、疾病以及种种偶然因素,都会导致个体生命的突然消失。

(2) 对生命有限性的有限认识　生命的诞生是一种偶然,而生命的消亡是一种必然。世间万事万物皆有其发生、发展和灭亡的过程,人也不可能例外。生命的有限性主要体现在三个方面:一是人的生理生命的有限,即人作为一个生物体存在的时间是有限的。一个人从胚胎开始,到生长、发育,最后衰亡,它遵循着一切生命的必然发展规律。二是生命的唯一性,生命对任何人而言都只有一次,不可再生,也不会有"来世"。三是生命的不可逆性,生命像是一张单程车票,人们只能回味过去,却不能回到过去,人的生命过程只有一次,不能重新开始。

(3) 对生命复杂性的有限认识　特定事物的存在或特定现象的发生,是与特定情境进行复杂的相互作用的产物,而不是孤立地服从于某一普遍规律的支配或控制的结果;个体只有在与环境、背景的关系中才能得以存在、定义、描述和认识;任何事物处于不断演化和创造中,是一个复杂的动态过程,具有生命与活动能力。

人的生命运动之高级在于其复杂性,复杂性是还原论的天敌。相互作用是复杂性产生的基础,但还原就要割断相互作用。已经认识到的复杂性如涌现、相互作用、整体性、非线性、非平衡、非对称、随机性、自主性、自组织、自适应、目的性、模糊、突变等,是人的生命运动及其健康与疾病的更深本质,完全超出还原论视野。

第二节 生命的发展过程

生命的发展过程是一个动态的、连续的过程,包括生命的诞生、成长、衰老和死亡。这个过程是生命个体从精子与卵子结合开始,经过无意识地、自组织地自我运行,吸收营养,慢慢长大,足月后自然离开母体,然后从幼儿长大成人,衰老以至死亡。这个过程是生命个体信息系统的自我组织、自我运行的过程。

一、生命开始的命题

生命的形成、出生、成长、衰老,以至死亡,是一种谁也不能阻止的、自组织的自然现象。生是生命的起源,老是生命的发展过程,死是生命的终结。这是任何生物都不可能越过的自然规律。生命的开始是一个复杂且具有争议的问题,不同的学者和理论有不同的观点和解释。一般来说,生命的开始可以从生物学、社会学和复合标准等多个角度来理解。

(1)生物学标准　①受孕之时即生命开始之日:这种观点认为,从精子和卵子结合形成受精卵开始,生命就开始了。②受精卵植入子宫后为生命之始:这种观点认为,只有当受精卵植入子宫并开始发育,才能被视为生命的开始。③脑电波出现为生命开始:这种观点认为,当脑电波出现,表明神经系统开始工作,生命就开始了。④胎儿在体外可以存活时为生命的开始:这种观点认为,只有当胎儿能够在体外存活,才能被视为生命的开始。

(2)社会学标准　人的生命开始于胚胎发育到可以离开母体而存活的状态,还必须得到父母和社会的承认。

(3)复合标准　美国生命伦理学家卡拉汉认为,人的生命开始要根据生物学、生理学和文化因素综合考虑。

(4)其他观点　生命是宇宙中独立的具有创造性的能量体。生命始于出生,出生的标准有"阵痛说""一部露出说""全部露出说""断带说""独立呼吸说"和"发声说"等不同主张。

二、生命发展过程的分期

生命的发展是一个动态过程。人的生命不同于动物生命的重要一点

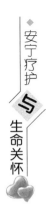

就在于其生命的未完成性。动物的生命是既定的，因而也就不存在什么发展可言。人的生命则不同，这种未完成性预示了生命的可塑性，随着后天教育的推进和环境的影响，生命朝着合乎社会发展要求的方向发展，从而完成人的社会化。中医学认为，生命自两精相抟、诞生以后，会不断地变化发展，全生命周期包括生、长、壮、老、已等阶段，每一个阶段都有不同的特点。

（1）人的生命发展　人的生命发展是由生、老、病、死连续不断的过程构成了人自然一生的生命历程。

（2）人的生命过程分期　①婴幼儿期：出生至5岁。②儿童期：6～12岁，或称学前期，相当于小学阶段。③少年期：12～15岁，大致相当于初中阶段。④青春期：13～24岁，是人的一生中最宝贵时期，准备走向独立生活时期。⑤中年期：25～60岁，也称为成年期，人的各项生理功能由盛转衰。⑥老年期：≥60岁称为老年期，是人的衰退阶段。

三、世界卫生组织对年龄的划分法

世界卫生组织对年龄的划分主要基于生理和心理结构的变化，将人的年龄划分为青年人、中年人、年轻老年人、老年人和长寿老年人五个阶段。

（1）青年人　世界卫生组织将44岁以下的人群定义为青年人。

（2）中年人　中年人的年龄划分为45～59岁。

（3）年轻老年人　年轻老年人也称为初老年人，年龄划分为60～74岁。

（4）老年人　发达国家将65岁以上的人群定义为老年人。发展中国家（特别是亚太地区）则将60岁以上的人群定义为老年人。

（5）长寿老年人　长寿老年人的年龄划分为90岁以上。

四、生涯的定义

生涯是一个涵盖了个体从出生到死亡的全过程的概念，它包括个体所从事的职业，同时包括了整个生活形态的发展。

（1）广义定义　生涯是指社会个体在生活的所有时间和空间中经历的所有活动的总和，这些活动以教育（培训）和职业为主线。生涯是生活中各种事件的演进方向和历程，它统合了个人一生中各种职业和生活角色，由此表现出个人独特的自我发展形态。

（2）狭义定义　生涯是指个体在特定时空中以教育（培训）和工作变动为主线，或以非教育（培训）和工作变动为主线的所有活动的总称。生涯是指一个人终其一生，与工作或职业有关的经验和活动，是个体跨越时间的一系列工作经历的总和，包含了整个雇佣时间跨度。

（3）特点　生涯的主体为一般个体，指的是个体经历，而非群体或组织经历。生涯是具有时间上的延展性的，一般是个体从出生到死亡，涵盖了整个人生的时间跨度。生涯是一个动态的发展过程，不管是个体职业的选择，还是职务的晋升或者降低，还是人际关系的发展都是一个动态的过程。

五、生涯发展的五个阶段

生涯发展的五个阶段是由美国职业学家萨珀提出的，包括成长阶段、探索阶段、建立阶段、维持阶段和衰退阶段。

（1）成长阶段　成长阶段大约是由出生一直到14岁左右，主要的特征是个人能力、态度、兴趣及追求的发展。这个阶段又包括幻想期、兴趣期和能力期三个时期。

（2）探索阶段　探索阶段大约是从15岁一直到24岁，个人尝试其有兴趣的职业活动，而其职业偏好也逐渐趋向于特定的某些领域。这个阶段发展的任务是使职业选择倾向逐渐具体化、特定化并实现职业偏好。

（3）建立阶段　建立阶段大约是从25岁一直到44岁，个人由于工作经验的增加以及不断努力尝试，在自己的领域里逐渐能稳定下来。这个阶段的任务是完成个人职业角色和家庭生活的建设目标，逐渐在自我的职业生涯中确立属于自我的位置。

（4）维持阶段　维持阶段从45岁一直到64岁，退休之前，个人在工作职位上不断调适、进步，并逐渐在自己的领域里占有一席之地。这个阶段的任务是在自己的职业岗位上愉快地工作，努力维持在原有的方向上取得的成果，致力于职业生涯的顺利发展。

（5）衰退阶段　衰退阶段是生涯发展的最后阶段，因为体力与心理能力逐渐衰退，工作活动也将改变，所以必须发展出新的角色。这个阶段的任务是思考如何顺利开始退休生活，具体规划退休后的生活。

1976—1979年，萨珀在原有的发展阶段理论外，又加入了角色理论，从而提出一个广度和深度更佳的生活广度、生活空间的生涯发展观。

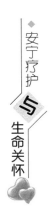

第三节 生命观与生命关怀

生命观是人们关于生命本质和生命意义的观点,它涉及生命的起止、生命的属性、生命的意义等多个方面。生命关怀是包括人生的价值、尊严、权利、自由以及不同阶段的需求和情感。它是一种关怀性精神,旨在满足人类在生命各阶段所面临的生理、心理、精神和社会等多重需求,以促进个人、社会和环境的健康和谐。生命关怀是对个体生命的终极关怀,以提高患者临终生命质量为宗旨;对临终患者采取生活照顾、心理疏导、姑息性治疗和疾病护理。

一、生命观的概念

生命观的形成基于对生命现象的观察、理解和解释,是人们经过实证后的观点,是能够理解或解释生物学相关事件和现象的意识、观点和思想方法。

(1)生命观的构成　人们看待生命的出发点、角度及视域,包括人们对生命本质及生命运行之道的理解。关于"怎么看生命观"的问题,直接关系人们如何界定生命本质以及有着怎样的生命精神的问题。

(2)生命观的内容　①生命本质观:探讨生命的起止和生命的属性,如生命开始于受精卵形成的那一瞬间,生命开始于胚胎具有独立生存能力后等。②生命意义观:探讨生命的意义,如生命神圣论认为,人的生命不可侵犯,具有至高无上的道德价值,应该尽全力维护;生命质量论以生命的质量决定生命的存在,认为如果生命无质量,则没有继续维护的必要;生命价值论主张以人具有的内在价值(生命本身的质量)和外在价值(生命对于他人和社会具有的意义)统一来衡量生命的意义,强调生命的社会和人类意义。

(3)生命观的重要性　生命观是行为的先导,一个人对生命的认知最终会影响他对待生命的方式,正确的生命观是正确的生命行为的前提和基础。

人们对生命所持的价值观念,它代表着人们对生命看法的历史变迁。从历史上看,人们对生命所持的主要观点有生命神圣论、生命质量论和生命价值论。人们对生命的看法既有生物学的方面,又有社会、道德方面,即生命存在着生物学生命和人格生命两种状态。

二、生命神圣论

生命神圣论是一种强调人的生命神圣不可侵犯和具有至高无上的道德价值的伦理观念。

(1)产生背景　原始社会由于生产力水平极其低下,人类在自然灾害、饥寒、疾病、野兽等困扰面前往往难以抵御、束手无策,因而原始人寿命非常短暂。由于自然科学不发达,人们对于生命的奥秘长期处于懵懂状态,不了解生命的产生过程,以及从生到死的新陈代谢过程,生命被蒙上神秘和迷信的色彩,并产生了宿命论,尤其是有些宗教大力宣扬生命的绝对神圣和人类具有灵魂、灵魂不死的观点,更是将宣扬生命神圣的论点推向了极端。

(2)与生命质量论、生命价值论的关系　生命神圣论与生命质量论之争是安乐死中首要的伦理争议。生命质量论肯定安乐死具有伦理价值,突出强调了人权和人的社会价值的重要性,认为人具有社会属性,因此,一方面人必须保证最低限度的生命质量才有必要继续存活;另一方面人具有社会价值,当社会价值被破坏时,人的生命质量就失去了意义,人有选择结束自己生命的自由。生命价值论则是一种把生命神圣与生命质量相统一的崭新的生命伦理观,这一理论指出,可以根据生命对自身、他人或社会的不同效用而不同对待,这也成为人们在生命控制和死亡控制等行为选择时的主要判断依据。

(3)现代意义　生命神圣论充分强调了生命的神圣性,把生命置于绝对不可侵犯的地位。坚持生命神圣、质量与价值的有机统一原则,就是对生命的内涵进行全面认识,既尊重生命存在的时值,又尊重生命存在的质量和价值,在社会存在和社会关系中认识生命的意义,重视和尊重人的生命的整体性和完整性。现代生命论就是从生命神圣论、生命质量论和生命价值论的辩证统一中去看待生命,即应当在提高生命质量和价值的前提下去维护生命的神圣和尊严。

在科学技术迅速发展的今天,生命仍然是神圣的,医学理所当然地把维护生命作为自己的首要职责。

三、生命质量论

生命质量论是一种强调人的生命存在质量状态及其价值的观点和理论,主张以人的体能和智能等自然素质的高低、优劣为依据,来衡量生命对自身、他人和社会存在的价值。

(1)定义　生命质量论是以人的自然素质优劣高低来衡量其生命存在对自身、他人及社会的价值的一种学说，主张以生命质量的优劣来确定生命存在有无必要。生命质量主要取决于个体的身体、智力状态、人际交往在社会和伦理上的相互作用等方面。

(2)应用　生命质量论认为，医务人员的目标应是给患者提供最大限度的愉悦，并最大限度地减少患者的痛苦，提高其生命的质量，只要是有助于实现这一目标的行为就是善的和道德的。生命质量论的出现使得人类对生命的态度由繁衍和维系生存的低层次过渡到提高生命质量的高层次上来，为人们认识和处理生命问题提供了重要的理论依据，可以作为一定情况下是否延长、维持或结束生命的依据。

(3)局限性　①在评价一个人的生命价值时，不但要看他的生命质量，还要看他的社会价值。②生命质量论是以人的自然素质(体能和智能)的高低、优劣为依据来衡量生命价值的一种观念，也有一定的局限性，因为在评价一个人的生命价值时，不但要看他的生命质量，还要看他的社会价值。

四、生命价值论

生命价值论是一种以人的内在价值和外在价值来衡量生命意义的伦理观。

(1)价值　生命的内在价值，即生命所具有的潜在创造力或劳动力，即生命的内在价值或自我价值。生命的外在价值，即指某一生命对他人、社会的贡献，是生命价值的目的和归宿。将生命的内在价值和外在价值统一起来，可以避免用个体生命的某一阶段或某个时期来判断生命的价值。生命价值论使医护人员的道德任务从简单延长生命上升到了要提高个体生命质量并促进其社会价值实现的高度，使医学道德的目标从关注个人的生理价值和医学价值，扩展到了关注个人的社会价值，有利于医学科学的发展和社会的进步。

(2)伦理意义　强调生命神圣与生命质量的统一，把生命的物质价值、精神价值和人性价值作为衡量生命个体效益和社会效益的尺度，为护理行为的选择提供了理论依据。生命价值论是解决人的生与死问题的最基本的伦理学理论依据，是生命伦理学的进一步发展，具有重要的伦理意义。

五、人的生命全优系统工程

人的生命全优系统工程是一种基于系统科学原理的理论方法体系，通过自我形体和意识的科学训练，达到人的系统内部资源的合理整合，发挥人体自组织能力，优化人体结构功能，维护身心整体健康，促进身心全面发展，实现人生自由幸福。

（1）基本定义　钱学森将系统工程定义为一种大类工程技术的总称。它强调方法论，包括规范的确立，方案的产生与优化、实现、运行和反馈。系统工程的任务通常集中在生命周期的初期，但商业和政府组织都已经认识到贯穿系统生命周期跨度对系统工程的需求。

（2）核心概念　系统工程的另一个基本概念"优化"，它与系统概念密切相关，也是人类自古就有的。寻求最优，既是人类的本能，又是人类有意识的活动。系统工程从需求出发，综合多种专业技术，通过分析、综合、试验和评价的反复迭代过程，开发出一个整体性能优化的系统。

（3）人的生命全优系统工程的应用　通过系统工程的实施，可以实现对系统生命周期的"控制"，包括系统的界定、开发、部署以及退役等，为特定系统提供可靠、易维护、高效益的解决方案。

如果将优生、优育、优活和优死比作生命的四个坚实桥墩，就构成人的一座健康金桥。人的生命系统工程的基础是优生、优育、优活和优死，这是人类追求的理想的全优生命的目标，见图2-1。人的生命质量理想目标应该追求的是"生得好"（即优生、优育），"活得长，病得晚"（即优活），"死得快"（即优死）。

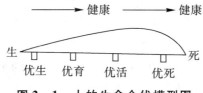

图2-1　人的生命全优模型图

六、生命关怀的起源

生命关怀的起源主要源于情绪的协调性、同理心的产生，以及对生命的探索和理解。

（1）情绪的协调性和同理心　生命关怀起源于情绪的协调性、同理心,即了解他人感受的能力,在人生的很多竞技场上发挥着重要的作用,从销售和管理到谈情说爱和养儿育女,再到同情关爱和政治行动。同理心在我国古籍《山海经》中也有所体现,对生命的关怀表现出的忧患生命意识,同样表露出对天下万物的生命的关注。

(2)对生命的探索和理解　医学科学的目的与源自"爱"的人文关怀的旨归,是完全一致的。最初的医学,既不是谋生的手段,也不是专门的职业,而是一种人性天良的自然体现,是一种人文关怀的自然行为。对生命的关怀应贯彻在人的一生中各个环节的连续过程中,随着岁月的流逝,改善关怀质量不仅在生命结束时,而且是从新生儿出生的那一刻起,于是,生命关怀便应运而生。

七、生命关怀的基本概念

生命关怀是一个涵盖了躯体生命、精神生命和社会使命的全方位概念,它强调关注人的精神生命,尊重生命价值,提升生命质量,维护生命尊严,并在临终关怀中体现对生命的终极关怀。

(1)生命关怀的内涵　生命关怀包括了躯体生命、精神生命和社会使命,其中精神生命在其内涵上更注重于智、仁、勇,从而形成了生命哲学学说。生命关怀的本质是精神关怀,只有从精神上关心了人的发展,才能真正促进人的成长,提高关心的层次。

(2)生命关怀的价值　生命关怀尊重生命价值,强调生命质量和价值。它将死亡视为正常的过程,既不加速死亡也不延缓死亡,其宗旨是协助患者维持其"身、心、灵、社"的最佳状态,让临终患者舒适、有尊严、无遗憾地死亡。生命关怀满足人类追求生命质量的要求,通过淡化"治疗"强调"舒缓疗护"的方法,使患者得到全身心、全方位照顾。

(3)生命关怀的实践　生命关怀在实践中体现在对终末期患者的生命尊严的维护,包括告知患者死亡来临的预期时间,维护其人格尊严,保护其隐私权等。生命关怀也体现在对社会教育的推动,认同死亡、悦纳死亡、超越死亡是临终关怀的基本诉求,临终关怀背后主要蕴含的是死亡关怀,而死亡关怀背后蕴藏的是生命关怀,生命关怀背后蕴含的是人性关怀,人性关怀背后蕴含的则是文明关怀。生命关怀还体现在对个体的关怀,关心和被关心是人类的基本需要,关心既是人对其他生命所表现的同情态度,也是人在做任何事情时严肃的考虑。

国家把开展临终关怀服务作为社会文明与进步的标志。目前,生命关怀的含义指对人一生的全程关怀,包括生理、心理、社会、伦理道德等多方面、多层次的关怀，包括婴幼儿阶段的关怀、青少年阶段的关怀、中年阶段的关怀、老年阶段的关怀和临终阶段的关怀等几大部分。

生命关怀中的临终关怀来自对生命的关注，来自对生命的爱。生命关怀中临终医学服务是以人及人的生命为对象的医学服务体系的扩展，是为人生的临终阶段提供人文服务。生命关怀是社会文明与进步的标尺，应该形成一种社会风气。

八、我国生命关怀事业的现状

我国生命关怀事业起步于20世纪80年代，经过30年的发展，已经取得了一定的成效，但仍存在诸多问题。

（1）发展成效　随着时代的发展和人类文明的进步，人们对生命关怀的认识不断提高，越来越多的人关注生命关怀研究和实践，我国生命关怀事业有着巨大的发展空间和前途。当前，在科学发展观的指导下，以人为本，共同建设社会主义和谐社会已成为全社会的共识，这为我国生命关怀事业的发展创造了良好的机遇。发展生命关怀事业是现实的需要，是社会发展的需要。临终关怀适应了社会发展的需要，是一项光照千秋的夕阳工程，临终关怀事业的发展，使人能够有尊严地、安宁地辞世，是对人的最大的尊重。

我国安宁疗护事业的发展贯彻了我国医疗保障制度发展的价值理念和政策取向，即满足人民对医疗资源实现普遍性、公正性、适应性及多样性的需求。据《我国卫生健康事业发展统计公报》统计，2020年我国设有安宁疗护科的医院有510个，服务主体涵盖市、县、社区多层次服务体系，形成医院、社区、居家、医养结合和远程服务五种模式相结合的服务体系，使得医疗机构、居家以及社会各方面有联动机制和转介机制，形成资源整合、优势互补、供需互择、模式多样的全面立体服务维度，促进和夯实了我国安宁疗护的健康、有序、实效的递进式发展。同时，中西医相结合的医疗模式被认为是实现中国特色医疗保障服务模式的基石。中西医相结合不仅从根本上解决我国看病难、看病贵的社会问题，而且满足了人民对于医疗服务多样化的需求，弘扬了中华传统文化。2017年，《国家卫生计生委办公厅关于印发安宁疗护实践指南（试行）的通知》（国卫办医发〔2017〕5号）中明确指出临终患者13种症状的控制和治疗原则，中医药在晚期肿瘤患者症状控制方面有着独特的疗效。

（2）存在问题　安宁疗护的发展离不开社会、政府和公益组织的大

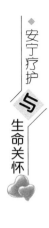

力支持。在我国，安宁疗护服务制度和管理规范尚不完善，政府托底及社会层面对安宁疗护的支持力度小，是制约安宁疗护发展的主要因素。安宁疗护中涉及的服务项目，特别是舒适照护和社会心理灵性服务，由于无法纳入医保支付目录，团队成员服务价值难以体现，成为制约安宁疗护可持续发展的瓶颈。安宁疗护服务多学科协助模式，需要医护人员具备跨学科学习的能力，而我国大多数从业医护人员没有受过安宁疗护专业知识的教育和培训，对安宁疗护不了解不重视，加之薪酬水平低，工作不被社会理解，晋升受制约，均导致目前国内安宁疗护从业人员无论是从数量上还是从服务质量上都无法满足安宁服务需求。安宁疗护需求人员及家属对安宁疗护的认识不足、接受度低。国人死亡教育缺失，现代的生活方式隔绝了人和死亡，导致人们只关注传统的孝道观念的一面，在亲人面临不可救治的疾病时，家属依然要求医务人员进行无意义的治疗和抢救，忽视了传统文化对于善终的期待。此外，为了所谓保护性医疗措施，医务人员会回避把病情的真相告知患者本人，多数是告知家属或照护者，而向患者隐瞒病情，这种状况实际上是剥夺了患者的知情权，也丧失了其自己对自身的决策权，不利于其本身疾病治疗和生活质量的保证。而建立在患者自主权基础上的西方安宁疗护模式，在政策和制度建构上无法完全借鉴，还需要研究者及相关专业人员结合我国具体实践制定中国特色的政策和方针。

（3）发展前景　安宁疗护和中国传统文化的契合点应该被探讨和发现，发展和研究满足国人需求和文化的安宁疗护是当务之急。需要加大临终关怀专业队伍的建设力度，包括专业医护人员和志愿者。需要完善法律政策，提供资金支持，提高大众知晓率，改变医务人员对待死亡的态度。拓展临终关怀服务范围，不仅关注临终患者，也关注其他需要生命关怀和生命教育的群体。

第四节　生命文化

生命文化是一个复杂且多元的概念，它涉及生命本质、生命意义、生命质量、生命价值、生命尊严、生命权利、生命关怀等多个方面。

一、生命文化的基本概念

（1）生命本质　生命是宇宙存在视作是一个有机的活物，有生有死，有其节奏和命运，亦有其绵延的周期和表现的形式。

（2）生命意义　生命意义是生命文化中的太阳，普照一切的光。

（3）生命质量　生命质量是对生命存在状态的衡量，包括生理、心理、社会等多个方面。

（4）生命价值　生命价值是对生命的重要性的评估，包括自我价值和社会价值。

（5）生命尊严　生命尊严是对生命的尊重，包括对生命的尊重和对生命权利的尊重。

（6）生命权利　生命权利是对生命的基本权利的保障，包括生存权、发展权等。

（7）生命关怀　生命关怀是对生命的关注和照顾，包括对生命的生理关怀、心理关怀、社会关怀等。

二、生命文化的特征

生命文化是人类生命力的表现，本身具有生命的特征。生命文化是人类历史的基本现象，每一文化的本质与命运皆是与生活于该文化中的生命的种族性相联系的。生命文化是贯穿于过去与未来的人类历史的基本现象。生命文化的特征主要包括生生不息、不可逆转、社会性、进程曲折起伏和追求快乐与幸福。这些特征在人的生活中得到了充分的体现，使得人的生活充满了活力和意义。

（1）生生不息　生命是有限与无限的统一体，有限的生命提醒我们要敬畏生命，尊老爱幼，孝顺长辈。

（2）不可逆转　生命无价，珍爱自我与他人的生命。

（3）社会性　生命的社会性要求人们要有高尚的品德、正确的生命方向、和谐的人际关系。人们能够正确面对顺境与成功，能够融入社会。

（4）进程曲折起伏　生命历程中难免有挫折与失败，要使生命能够顺利延续，就要求人们有承受挫折与失败的能力。

（5）追求快乐与幸福　生命的本性是追求快乐与幸福。

三、生命文化就是种种人生态度

生命文化是人对自己生命的看法和对待生命的态度，它包括对生命的认知、情感层面的内在架构，以及对生活的综合性价值和看法。

生命文化的现实意义是引导人们深刻认识生命的宝贵，从而珍惜生

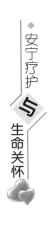

命、关爱生命、尊重生命，提高人们对生命价值、生命质量和生命意义的认识。生命文化鼓励人们认识自我、超越自我，努力追求幸福生活，让生命旅程更有意义，让生活更加充实、愉快。

生命文化包括对与生命有关的人、事、物或观念倾向于如何感觉、如何行动的描述。生命文化包括积极负责、感恩关怀、接纳自己、死亡态度四个层面。生命文化应包含以下几个层面，分别为"存在感""爱与关怀""死亡态度""理想""生命经验"和"生命自主"。

把生命文化的主要精神具体而细微地化作种种人生态度，在人类文化这个大系统中，再没有任何别的文化比生命文化更贴近人的生命和生活实际。

四、生命文化的重要性

生命文化的重要性主要体现在其对个体生命的尊重、对生命价值的探索与实现，以及对社会文明的推动。

生命文化强调对生命的尊重和珍惜，以及对生命价值的探索和实现。它涉及临终关怀、遗嘱文化、死亡教育、死亡观念等多个方面，旨在提升人类对生命意义的认识，促进个体和社会的和谐发展。生命文化教育着重帮助人们学会尊重、理解和关爱他人，能妥善地处理人际交往中的矛盾与冲突，建立良好的人际关系。

生命文化是人对自己生命的看法和对待生命的态度，是留给后人学习、颂扬、传承的依据。文化在人的生命中具有决定作用，从猿人到智人的转变，大脑结构的变化起着决定性的作用，文化构成了一个所有在脑的复杂化的方向上发生的生物突变给予优待的机构。

生命文化是人类在社会实践和生命历程中创造的一切物质财富与精神财富的总和，是人类智慧、精神、意志和信念在世界留存和延续的表现形式，是从文化角度对生命价值的解读。生命文化礼仪是一种社会文明的重要象征，它反映了一个社会的道德精神和伦理规范，它涵盖了对生命、血脉、传承等的认知，以及国人独有的人文情感价值观。

生命文化对于人类来说，生命不仅听命于遗传基因的设计，而且服从于文化的设计，尤其是文化的核心理念对生命的设计具有举足轻重的作用。生命文化问题，必须以社会主义思想而确立具有民族特色和地方色彩的生命文化体系来解决并发展之。

生命本身具有先天的、绝对的、无条件的意义，从而为社会公正，为人道主义理论和实践，特别是医疗实践，奠定了最深刻的思想基础。

必须无条件地确立在生命面前人人平等的原则。生命文化的重要性，在于强调了生活的意义是后天的、相对的、有条件的，从而为人们努力进取，不断超越自我，提供了理论基础。

生命科学和相应的生物技术的迅猛发展，也使生命文化的创立成为刻不容缓的任务。可以预期，不久的将来这门古老而时尚的学问一定会发展成为一门真正的社会人文学科。

第五节　临终医学与人文关怀

临终医学与人文关怀紧密相连，临终关怀是对无治愈希望且生存时间有限（6个月或更少）的患者提供的积极整体的照顾，包括医疗护理、心理护理和社会支持等各个方面。

一、人文关怀的概念

人文关怀始于欧洲中世纪的文艺复兴运动，其核心在于肯定人性和人的价值。现代"人文关怀"，脱胎于欧洲文艺复兴时期新兴资产阶级反封建、反宗教而提出的人文主义，但又不同于此。

人文关怀强调人的价值，主张以人为本，关注人的生存状态和社会权益，特别关心贴近人的精神层面问题。人文关怀是人文精神的集中体现，是一种主张以人为本，重视人的价值，尊重人的尊严和权利，关怀人的现实生活，追求人的平等与自由，以及解放的思想和行为。

人文关怀可分为自然关怀和伦理关怀两种。自然关怀源于爱的情感，是原始的、最初的感觉，不需要伦理上的努力。伦理关怀源于对自然关怀的记忆和一种情感。关怀包括对人生命的生理、心理、心灵、文化及社会等层面的关怀。注重关怀质量和能力关怀行为的确立要取决于医者关怀患者和患者承认医者关怀这两个条件。作为一种实践，体现在关怀情感、认识转化和行动。人文关怀是生命关怀事业的核心和精髓，它要求对人的生、老、病、死全过程给予关怀和尊重。融人文关怀于生命全过程之中，是生命关怀发展的方向。

人文是指人类社会的各种文化现象，特别是指人类的精神文化。人文关怀是在生活实践中始终体现和维护人的生存权利、价值观念、道德尊严、思维方式、行为方式和情感方式等，在医学上体现为：①医疗质量和技术水平。②建立在医疗水平上的延伸服务——人性化医疗卫生服

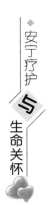

务。③患者利益最大化，即为使患者受到最少痛苦、最少损伤，得到最好疗效、最适宜患者经济承受能力的医疗成本等。人文关怀的核心是尊重患者的生命价值和灵魂价值。尊重生命价值和尊重临终患者的生命。人文关怀有利于临终患者维护死的尊严；人文关怀提高了临终关怀专业人员的素质；人文关怀充分体现了临终关怀服务工作的社会价值；人文关怀促进了临终关怀人文教育的推广。

护理人文关怀是指在护理过程中，护士以人道主义精神对患者的生命与健康、权利与需求、人格与尊严的真诚关怀和照护。护理人文关怀是实践人类人文精神信仰的具体过程，其基本要素包括两个层面，即护理人文精神的观念意识层和护理人文关怀的主体实践层。

二、临终关怀的定义和目标

临终关怀是一种全面照顾，包括医疗、护理、心理和社会等各方面，其目标在于使临终患者的生命质量得到提高，能够无痛苦和舒适地走完人生的最后旅程，并使其家属的身心健康得到维护和增强。

临终关怀是由医学、伦理学、护理学、心理学与行为科学所组成的一门科学，是指有组织地为身患绝症的患者及其家属提供完整、全面的身心照顾，旨在缓解临终患者的苦痛，为患者提供舒适的护理，维护患者的尊严，以及提升患者临终阶段的生命品质，是与普通现代医疗服务不同的一系列医疗照护。临终关怀是对那些对治愈性治疗无反应的晚期患者给予积极和全面的照顾，以控制其疼痛及有关症状为重点，并关注其心理、社交及精神需要，目标在于提高和改善患者和家属的生活质量，帮助临终患者平静、舒适、有尊严、无遗憾地度过生命的最后阶段。

临终关怀的目标是提升患者与其家庭的最佳生活品质。临终关怀的目的，一方面是帮助患者了解死亡、接受死亡，在人道主义的关怀下，享受良好的医疗服务，使他们能够有价值、有意义、有尊严地度过人生的最后阶段，超越躯体的痛苦，安详而无牵挂地离开亲人，离开这个世界；另一方面是给予患者家属精神上的支持与慰藉，帮助他们直面死亡的事实，坦然地接受失去亲人的痛苦和所要面临的问题。

临终关怀倡导的是一种人性化的关怀理念，不仅强调以延长生命为目的，还应该让患者在生命的最后阶段得到应有的尊重和照护，减少患者的痛苦以及内心沮丧、焦虑、恐惧、绝望等不良情绪，并使家属心身健康得到照顾。临终关怀中的人道主义，同样也在医疗实践中不断发展。

三、临终关怀的实践

临终关怀学就是社会学和医学内部分支学科、人文社会关系学和自然科学等多门类科学之间发生的交叉与融合。临终医学是临终关怀学中一门相对独立的学科分支，它的实践和发展与每一个人的生命质量都息息相关。

临终关怀以照顾（care）为中心理念，为那些处于病患末期、治愈希望渺茫的患者提供疼痛控制和精神支持，提高其生命品质，实现对生命尊严、垂危患者权利的双重尊重。

临终关怀学主要研究临终患者的生理、病理及心理发展规律，以及研究临终关怀服务专业人员为临终患者及其家属提供服务过程中应遵循的伦理道德原则与解决和调整临终关怀实践中人与人之间相互关系。

临终关怀学分为临终医学、临终护理学、临终心理学、临终关怀伦理学、临终关怀社会学、临终关怀管理学等多种分支学科。近年来，西方许多国家对临终患者及其家属的生理、心理和社会等方面进行了大量深入的研究，为临终关怀学的建立和发展提供了可靠的科学依据。

在我国，临终关怀学中所体现的革命人道主义精神和人类美好的道德信念，都可以从我国传统文化中追溯到其渊源。因此，该学科一经出现就引起各方面的关注与支持。1988年，天津医科大学创建了我国第一个临终关怀研究中心和临终关怀病房。随后，上海、北京、香港等城市纷纷建立了临终关怀医院。我国从此跨进了世界临终关怀研究的行列。临终关怀学作为一门新学科，在我国已显示出强大的生命力。

据统计估算，我国老年人口以至少每年800万人的速度在增长，在未来几十年我国的高龄人口将急剧增长，这也将大幅度地拉动我国临终关怀的需求量。因为对于失能失智等现象治愈的可能性很小，所以我们能做的就是提高对这些老年人的整体照护，如临终关怀和缓和医疗等措施。此外，我国人群的肿瘤患病率也大大增加，其中大部分都是老年人，为了提高他们后期的生活质量，临终关怀在这里起到了非常重要的作用。根据研究显示，我国每年需要临终关怀的患者已达到数百万人，并且我们不仅只着眼于当前的老年人，而且要着眼于未来的老年人，所以需要临终关怀的患者基数将更大，而其中能享受到临终关怀服务的不足1%。这给我们反映出的现象是我国对临终关怀的需求量大大增加，而临终关怀的供给情况确实不乐观。除此之外，当代年轻人面临的生活

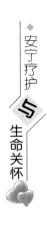

竞争压力很大，很多老年人的子女也是上有老下有小，而且工作非常繁忙，空闲时间较少，这样使得他们对于老年人也疏于照顾，所以对于老年人的临终关怀，主要依靠社会工作者。这一系列的现象都在表明，我国的临终关怀需求量大大增加。

由于人们现在生活质量的提高，对于所有的事物都提出了高质量的要求，甚至包括死亡。我国人口的死亡质量低下也从侧面反映了我国的临终关怀发展水平还比较低下，临终关怀的实施可以让很多人能够在走向生命终点的过程中避免不必要的疼痛。而我国老龄化的存在使得临终关怀不仅需要提高其在数量方面的承担能力，而且要做好高质量的服务，这样就使得我国临终关怀的任务大大加重。

临终关怀的实践和发展与社会中每一个人的生命质量都息息相关。临终关怀学作为一门新兴的医学学科，还需要不断完善，特别是死亡教育在医学教育中的开展以及在全民的普及势在必行。作为医务人员，有责任和义务大力倡导和推广临终关怀，这不仅是社会发展的需要，而且是人类文明的一个重要标志。

第三章　安宁疗护伦理学思考

21世纪以来，随着医疗卫生事业的发展和医疗技术水平的不断提高，人民群众的健康状况显著改善，人均寿命得以延长。患者的健康意识和维权意识不断提高，开始追求生命质量，注重生命价值。现代医疗技术进行干预可以延长终末期患者的生存期，但也可能给患者带来身心不适，降低生存质量，削弱人格尊严，加重家庭经济负担。

第一节　安宁疗护及其伦理要求

安宁疗护要注重对生命价值及生存质量的追求，实现全人照顾医疗模式所倡导的理念。护理人员需要认真学习安宁疗护专业知识，克服安宁疗护实施中的伦理难题，提倡生前预嘱，倡导医患共同决策，保障患者的权益，尽可能满足患者的临终需求，维系患者的死亡尊严。通过死亡教育及哀伤辅导，帮助丧亲者尽快回归正常生活。

一、安宁疗护与伦理概述

安宁疗护的宗旨不是追求生存时间的延长，而是以减轻痛苦（包括肉体、心理等）为出发点；以患者为中心，而不是以疾病为中心；以控制症状、促进舒适、满足需求与给予全面照护为主，而不是专注于疾病治疗、生命支持性治疗；重视患者的尊严，更加关注生命的宽度、广度、深度。

1. 临终关怀的概念和内涵

临终关怀是指医生（包括心理医生）、护士、社会志愿人员等共同参与，为临终患者及其家属提供旨在提高生命质量、减轻临终患者痛苦，使之安详辞世的特殊服务的过程。一般认为，临终关怀是一种照护方案，是有组织的团队服务方案，即对临终患者及其家属提供的人文关怀，主要为临终患者缓解痛苦、维护尊严、提高生活质量所采取的医护

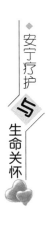

关怀的综合措施。临终关怀的服务对象是临终患者及其家属，服务内容包括生理、心理和精神等方面，目的是提高生命质量，保证患者安详离世。

2014年，世界卫生组织与世界缓和医疗联盟联合发布了"缓和医疗世界地图"报告。报告中采用了美国国家肿瘤研究所对临终关怀（hospice care）的定义：由卫生专业人员和志愿者提供的生命末期照护，包括医疗、心理和精神支持，通过控制疼痛和其他症状，帮助临终患者获得平和、安慰和尊严，同时为患者家庭提供支持服务。

在美国，如果2名医师认为按照通常的疾病进程患者生存期不足6个月，患者即可根据自身意愿决定是否接受临终关怀，并不再接受疾病治愈导向的治疗措施，避免针对原发疾病的检查或使用不需要的药物。美国的临终关怀服务由医疗保险覆盖，商业保险公司可承保临终关怀相关服务。服务通常居家开展，也可以在疗养院、住院病房及临终关怀机构开展。服务团队包括医生、护士、社会工作者、心理学家和志愿者，与患方协同提供支持，定期随访，并随时通过电话联系。

2. 缓和医疗的概念和内涵

1990年，世界卫生组织首次提出缓和医疗（palliative care）的定义，并于2002年将定义修改：缓和医疗是通过早期识别、积极评估、控制疼痛和其他痛苦症状，包括身体、心理、社会和精神困扰，来预防和缓解身心痛苦，从而改善面临威胁生命疾病的患者（成人和儿童）及其家属生活质量的一种方法。该定义强调了症状管理、生活质量、全人照护，指出缓和医疗覆盖了疾病整个周期，而非局限于疾病终末期，其实质等同于我国传统意义上的对症治疗。

2002年，世界卫生组织在对缓和医疗作出明确定义的同时，提出了缓和医疗的实践原则。世界卫生组织发布的缓和医疗原则的具体内容：①缓解疼痛和其他痛苦症状。②肯定生命并将死亡视为正常过程。③既不加速也不推迟死亡。④整合患者护理的心理和精神方面。⑤提供支持系统，帮助患者尽可能积极地生活直至死亡。⑥提供支持系统，帮助家庭应对患者疾病和自己的丧亲之痛。⑦如果有需要，采用团队方法来满足患者及其家属的需求，包括丧亲辅导。⑧提高生活质量，也可能对疾病过程产生积极影响。⑨适用于疾病早期，与其他旨在延长生命的疗法相结合，并更好地了解、评估和管理临床并发症。

2011年，世界缓和医疗联盟（WPCA）对世界卫生组织的缓和医疗原则做了补充解释，其具体内容：①缓解疼痛和其他痛苦症状。②肯定生命并将死亡视为正常过程。③既不加速也不过度地推迟死亡。④根据患者和家属的需要和期望，整合患者护理的心理和精神方面。⑤提供支持系统，使患者能够获得并遵循最佳临床照护，解决社会和法律问题，特别是减少贫困对患者及其家庭成员（包括儿童）的影响；帮助患者尽可能积极地生活直至死亡。⑥提供支持系统，帮助家庭应对患者疾病和自己的丧亲之痛。⑦如果有需要，可以采用团队方法来全面满足患者及其家属的需求，包括丧亲辅导。⑧提高患者及其家人的生活质量，也可能对疾病过程产生积极影响。⑨适用于疾病早期，与其他旨在延长生命的疗法〔如肿瘤患者的化学疗法或放射疗法，人类免疫缺陷病毒/获得性免疫缺陷综合征（HIV/AIDS）患者的抗反转录病毒疗法〕相结合，并包括更好地了解、评估和管理临床并发症。

2014年，世界卫生大会通过了一项具有里程碑意义的决议，呼吁所有成员国将缓和医疗作为综合治疗的一部分，在疾病早期与治愈性治疗措施共同提供。美国国家综合肿瘤网络2018版《缓和医疗临床实践指南》中指出，缓和医疗应根据患者的意愿和选择，从疾病诊断开始与疾病治愈性治疗共同提供，适用于任何疾病、任何疾病阶段、任何年龄的患者。

2018年10月8日，世界卫生组织出版了关于将缓和医疗纳入初级卫生保健的新指南，旨在为全民提供公平、安全、高质量、满足全民期待的连续性医疗服务。与此同时，在WPCA对缓和医疗原则补充解释的基础上，提出了缓和医疗新的实践原则，从"不推迟死亡"到"不过度推迟死亡"，再到"不是加速死亡"原则的变化，可看到缓和医疗的理念与适用范围在不断向疾病早期推进。其具体内容是：

（1）早期发现问题并进行全面评估和处理。

（2）提高生活质量，促进尊严和舒适，也可能对疾病进程产生积极影响。

（3）在整个疾病过程中为患者及其家人提供支持。

（4）与严重或限制生命的疾病问题结合考虑，并加以预防、早期诊断和治疗。

（5）适用于疾病早期，与其他旨在延长生命的治疗共同使用。

（6）为临终时价值存疑的疾病缓解和生命维持治疗提供替代方案，并协助关于生命维持治疗的优化利用决策。

（7）适用于患有严重或危及生命疾病并长期遭受身体、心理、社会或精神痛苦的患者。

（8）如果需要，在患者去世后为家庭成员提供丧亲支持。

（9）旨在减轻因病致贫对患者和家庭的影响，避免因疾病导致经济困难。

（10）不是加速死亡，而是提供必要的治疗，根据患者的需求和价值观为其提供足够的舒适度。

（11）应由各级卫生服务系统的医务人员提供，包括初级卫生服务提供者，全科医生和专科医生；提供不同层次（基础—中等—专业）的缓和医疗技能培训。

（12）鼓励社区和民众积极参与。

（13）在各级卫生服务系统提供门诊、住院和居家照护。

（14）提供连续性服务，从而强化卫生服务系统。

3. 临终关怀与缓和医疗的联系与区别

临终关怀与缓和医疗的本质是行动理念，不等于实际工作的临终关怀与缓和医疗在本质上都是行动理念，可以通过具体的实践工作体现。

世界卫生组织缓和医疗的概念包含了临终关怀，认为临终关怀是缓和医疗的最后阶段，但该理念并不能直接用于具体实践。相比之下，美国临床实践中以"是否继续进行原发疾病的治疗"来划分临终关怀与缓和医疗的界限更具实际操作性和科学性。在临床和社会实践中，疾病早期和终末期的治疗思路是截然不同的，临终关怀并不等同于缓和医疗。两者在症状控制和给予患方关爱照护方面的服务是相似的，但应用前提有所不同。患者进入临终关怀的前提是"放弃原发疾病的治疗且可以接受死亡的来临"，其核心目标是减轻痛苦和控制不适症状，提高终末期生活质量。而缓和医疗应在疾病早期与疾病治愈性治疗措施一起使用，帮助患者积极面对疾病，能够更好地承受专科治疗。换句话说，临终关怀在患者临终阶段的医疗过程中可以占据主导地位，因此可以成立独立的临终关怀中心；但缓和医疗作为疾病非终末期的辅助治疗，应与专科医疗相结合，故不能独立于医院成立缓和医疗中心，缓和医疗也不应成为必要的治愈性治疗的替代品。临终关怀与缓和医疗的异同见表3-1。

表3-1 临终关怀与缓和医疗的异同

比较内容	临终关怀	缓和医疗
同义概念	安宁疗护	姑息性治疗、舒缓疗护
服务对象	临终前的疾病终末期患者及其家属	面临生命威胁疾病的患者及其家属

续表

比较内容	临终关怀	缓和医疗
介入时间	临终前几周或几个月	疾病早期介入
服务内容	为患者提供身、心、社、灵的全人照护,减轻痛苦;包括以改善症状为目的的姑息性干预(如姑息性手术、姑息性放射治疗或介入治疗等) 为患者及其家属提供医疗、护理、法律、情绪等方面的支持服务	预防、控制、解除患者身、心、社、灵等方面的困扰;在疾病早期联合治愈性治疗措施(如治愈性手术、标准放射治疗、化疗等),提供综合治疗和连续性服务 为患者及其家属提供医疗、护理、法律、情绪等方面的支持服务
服务目的	帮助患者在生命末期"好好地活",提高生命质量和死亡质量	改善患者及其家属的生活质量,帮助家庭积极面对疾病,让患者"活得更好"
服务结果	帮助患者舒适、安详、有尊严地离去 舒适度>安全(两害相权取其轻)	使患者能够承受专科对因治疗措施 安全>风险
服务层次	一级医疗机构、社区和居家服务 二级医疗机构住院服务 三级医疗机构高质量住院服务	基础水平的缓和医疗服务 中等水平的缓和医疗服务 专业的缓和医疗服务
主要区别	不再继续原发疾病的治疗	继续原发疾病的治疗

4. 安宁疗护与安乐死的区别

安宁疗护与安乐死的主要区别在于目标、实施手段、伦理道德等方面。

安宁疗护的目标是提高患者的生命质量,使患者在有限的时间内仍可以享有较高的生活质量,有尊严地走完人生最后一段旅程。而安乐死的目标是缩短患者的生命,使患者无痛苦地死去。

安宁疗护不采取任何的措施加速或者延缓死亡的来临,它以缓和医疗为主,减轻患者的疼痛,既不刻意加快也不刻意延缓患者死亡。而安乐死往往通过药物或其他医疗手段有意终止患者的生命。

安宁疗护认为死亡是一个正常过程,对无法治愈的患者,提高生存质量比不惜一切代价延长生命更为重要。安乐死是指濒临死亡的人因不堪忍受躯体和精神的极度痛苦,在有行为能力的患者本人自愿要求下,由医生按照法定程序施以人道的方法使其无痛苦地死亡。只在少数国家合法,如荷兰、比利时、卢森堡等国允许安乐死,瑞士及美国的一些州允许医生帮助自杀。由于安乐死加快了临终患者的死亡进程,从伦理上

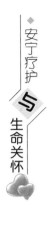

有悖于患者生存权,因此不被中国等国家从法律上认可。

对于终末期的患者,任何一种医疗措施都会牵涉到伦理考虑。安宁疗护对末期疾病患者有三项大的关注点:一是对疼痛的恐惧;二是不可遏制的疼痛及其他症状所导致的痛苦体验;三是精神痛苦,如对死亡恐惧,以及对生命和人生的终极价值拷问。如果安宁疗护或舒缓医疗把患者的疼痛等症状控制得较好,相当多的绝症患者会打消寻求安乐死的念头。实际上,终末期疾病患者所表达的寻求死亡的愿望并非意味着他们想要安乐死,多数只是对痛苦感到无奈的宣泄,同时希望医护人员能帮助其减轻痛苦。高品质的安宁疗护让患者获得疼痛与症状控制,实施人文关怀,坚守而不遗弃,这样会大大降低请求安乐死的患者数量。护理人员需要通过提高安宁疗护知识和技术,致力于减轻服务对象的痛苦,提高其生命质量。

二、安宁疗护的内容与模式

1. 安宁疗护服务的内容

安宁疗护包括医疗、护理、健康咨询等方面的工作内容,医疗团队以临终患者为中心,以多学科协作模式,提供疾病终末期症状缓和管理,如疼痛管理、营养支持、感染症状控制、舒适照护、心理疏导及社会支持等。在疼痛管理方面,医护人员要动态评估病情,镇痛药使用后要注意预防药物的不良反应,及时调整药物剂量,确保用药安全及镇痛效果,在急性重度癌痛及需要长期治疗的重度癌痛治疗中,要明确指征,慎重使用阿片类药物。有效的安宁疗护能缓解终末期患者的身心不适,提高自我认知,改变舒适度,使患者逐渐进入一个宁静、舒适的境界中。一些安宁志愿团队为临终患者、缓和医疗对象开展的芳香疗法、音乐疗法,有效减轻了患者的疼痛,消除紧张情绪,缓解压力。

根据世界卫生组织的理念,缓和医疗作为一种基本医疗服务,适用于患有严重疾病尚未进展至终末期患者,且应在疾病早期介入。研究表明,晚期转诊至缓和医疗并不足以提高照护质量和患者生活质量。随着患者病情进展,如果医务人员(包括专科医生或缓和医疗团队)、患者及其家属认为专科治疗无效,或者患者不能耐受病因治疗的不良反应,治疗的弊大于利,不再具备继续病因治疗的条件,即可过渡到临终关怀,此时患者应满足"知晓病情、出现症状、具有临终关怀意愿"这三个条件。进入临终关怀患者的要求有:①疾病终末期,出现症状。②拒绝原发疾病的检查、诊断和治疗。③接受临终关怀的理念，具有临终关怀的需求和意愿。

目前关于临终期的界定没有统一标准，疾病终末期患者可以预计的未来生存期是有限的，但具体到6个月或3个月、2周都没有实际意义，现有的医学手段尚无法精准预测生存期，只要患者有需求和意愿，都应获得适当的服务。缓和医疗的准入标准应为：①疾病早期，但尚未进展至终末期。②出现症状，不论疾病的阶段和预后，可以在治愈疾病这个目标下进行。③具有缓和医疗的需求和意愿。

缓和医疗帮助患者积极面对疾病，在提高生活质量的基础上，使他们能够承受对因治疗措施，更好地生活，即"活得更好"。在临终关怀中，患者的生存质量是第一位的，不必拘泥于生存期的长短或是防范风险从而导致症状治疗不足，目的是帮助患者"好好地活"。为达成该目的，医患之间充分、及时的沟通是至关重要的：①患者在进入临终关怀后应明确知晓自己"能够获得哪些帮助"和"不能获得哪些治疗"，增加其坦然地面对死亡的可能性。②临终关怀团队成员尽最大努力减轻患者痛苦，给予合适的治疗和帮助，虽不能"逆转"死亡结局，但尽可能帮助患者实现"善终"。

临终关怀中有关疾病的病因治疗即对因治疗将不再继续，也可以不进行有关原发疾病进展的检查，但可以接受有助于对症治疗的检查，任何能够改善患者不适症状的措施都可以根据患者的需求和意愿来提供，包括姑息性干预，如姑息性手术、姑息性放射治疗或介入治疗等，旨在减轻痛苦，而非治愈疾病。临终关怀是在患者走向生命终点的过程中给予舒适照顾，不以改变患者最终死亡结局为目标，服务结果是患者可以没有痛苦地、有尊严地离世。实践中发现，进入临终关怀的患者在改善症状后，其进食、情绪、睡眠状态也会随之改善，身体状况进入良性循环，生存期甚至有可能得到延长。

临终关怀面对的是疾病终末期患者，即将来临的死亡结局是不可避免的，并非"风险或不良事件"，并非"医治无效、不良后果或最坏结局"，只是顺应自然规律，这有助于引导家属正确认识死亡、面对死亡。我国临终关怀目前在法律层面暂时没有依据，在临床实践中，可以通过签署"患方拒绝原发疾病的检查、诊断和治疗"的知情同意书，规避医疗纠纷和法律风险。

2. 安宁疗护服务模式比较

我国正在逐步构建省、市、县、社区多层次的服务体系，形成居家、社区、医养结合、医院和远程服务等多种模式相结合的服务体系，建立机构和居家相结合的工作机制，机构与机构、居家之间通畅合理的转介机制，逐步将安宁疗护构建成多层次与多种模式立体交叉服务的产业链。目前常见的安宁疗护模式有以下几种。

（1）三级公立医院安宁疗护模式　三级公立医院安宁疗护模式是指在三级公立医院内部设置独立的安宁疗护病房，充分利用医院现有的医护人员及其他专业人员，为终末期患者及其家属提供全方位的照护。通过院内多学科合作的模式，有效利用不同专科的资源，对临终患者进行多学科团队管理，解决临终患者的多种不适症状，不仅能满足临终患者全面的治疗护理需求，不过度治疗，减轻患者经济负担，降低医疗资源消耗，而且能引导患者和家属理性面对死亡，帮助患者体面离世及家属顺利度过哀伤期。我国的传统是大部分患者在诊疗疾病时，尤其是生命晚期的选择权由家属或照护者决定，而这个群体的人群往往为了尽孝、尽责、尽力，符合所谓为患者着想，或得到更全面的照护，就会竭力把患者送往有着丰富医疗资源的三级公立医院。三级公立医院安宁疗护模式初创难度及成本低，可以直接利用医院现有的医疗、科研、教学资源，总结临床实践经验，开展科研、拓展团队，以及指导各级机构的具体工作。然而，三级公立医院的安宁疗护病房相对于医疗技术要求高且能为医院带来创收的其他科室而言，通常入不敷出，经济效益低，在医院科室中处于边缘地位。三级公立医院安宁疗护模式的发展受到文化观念、医疗政策、法律、经济、安宁疗护教育和培训不足等制约，尚处于起步阶段。三级公立医院开展安宁疗护业务对医院整体发展有好处，如安宁疗护有利于医院整体环境的优化、让服务更加丰富；在一些科室更是对现有服务的"提升"，能提高护理服务质量以及患者和家属的满意度，进而提升医院整体的声誉；对于医院肿瘤医学学科的发展也是进一步的完善；未来更有可能满足国家对医院全面综合的考核要求，有利于医院的评审和发展。三级医院开办安宁疗护也有很多因地制宜的方式，如安排患者到联动的一级、二级医院住院，但由三级医院的医务人员参与对患者的管理。

（2）社区安宁疗护模式　社区安宁疗护模式是一种以社区医疗机构为主体，为所患疾病不能根治的、进行性恶化的或生存期较短的患者提供积极的整体护理的模式。对临终患者及其家属而言，在社区医院中接受安宁疗护是一种折中和双赢的举措，既缓解了临终患者落叶归根的乡土情结，又避免了患者"无院可收"的尴尬处境。社区安宁疗护模式的主要服务对象是所患疾病不能根治的、进行性恶化的或生存期较短的患者。该模式的目标是控制疼痛和其他非疼痛症状，解决患者的心理、社会、精神问题，使患者和家属获得最佳的生活质量。其服务内容主要包括基础护理、心理护理、疼痛护理（药物治疗和非药物治疗），以及对患者和家属进行死亡教育。在服务过程中，社区安宁疗护模式强调多学科团队的共同协作，包括医生、护士、心理咨询师、营养师、医学社会工作者等。社区安宁疗护模式的开展仍存在许多问题，如社区方面仍需加强相关体制及机制的建设，明确服务内容，同时加强对专业人员的培训教育。为解决这些问题，需要形成以政府为主导、老年人及家庭为中心、社区为范围、综合医院为指导、安宁疗护专科机构为依托、社会广泛参与的"六位一体"安宁疗护服务模式。同时，也需要增加安宁疗护服务供给，推动相应医疗卫生机构按照患者"充分知情、自愿选择"的原则开展安宁疗护服务，开设安宁疗护病区或床位，有条件的地方可建设安宁疗护中心，加快安宁疗护机构标准化、规范化建设。

（3）居家安宁疗护模式　居家安宁疗护模式是指终末期患者在家里由家属照顾，由医疗机构工作人员定期巡诊，提供帮助。其特点是能够满足患者希望最后的时间能与家属在一起的愿望，让患者在亲人的陪伴和关注下离开人世。我国居民的离世以居家为主，除了熟悉和舒适的原因外，还与文化和习俗相关。家是临终患者心灵的重要寄托，居家安宁疗护服务的开展使临终患者既能够在自己熟悉的环境中安然离世，又得到了家人的陪伴，做到"生死两无憾"。居家安宁疗护费用相对较低，能够减轻医院资源紧张的情况。居家安宁疗护的实施方式是社区医护人员、社会志愿者等组成的团队为居住在家的临终患者及其家属提供的缓和性支持照顾。医疗机构工作人员定期巡诊，为患者提供疼痛控制、药物注射和心理支持等服务。《北京市加快推进安宁疗护服务发展实施方案》中明确提出，到2025年，北京市社区卫生服务机构能够普遍提供社区和居家安宁疗护服务。上海市全面构建机构、社区与居家相结合的安宁疗护服务体系，实施基于需求、上下联动、分工协作的安宁疗护服务机制，现已基本形成主体多元、功能健全、模式多样、服务规范的安宁疗护服务体系。居家安宁疗护作为机构安宁疗护的补充和延伸，不仅扩大了安宁疗护服务覆盖面，而且避免了无益治疗，减轻了医疗资源紧张的情况。目前，居家安宁疗护已成为发达国家终末期患者的首选。我国的居家安宁疗护可以参考国外经验，将居家安宁疗护纳入医保，同时，加强从业人员的培训，提高技能，让这项服务能够真正走进百姓家中。

(4)医养结合安宁疗护模式 医养结合安宁疗护模式是指将医疗资源和养老资源结合起来,不但可以提供安宁疗护服务,而且能提供康复训练、保健治疗、养老服务等,集多种模式为一体,让老年人可以享受一站式服务,既缓解了大医院一床难求的"压床"困境,又降低了卫生开支费用,并且兼具解决养老机构老年人医疗救治困境的难处,提高了服务对象的生活质量。该模式能够提供全方位全周期的医疗卫生服务,包括预防、保健、治疗、护理、康复、安宁疗护等。该模式能够利用医疗机构的专业医疗资源和养老机构的养老服务资源,实现资源的优化配置。山西省在医养结合安宁疗护模式的实践中,提出了新建社区卫生服务机构时,应将医养结合服务设施纳入建设内容,农村地区的乡镇卫生院、村卫生室应结合实际分别与敬老院、农村幸福院统筹规划,毗邻建设。医养结合安宁疗护模式能够更好地满足老年人的养老需求,提高老年人的生活质量。该模式能够有效地解决医疗机构、养老机构在提供安宁疗护服务时面临的问题,如医疗资源不足、医务人员不够等。国家统计局的数据显示,2022年我国65岁以上人口占比约14.9%,已经进入深度老龄化社会。由于目前步入老年的人群中,其子女多数都是独生子女,他们面临着巨大的工作、生活,以及赡养压力。因此,越来越多老年人居家无法照顾,医院不能长住,只能选择养老机构。医养结合机构有其特点,可以让老年患者有归属感与信任度,医护人员也有专业的技术能力开展相应的诊疗服务。医养结合安宁疗护模式,非常适合高龄、身体衰弱、失去自理能力、失去心智的老年人的养老需求,是一种十分必要的新型养老模式。

(5)远程安宁疗护模式 远程安宁疗护模式是一种新型的服务模式,主要通过现代互联网技术,为服务对象提供照护知识并进行技能指导的一种居家照护模式。其特点是通过网络信息技术的传输、管理与协调功能,为服务对象提供照护知识并进行技能指导,促进患者自我管理、提高其生命质量、优化照护资源配置。北京市提出积极探索"互联网+安宁疗护"服务新业态,通过网上预约、在线问诊等服务为老年人提供远程安宁疗护服务。该模式将安宁疗护纳入家庭医生签约的个性化服务包中,从居家到门诊、依托"智慧家医",探索可穿戴设备监测、线上诊疗等"互联网+远程+安宁疗护"服务。远程居家照护在安宁疗护患者中具有较大的应用潜力与应用优势,能够促进患者自我管理、提高其生命质量、优化照护资源配置。通过一系列的照护服务,临终患者及其家属能够理智、平静地面对死亡。远程医疗作为一种新型的医疗技术，突破了传统就医模式的局限，将安宁疗护服务从医疗机构和社区服务中心转移到患者家中，解决了特殊时期的就医难题。但由于临终期患者受到体力、精力等影响，远程由于非实质性接触诊疗，仅以虚拟方式，其操作过程中的细节、干预效果以及质控难以把握，且缺乏面对面有温度的诊疗过程，满意度会有折扣。远程安宁模式在我国刚刚起步，在探索中，需要有强有力的互联网技术支持，开发出针对终末期患者特点的功能化软、硬件技术，拓展其受众领域，提高实际效果。

3. 推广安宁疗护的限定因素

安宁疗护要让临终患者接受恰当的治疗，通过控制疼痛、营养支持等方法，在更舒适、更积极的状态下，在温馨的休养环境中，在家庭成员的关爱中有尊严、安详地离世。不过，作为一种针对晚期患者最佳的护理服务模式，临床上推行安宁疗护还存在着一些障碍。

（1）理解偏差　部分患者及其家属乃至一些医护人员并没有真正理解安宁疗护的理念和具体措施，误以为这是要放弃对患者的治疗，让患者消极地等死；许多患者家属认为，选择安宁疗护就是选择了放弃，良心上会受到谴责，也怕亲友邻里认定自己是"不孝"或"无情"；也有不少患者误以为安宁疗护会人为加速死亡或推迟死亡。实际上，安宁疗护旨在提供一个支持系统，倡导自然死亡，而不是加速或延缓死亡。它提供缓解患者病痛的支持性治疗和护理，而非以治愈为目的的治疗。

（2）缺乏专业技能和人文关怀　安宁疗护的理念、理论知识和操作技能均与常规的医疗护理有较大的差异，需要医护人员接受专门的知识和技能培训。不少医护人员缺乏掌握早期识别、评估、控制疼痛症状的技术和能力，难以把握好既不加速也不延缓死亡的"度"，也就难以为晚期患者提供适宜的安宁疗护措施。有些临床医护人员缺少同理心，没有认真倾听患者家属的真实想法，难以实现为临终患者提供高品质的临终照护及精神关怀的目标。护理人员要学习疼痛及其他症状控制的专业知识，改变过去患者需要反复向医护人员诉说疼痛才给予处理的做法，按照先口服再肠外、按时、按阶梯、个体化及注意细节的原则，控制好疼痛症状。

（3）医疗资源分配不均衡　由于安宁疗护的经济效益较差，医院资源投入少，医护人员工作积极性偏低，影响了安宁疗护在危重症治疗中的实施和发展。目前，我国的安宁疗护处于试点阶段，国内的医疗保险对安宁疗护服务没有单独的收费项目，仅在少数地区实行了按床日付费政策，导致相当多不富裕的家庭无法选择安宁疗护。即便在普通的医疗

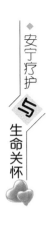

保险中,安宁疗护服务的许多费用也不能报销。为了推广安宁疗护,就不能回避这些现实难题,必须建立与安宁疗护匹配的医疗保险、慈善基金,共同支撑经费保障机制。

三、安宁疗护的伦理要求

安宁疗护的伦理要求主要包括尊重原则、行善或有益原则、尊重自主原则等,这些原则旨在保障患者的尊严,减轻患者的痛苦,同时要考虑到医务人员的权益和工作压力。

(1)尊重原则　尊重原则是安宁疗护的核心原则之一,要求尊重患者的尊严,关注生命的宽度、广度、深度,而不是专注于疾病治疗、生命支持性治疗。在安宁疗护中,尊重原则还体现在对未成年患者和家庭在作出医疗决定时的尊重,保证他们能够保持自己独立的思想、意愿和行动。护士要协助医生及时缓解疾病给终末期患者带来的痛苦,关注其内心的情感需求,增加生活乐趣,维护其利益和权利,提高患者的生存和死亡质量,让患者在最后的生命阶段有尊严地度过。

(2)行善或有益原则　要求医务人员在安宁疗护实践中,无论是出于人道主义还是对生命的尊重,都要善待终末期患者,遵循终末期患者利益至上的原则。在安宁疗护中,行善或有益原则还体现在对患者身、心、社、灵全方位的照顾,满足临终患者身、心、社、灵的综合需求。安宁疗护团队要提供人文关怀,提供生前预嘱咨询,帮助患者及其家属作出生死抉择,开展死亡教育、哀伤辅导等。护士给予患者周到细心的生活护理,让患者感到温馨、舒适,协助患者规律用药,控制疼痛。如果患者出现自杀倾向,应及早发现,做好防范,预防意外发生。在安宁疗护过程中,可定期组织患者及其家属参加文娱活动及志愿者进病房陪伴患者等。如果临终患者心存遗憾、心结未了,就无法达到临终时心境平和。

(3)尊重自主原则　要求医务人员在提供诊疗护理信息时,要保证医患双方人格受到应有的尊重,保证医务人员为患者提供适量、正确并且患者能够理解的诊疗护理信息。在安宁疗护中,尊重自主原则还体现在对患者和家属的尊重,尊重他们作出的医疗决定。

(4)其他伦理要求　安宁疗护还要求医务人员有耐心、细心、责任心以及强大的心理素质,以满足患者及其家属的各方面需求。安宁疗护还要求医务人员积极倡导死亡教育,推广安宁疗护理念,转变患者及其家属的死亡观念。

第二节 安宁疗护伦理问题及应对

安宁疗护伦理问题主要包括对死亡观念的转变、患者及其家属的伦理观念冲突、医务人员的伦理困境等。应对这些伦理问题，需要推广安宁疗护理念，转变患者及其家属的死亡观念，完善我国安宁疗护伦理理念、法律法规，以及提高医务人员的伦理敏感性。

一、安宁疗护的伦理问题

（1）死亡禁忌与孝道观念的冲突 安宁疗护的核心理念在于放弃有创的无效治疗，不执着于生命的延长，也不干涉生命的消亡，关注生命的质量，让生命自然地转归。这对患者及其家属的死亡观念提出了挑战。尊重是安宁疗护工作的基本原则之一，在医务社会工作领域，隐私尤其是与病情有关的隐私尊重被广泛关注，是否向案主透露或者隐瞒病情成为关键议题。但是，在临终关怀领域，面对患病较久且生命即将走到末期的患者，安宁疗护医护人员在透露或隐瞒病情方面的伦理挑战并不明显。虽然存在家人和医护人员隐瞒的情况，但多数患者经过长时间治疗后对实际病情已有心理准备。在患者处于患病初期或者短期内病情恶化较快的个案服务中，隐私尊重与保密的伦理议题则需要特别关注。

（2）患者及其家属的伦理观念冲突 如传统以"治愈"为最终目标的医学模式和安宁疗护"优逝"观念的冲突；保护性医疗中家属对患者实行的病情保密等措施与知情同意原则的冲突等。肿瘤终末期患者不可避免地面临死亡议题，但有关死亡的话题很少被公开讨论。患者及其家人对患者生命已进入末期的现实都很清楚，但在日常生活中他们均对即将到来的死亡闭口不谈。患者的家人召开家庭会议时会有意避开患者，并提醒医护人员不要在患者面前过多提及病情和死亡。患者也从未在家人面前提起过有关生死的话题，直到病情恶化无法治疗的临终前一晚才对家人交代身后事。随着时代的变迁，子女的孝不仅体现在物质供养上，而且体现在情感交流上。面对死亡禁忌的社会文化，家人在患者生命末期的交流尤其是对自身真实想法以及对彼此情感的表达受到限制，这在一定程度上对孝道观念造成挑战。有时患者会在家人面前隐藏自己的悲伤和恐惧情绪，而家人有时也会怕不能控

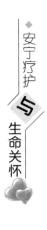

制自己而选择回避与患者交流。有些家人还会在患者离世后出现后悔没有多表达情感的情况。

(3) 患者自主选择的困惑及影响因素　提高患者生命末期的生活质量是安宁疗护的目标之一，但在如何提升生活质量上，医疗团队的专业判断与患者自身的经验感受并非全然一致，尤其是在治疗后期不良反应大面积出现阶段，双方在如何服用止痛药物方面存在分歧。针对肿瘤终末期患者的生理性疼痛，医生会基于医学规律与药物原理开具止痛类药物服用的医嘱，但很多患者会不顾医嘱而根据自己的疼痛感受增加服药的数量和频率，这在医患沟通有限的居家养护患者中更为普遍。长期过多服用止痛药物存在危及患者身体甚至生命的风险，而患者则更倾向于增加用药以减少当下的身体疼痛，进而提升短期内的生活质量。在安宁疗护中，患者享有生命支配权、人格尊重权、知情权、医疗自主权，但在患者自主决定是否实施安宁疗护的过程中会面临诸多选择困境。一些终末期患者求生欲强，希望生命尽量延长，同时需要减轻痛苦，增强舒适感，而这些处理措施间可能存在矛盾。例如，绝症晚期患者面临疼痛、失眠等痛苦，想要选择阿片类药物镇痛，但又担心这些舒缓医疗处理会影响其寿命，因而内心抵触。而现实的决策权通常是在家属手中。例如，有的终末期患者希望坚持自己的饮食喜好，但家属会以这些饮食不利于患者身体状况为由不予满足，患者和家人之间会出现分歧。又如，医护人员判定继续实施积极的有创抢救已经是无效之举，但患者家属祈求积极救治，或者有的家属希望医生加大姑息性镇静药的用量，达到让患者"安乐死"以彻底解除痛苦的目的，而这既不是患者意愿，又是法律所不允许的。

影响患者是否选择安宁疗护的因素可以分为三类：①患者身心健康状况、患者及其家属对疾病的认知及态度、家庭收入和家庭支持状况。②医疗水平及其局限性和不确定性。③社会经济因素、政策法规和伦理规范、文化习俗等。患者的自主性受多种因素的限制：患者担心自身对未来的看法及打算与家人、朋友及社会期待不相符，处于犹豫和矛盾中；患者通常承受身体、心理、社会及精神诸多方面的煎熬，容易情绪失调，诱发死亡恐惧症状，从而影响其正确判断和决定；终末期患者一旦意识不清，且之前未有明确的处置意愿表达，只能由患者家属代理同意。

(4) 医务人员的伦理困境　医务人员在实施安宁疗护实践中，由于患者原生家庭、文化背景、风俗习惯、信仰、价值观、教育背景诸多不同的因素，会有不同的伦理困惑甚至伦理冲突。建立良好专业关系是安宁疗护开展的前提与基础。安宁疗护医护人员与患者之间建立专业的协助关系，这种关系具有一定的目的性，其互动应该主要围绕专业目的展开，过多的情感卷入或者私人关系并不被鼓励。然而，这种限制性的、有边界的专业关系往往是一种理想类型，在服务提供过程中很难将专业关系完全与私人关系剥离开来，这在注重人情的我国文化情境中尤为明显。生命进入末期的患者在情感方面的需求更为强烈，安宁疗护医护人员与患者之间随着信任的不断加深，容易发展出类亲属的私人关系，这种关系造成安宁疗护医护人员与患者之间双向的情感依赖。社会工作服务是一种兼具专业性与情感性的实践，开展临终关怀服务的安宁疗护医护人员难免困于专业边界与私人情感的张力之中。

（5）差别平等与关系平等的冲突　在公共资源有限的情况下，进行资源分配时倾向于更为弱势的群体，进而维护深层次的社会平等，此即社会工作遵循的差别平等原则。当前慈善资源的分配多遵循此原则，物质救济与社会服务主要面向弱势群体提供，其中经济贫困是弱势的重要指标。此种资源分配方式能够从整体上缓解贫困群体的经济压力，但也往往伴随社会污名、自尊贬损、资源依赖等问题，进而造成具体服务中助人者与受助者之间权力关系的不对等，这与强调关系平等的社会工作理念存在一定冲突。如何在扶弱济困的大背景下应对服务关系中的权力不对等问题也是安宁疗护医护人员所面临的挑战。

二、安宁疗护的伦理问题应对

（1）推广安宁疗护理念　通过死亡教育，帮助人们更好地理解生命的本质、生命的过程，更加珍视生命，创造生命的价值，最终自然而坦然地面对死亡，为生命画上一个完美的句号。可以拓展适合患者家属的生命教育服务，如在医院、社区等不同场域组织患者家属参与生命主题的小组和讲座。在患者身体状况允许的情况下，也可通过肿瘤患者支持性小组，引导患者之间就疾病和生命议题进行经验分享和观点交流。拓展多样化的生命教育服务，可以为患者和家属提供谈论疾病和生命议题的契机，进而协助其在面对死亡议题时更加理性和坦然。

（2）转变患者及其家属的死亡观念　推广安宁疗护，让临终患者及其家属意识到，减少痛苦，无遗憾、高质量地度过临终期的生命才是对生命的一种尊重。受我国文化中有关死亡禁忌和孝道观念的影响，肿瘤终末期患者及其家人有其应对生死议题的个人选择。在此背

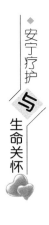

景下，想要回应患者及其家人潜在的孝道期待与情感需求，就需要医护人员结合我国文化情境，探索开展生命教育的本土模式。我国传统思想中强调"尽善"的生死观、家庭主义中注重"行孝"的代际观等为开展本土化的生命教育提供了可能。医护人员可通过引导家属与患者共同翻看相册、讲述美好回忆等方式，增进患者与家人之间的情感交流，肯定患者的人生价值。在生命的最后阶段，医护人员还可鼓励患者对前来探访的亲友道爱、道谢和道别。这均是面向患者本人开展生命教育的积极探索。

（3）促进患者知情选择的策略　医护人员应充分告知患者及其家属患者的病情进展及预后、不同处理方案的风险利弊（如是否需要继续使用抗生素，是否持续进行营养支持，最后时刻是否采取心肺复苏术等）、经济花费等，使其充分了解信息后综合判断。虽然疾病本身导致生命终末期患者躯体功能受损，行为能力受限，甚至意识不清，但医护人员仍然要尊重其自主性，建议患者及其家属召开家庭会议，由意识清醒的患者、家属和医护人员一起讨论照顾方式和预期目标，决定后续处理方式。如果患者尚有部分决策能力，应具体分析其现有能力可做哪些方面的决策，让患者知晓有关医疗处理措施的利弊，作出最佳选择。

（4）提倡生前预嘱　若患者意识不清醒，没有能力自主决定，则需查证患者之前是否有预立医疗照护计划（ACP）或生前预嘱。预立医疗照护计划是指有决策和沟通能力的个人在意识清醒时阐明他们对未来医疗照护的意愿、选定决策代理人，并与家属、医护人员、决策代理人进行交流，完成预立医疗指示的一种决策和沟通过程。生前预嘱则是指人们在意识清醒状态下，自愿签署的表明在不可治愈的疾病末期接受或不接受某些维持生命的医疗护理措施的法律文件。生前预嘱能帮助患者提前作出符合自己最佳利益的医疗决定，减少死亡恐惧，避免过度治疗。通过各种形式普及生前预嘱以及尊严死的理念，积极开展有关死亡知识和推广生前预嘱的教育活动。

（5）倡导医患共同决策　当医疗团队、患者和家属对医疗决策的意见不同时，应当确认患者对相关信息的了解程度与意愿，可以借助家庭会议，通过医疗团队成员、患者及其家属的医疗信息分享，医患双方在平等基础上，共同讨论符合患者最佳利益的治疗方案选择。若仍有疑问，可以咨询临床伦理专家或法律专家寻求解决方案。同时，医护人员要帮助患者及其家属消除认知误区，建议符合条件的患者转介至安宁疗护病房。

（6）完善医社协同服务机制　生活质量困境集中体现在遵从医嘱与患者自决的冲突上，这与上门诊疗周期较长、医患沟通相对滞后有关，这是居家养护肿瘤终末期患者服务本身面临的问题。社会工作者居家探访式的临终关怀服务本身就承担着了解患者即时需求、促进医患沟通的重要角色。当社会工作者在居家探访服务中了解到患者的疼痛变化与用药需求后，会以个人身份与医护人员沟通，医护人员给出的反馈往往是要求患者先遵从医嘱用药，观察一段时间后若疼痛没有缓解再增加用药，或者在下次上门诊疗时再行调整方案。此种非制度化的沟通方式使得社会工作者无法对患者的即时需求予以回应，增进医患沟通的效果也受到限制。因此，有必要完善医社协同服务机制，在医护人员与社会工作者之间建立制度化的沟通渠道，定期交流患者信息，结合多方意见对患者需求以及诊疗方案进行研判。

（7）构建全过程专业督导体系　情感边界困境主要因服务过程中的双重关系导致，由于私人关系的卷入在我国安宁疗护实践中很难避免，因此，安宁疗护人员、社会工作者的督导可在服务开展前以讲座的方式进行，讲座内容主要是与安宁养护、志愿服务相关的专业知识。需要建构服务前、服务中、服务后的全过程专业督导体系，督导团队除安宁疗护人员、社会工作者以外，有必要吸纳有心理学背景的专业人士，必要时可以聘请心理咨询师。服务前增进情感边界的相关培训内容，邀请有经验的社会工作者分享经验，协助社会工作者提前做好应对情感议题的心理准备。有必要建立社工、医学、心理等多学科背景的专业督导团队，结合服务进度定期开展小组督导，对有特殊情绪与心理需求的社会工作者可以灵活开展个体督导。

（8）完善我国安宁疗护伦理理念、法律法规　只有社会广泛认同，国家政策保障，安宁疗护才能得以深深扎根于我国。

（9）提高医务人员的伦理敏感性　医务人员应具有伦理敏感性，能就安宁疗护实践中的伦理问题与患者和家属进行深入的讨论。

三、实施"四全照顾"的困难及应对

安宁疗护的四全照顾包括全人照顾、全家照顾、全程照顾和全队照顾，但在实施过程中，可能会遇到一些困难，如成员意见不一致、预先医疗指示执行困难等。

1. "四全照顾"的含义

（1）全人照顾　全面照顾到患者的身心状况，而非只针对他的病况或某一器官来医疗。

（2）全家照顾　帮助家人及亲友学习照顾技巧，并协助家人一起面对亲属即将离去的悲伤，甚至患者往生后，家属的心灵辅导，也是安宁疗护的工作范围。

（3）全程照顾　除了陪伴患者到生命的最后一刻，乃至患者往生后，辅导家属度过低潮期也是临终关怀的范围。

（4）全队照顾　结合医师、护理师、药师、营养师、物理治疗师、心理咨询师、法师、义工等成员，提供最完整的身心疗护。

2. 实施"四全照顾"遇到的困难

（1）成员意见不一致　在安宁疗护阶段，临终照顾决策议题处理和安宁疗护"全队""全家"的实务过程，会给服务对象及家庭核心成员带来很多心理、社会方面的影响。

（2）预先医疗指示执行困难　这些困境往往与服务对象、家庭成员和医护团队之间的沟通有关。

3. 应对策略

（1）组织召开家庭会议　安宁疗护医护人员在与服务对象和家庭核心成员讨论临终照顾决策时，会遭遇诸如以下伦理困境：成员意见不一致、预先医疗指示执行困难等。在临床实务中，安宁疗护医护人员在基于服务对象自决的原则和现有医疗技术服务可及性的前提下，采取的干预措施包括组织召开家庭会议。

（2）为服务对象及家庭成员提供支持性咨询　安宁疗护医护人员在基于服务对象自决的原则和现有医疗技术服务可及性的前提下，采取的干预措施包括为服务对象及家庭成员提供支持性咨询。通常恶性肿瘤晚期患者的生存时间有限，患者及家庭对安宁疗护的接受程度相对较高；而慢性非恶性疾病的晚期患者及其家属对安宁疗护的需求和接受程度相对偏低。一些慢性非恶性疾病晚期患者的预后不确定，生活质量不高，但也未接受安宁疗护服务。例如，慢性肺病患者因病情复杂、反复发作、预后差、疾病迁延不愈造成生活质量更差，与社会隔阂更大，但接受安宁疗护的情况较少。

（3）与安宁疗护多学科团队合作　安宁疗护医护人员在基于服务对象自决的原则和现有医疗技术服务可及性的前提下，采取的干预措施包括与安宁疗护多学科团队合作。对于确认有安宁疗护需求的慢性疾病患者,医护人员要尽早制订生命终末期的"准备计划",应尽早协助转介。例如,考虑到心力衰竭病程和预期寿命的不确定性,安宁疗护团队要结合心力衰竭晚期患者及家庭的目标和价值观讨论生命终末期治疗方案及护理计划。决策过程中应该权衡干预和治疗的潜在风险和受益。症状评估和治疗可显著改善心力衰竭晚期患者的生活质量;改善慢性肺病晚期患者获得姑息干预的机会。

(4)鼓励服务对象全家参与和探索临终照顾的选择 安宁疗护医护人员在基于服务对象自决的原则和现有医疗技术服务可及性的前提下,采取的干预措施包括鼓励服务对象全家参与和探索临终照顾的选择。在医疗实践中,相当多的医护人员仍然只把服务对象当作"疾病"或"肿瘤"来对待,在治疗上靠药物和手术刀;不过,当患者进入终末期时,药物和手术刀均不再奏效,医疗团队常感到束手无策。其实,由于人同时具有心理特征及社会属性,"全人照顾"的理念应该贯穿于医疗的全过程中,而在终末期患者的照护中,尤其要把患者当作身体、心理、社会、精神的"全人"看待。

(5)安宁疗护团队应始终做到专业、敬业 应坚持把患者放在第一位,评估患者的认知状态,权衡对患者所采取的包括安宁疗护在内的各种医疗护理措施的利弊。护理人员要出于专业职责与价值观,应更多地考虑所做的操作给患者带来获益,熟练掌握症状管理技巧,尽量满足患者的真实需求。医护人员要成为健康倡导者,协助患者及其家属权衡干预和治疗的潜在风险和受益,积极开展生命健康教育,纠正认识偏差。护理人员应通过心理护理和交流,在力所能及的范围内满足患者的需求,鼓励患者的亲友陪伴和情感支持。

四、解决"坏消息"告知难题

消息是新的有意义的事件、现象。"坏"包含了不愉快,令人郁闷、不好等方面的含义。坏消息是指有使人不愉快却有意义的新信息。对终末期患者来说,主要涉及病情方面的实情告知。安宁疗护人员通常会听从家属的意愿,由家属来决定是否告知患者实情,而家属往往会选择向患者隐瞒病情的做法,由此就侵犯了患者知情权。患者因不知病情而对医护人员及治疗护理的信心打折扣,甚至无法配合治疗护理计划,无法与家属充分讨论后事,造成照护上的伦理困境。在"乐生厌死"的传统文化思想影响下,多数人恐惧死亡,刻意回避谈论死亡。患者家属常常会认为,告知患者生命有限的事实会对患者造成巨大的打击,因为家属往往对医疗团队病情告知的具体方式及过程不够了解，以为告知病情就是简单粗暴地告知疾病的诊断名称和存活期有限，存在排斥和恐惧的心理，选择不告知患者坏消息。解决坏消息告知难题的方法主要包括选择合适的环境和对象，采用适当的方式和语言，以及给予患者和家属足够的情感支持和理解。

(1) 选择合适的环境和对象　选择一个安静、舒适的环境进行谈话，考虑患者的家族结构及其亲属的话语权，特殊情况下须考虑告知对象是否合适。

(2) 采用适当的方式和语言　语言要简洁、诚实，但避免过于直接地告诉患者真实诊断。采用循序渐进的方式告知患者，逐渐地把坏消息告知患者，更利于患者接受病情。

(3) 给予患者和家属足够的情感支持和理解　在告知坏消息的过程中，要不断给予停顿，让患者有足够的时间思考、提问。鼓励患者表达真实的感受，不要压抑感情的流露。对患者应有同情心，讲话时应将同情和安慰传递给患者。在 24 小时内应安排第二次谈话，医务人员此次谈话应比首次谈话更诚实，若患者有过激的情感表达，应表示出理解和忍让。

(4) 坏消息告知争议的处理　终末期患者有知情权，应该被告知真实的病情，能与家人、朋友从容地讨论余生要怎样度过才更有质量和意义。不过，终末期患者对病情可能过度悲观或盲目乐观，情绪起伏大，常因病情加重而情绪低落，医护人员要注重告知技巧。安宁疗护团队应出于善意的目的，进行病情告知。在坏消息告知中，医护人员应与家属充分沟通，了解其对病情的认知程度，并对家属开展死亡教育，适时介入即将失去亲人的心理辅导，让家属先接受并支持告知事项，再共同分析、讨论，引导家属成为病情告知的帮手。

第三节　死亡尊严

死亡尊严是一个复杂且具有深度的概念，它涉及对生命的尊重、对死亡的接纳、对尊严的理解等多个层面。死亡尊严既包括死亡时的尊严，也包括死亡之前有尊严地活着，以及选择死亡的权利。有尊严的死，仍是生命质量不可或缺的重要组成部分，是一种自然死亡状态，让死亡过程尽量减少痛苦，能尽量安详地结束生命。同时，死亡尊严也与人的尊严概念紧密相连,涉及人是否有权利选择死亡的方式,以及如何在死亡面前保持尊严等问题。人的尊严具有至上性,包含着不惜一切代价维持生命的要求,所以,维持生命的要求也就高于濒临死亡的人自身的意愿。

一、死亡尊严的伦理

死亡尊严的伦理主要涉及个体对死亡方式的选择,以及社会对个体死亡方式的尊重和认可。这个伦理观念在儒家、现代医学和生命伦理学中都有深入的探讨。

在儒家伦理中,人的尊严并不因生理生命的终结或承受巨大痛苦而丧失。儒家伦理思想为我们理解当前有关死亡的尊严的探讨提供了很多思想上的资源,有助于西方一些理论困难的化解。

二、死亡尊严的实践

死亡尊严指一个人死得有人格尊严。有尊严的死亡包括少数国家及地区的合法安乐死、接受安宁疗护后的死亡以及自然死亡(如无疾而终的死亡)等三种死亡情形。在不可治愈的伤病末期,放弃抢救和不使用生命支持系统,让死亡既不提前,也不拖后,而是自然来临。在这个过程中,医护人员应最大限度地尊重、符合并实现患者本人意愿,尽量让患者有尊严地告别人生。例如,在患者本人提前签署有生前预嘱等前提下,对陷入不可逆转的无意识状态生命末期的植物人患者,撤除其维持生命的积极医疗干预措施,使其自然地、有尊严地死亡。如果患者死得安详、没有痛苦、了无遗憾,就体现了死亡尊严。

影响死亡尊严的因素包括疾病因素、个性和社会文化因素等方面。终末期患者随着疾病的进展,疾病所致身体上疼痛加剧、形象的改变、对他人的依赖加强、社会功能退缩等问题导致尊严感受损。

1996年11月,由美国Hasting Carter中心发起的包括中国在内的十四国宣言提出新的医学目的:预防疾病和损伤,促进与维护健康;解除由疾病引起的疼痛和疾苦;治疗和照料患者,照料那些无法治愈者;避免早死和追求安详死亡。安乐死的伦理问题研究是我们理解人的尊严的重要途径,为我们研究死亡的尊严提供了最重要的思想资源。应当树立正确的生命观,让死亡更有尊严。我们该如何去认识死亡,如何理性看待死亡,如何理解死之于生的价值和意义。尊严心理疗法以尊严的保持作为目标,尊严感是一种主观心理感受,是一个人对自己在某种社会关

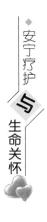

系中的应得人格尊严与自己实得待遇之间差距的感知。过着体面生活的人往往会感到活得有尊严。有尊严的患者也往往是那些感到身心舒适、维系个体自主性、良好的人际关系及个人归属感，感到人生意义。一个人处于疾病的痛苦中容易失去尊严，但若其他人也并未对他表现出轻慢，甚至对他恭敬有加，那么他就并没有因病丧失尊严。生命尊严观体现了现代人对生命的尊重，对人生的生存价值追求，对个体和社会而言都有积极意义。

三、维护死亡尊严的策略

面对生命垂危的患者时，护理人员要尽可能确保患者的舒适，达到良好的照护效果。护理目标就是要缓解患者的疼痛和痛苦。重症监护室里的护士既要配合医生做好工作，又要创造条件维持患者最佳的健康状态。终末期患者常见的问题包括疼痛、呼吸困难、谵妄以及情绪和精神困扰等。终末期患者有五个最常见的护理需求，英文关键词首字母缩写为CARES。

"C"代表对舒适(comfort)的需求，包括疼痛管理和舒适的综合护理措施。

"A"代表气道(airway)管理的措施，包括治疗呼吸困难、减少气道分泌物，并就临终患者常见的呼吸形态变化对家庭成员进行宣教和提出建议。

"R"代表濒死期常见的躁动(restlessness)行为。

"E"代表终末期患者及其家属常见的情感(emotional)问题，通过精神关怀，从整体考虑患者的需求。

"S"代表临终照护的最新关注重点——自我照护(self-care)，即关注死亡对照顾者产生的影响。

CARES工具旨在解决护士的终末期护理知识不足的问题，帮助他们更充分地了解死亡过程中患者及其家属所需要的个性化护理。

《国际护理学会护士伦理法典》中提出："护士在提供照护时，要促成一种尊重个人价值观、风俗习惯和精神信仰的环境"；《注册护士伦理法典》中提出："当患者的生命不能再维持时，护士应通过减轻痛苦、维护尊严和宁静的死亡方式帮助达到完好状态"，所以护士应特别注意要尊重临终患者的生命尊严，允许他们保留自己的生活方式和信仰，参与治疗、护理方案的决定及死亡方式、临终场所的选择，严格保守他们的隐私等。

四、死亡教育

死亡教育是一门多学科互相整合的领域,涉及内容广泛,包括哲学、伦理学、心理学、社会学、教育学、人类医学、护理学、生物学、经济学、法律、文学艺术等。在安宁疗护中,死亡教育与哀伤辅导通常是交织在一起的。

(1)死亡教育的定义　死亡教育是关于生与死的认知教育,旨在引导人们树立科学、合理的生死观,进而科学地认识死亡、对待死亡,并将关于生与死的智慧应用于生活以解决有关生与死的种种问题,甚至利用生死学知识服务于医疗实践和社会的教育。死亡教育是安宁疗护较为重要的内容。死亡教育是指引导人们科学、人道地认识死亡、对待死亡,以及利用医学死亡知识服务于医疗实践和社会的教育。

(2)开展死亡教育的意义　①死亡教育可以提高患者和家属面对死亡的心理应激能力。科学的死亡观,是为死亡寻求心理适应,良好的心理适应不仅对临终患者是必要的,对于临终患者的家属也同样必要。死亡对于临终患者而言,其真正到来之际也就是痛苦解脱之时,但是对于家属来说正是更大痛苦的开始。许多人会因为亲人的逝世而遭受沉重的心理打击,严重影响工作和生活。有的人甚至会大病一场,精神长期得不到恢复。这些人需要给予死亡教育。②死亡教育可以优化医疗卫生和社会资源。医疗资源是一个社会问题,发展卫生事业和医院服务需要合理优化物质和社会资源,这就涉及对有限的资源如何进行合理的分配问题,如何发挥有限资源的效用价值问题。医院开展临终关怀服务和死亡教育,让人们正确面对死亡,可以将医疗资源和社会资源更优化整合、合理分布,使医院乃至整个医疗保健及社会健康稳步发展。

(3)死亡教育的要点　死亡教育会缓解人们对死亡的恐惧、不安,帮助人们学会坦然地面对死亡,为应对自我之死及他人之死,做好心理准备。医护人员在开展死亡教育之前要评估受教育者对死亡的态度,以及性别、年龄、受教育程度、疾病状况、应对能力、家庭关系等影响死亡态度的因素。在安宁疗护服务中,护理人员要善于引导患者面对和接受疾病状况;帮助患者获得有关死亡相关知识,引导患者正确认识和应对死亡;了解患者对死亡的顾虑和担忧,给予针对性的解答和辅导,引导患者回顾人生,肯定自身生命意义,鼓励患者确立现实可及的目标,并协助其完成心愿。护理人员要鼓励家属陪伴患者并与其进行坦诚沟通,适时表达关怀和爱,与亲人告别。医护患之间建立相互信任的治疗性关系是进行死亡教育的前提。受到多种因素影响，患者及其家属对死亡的态度差异较大，护理人员应尊重患者的意愿和选择，坦诚沟通，不敷衍，不回避。

（4）死亡教育的作用　死亡教育可以帮助人们树立科学的生死观，使每个人从思想观念上能够接受死亡，认识到死亡作为个体存在的终止、作为一种真实，是每个人都必须完成的一生仅有一次的真实，要以科学的态度正视它。在全社会普及死亡教育，可以打破死亡话题的社会禁忌和神秘性，减轻和消除死亡恐惧。通过死亡教育，帮助临终患者消除对死亡的恐惧，学习"准备死亡、面对死亡、接受死亡"；帮助临终患者家属适应患者病情变化和死亡，帮助他们缩短哀伤过程，认识自身继续生存的社会意义和价值。

（5）死亡教育的内容　①死亡基本知识教育。死亡基本知识主要是指死亡的概念、定义和死亡判断标准，死亡的原因与过程，死亡的不同方式及死亡方式的选择，死亡的机制，死亡的社会价值与意义，思想家对死亡问题的基本探讨，与死亡现象有关的人类活动等。死亡基本知识的教育是死亡教育的基础，也是最重要的内容。②死亡与生命辩证关系教育。人们习惯于把死亡看成外在的、陌生的和对抗生命的东西，但这样的认识割裂了死亡与生命的辩证关系，不能使我们真正认识死亡现象及其本质。正如德国现代神学家云格尔所说："就人的生存而言，死不仅是全然陌生的，它同时是我们最切身的。在我们的生命中，也许很多东西甚至一切都不确定，但我们的死亡对于我们是确定的。"生命与死亡是辩证统一的，有多少生命现象，就有多少死亡现象。③死亡心理教育。一是死亡态度的教育，使患者及其家属了解不同群体的死亡态度，树立正确的死亡态度。二是临终死亡心理的分析与教育，帮助患者及其家属了解人类个体在临近死亡时心理的变化过程，帮助人们顺利走完人生的最后旅程。三是家属居丧期的悲伤辅导，帮助死者家属尽快从失去亲人的悲伤中走出来，恢复正常的社会生活。四是对"死后世界"的教育，使人们明白死后世界在物质转换上和在精神上存在的意义，消除人们因为死亡产生人生无意义的心理。④死亡权利教育。生命属于个人，也属于家庭和社会，因此人对生命的处置权是相对的，也就是说人的死亡权利是相对的。死亡权利的教育可以使人们了解到，无论是自己或他人的生命都应该受到尊重和保护，人们不能随意行使死亡权利来处置自己和他人的生命。在特殊的情况下，人们死亡权利的行使恰恰是对自己和他人生命的尊重。现代社会人道主义语境下对死亡权利的关注，反映了现代人对提高生命质量和维护生命及死亡尊严的渴求。

(6)死亡教育的形式　①文字材料。②集体讲解。③个人指导。④电化教育等。

(7)死亡教育的方法　①随机教育法。②欣赏与讨论法。③模拟想象法。④阅读指导法。⑤情境教育法等。

五、哀伤辅导

哀伤辅导是一种心理治疗方法，主要针对遭遇丧失亲人的人进行，帮助他们处理已表达的或潜在的情绪情感，克服失去亲人的痛苦，并再度适应正常生活。

(1)哀伤反应　哀伤是指一个人在失去所爱或所依恋的亲人时所面临的状态或过程。面临至亲的死亡，家人一般会悲痛万分，产生生理、心理、行为等方面的哀伤反应。哀伤反应的性质和强烈程度取决于个体自身的感受和独特经历。哀伤一般会持续很长一段时间，但会随着时光流逝而逐渐淡化。然而，有些人会出现持久、强烈、无法平复的哀伤反应，对死亡表现出愤怒、回避、害怕等负性反应，难以融入社会生活之中。许多与生离死别无关的事件也会导致丧亲者哀伤情绪，如离婚、深爱的人罹患老年痴呆，失去健康、信任感、安全感、对躯体的控制感等。丧亲者的生理反应包括睡眠障碍(如失眠或嗜睡)、心悸、头痛、食欲减退、消化不良、体重减轻、精力不足、免疫功能下降和内分泌系统功能失衡等。丧亲者表现为内心极度痛苦，出现精神恍惚，注意力不集中。有的丧亲者产生被遗弃感、失望、易怒、沮丧、哀伤、焦虑、抑郁、自责、内疚等情绪反应，有的人出现幻觉，感觉逝者仍然存在；过度哀伤的人可能会对家庭成员或医疗保健提供者或机构产生愤怒和不满，迫切地向他人表达自己的失落感，可能出现社会行为退缩。

(2)哀伤辅导的目的　患者去世后，安宁疗护服务团队还需对家属进行哀伤辅导，通过一些有效措施，帮助逝者家属充分表达其哀伤之情，使其能接受患者去世的事实，顺利度过哀伤期，尽快回归正常生活，有效避免在以后的生活中反复出现由丧亲引发的哀伤。

(3)哀伤辅导的对象和时机　哀伤辅导的对象主要是遭遇丧失至亲的个人，包括失去亲人或失去生活中对他们有意义的人和事的人。哀伤辅导通常在重要亲人丧失后，葬礼后2~7天开始。

(4)哀伤辅导的目标　协助当事人面对失去亲人或失去生活中对他们有意义的人和事。帮助他们处理已表达的或潜在的情绪情感。协助当

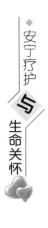

事人克服失去亲人的痛苦,并再度适应正常生活。鼓励当事人以正向积极的方式向逝者告别,并坦然地重新将情感投入新的关系里。

(5) 哀伤辅导的内容和形式　患者逝去后,家属会产生应激性反应,护理人员要注意观察家属悲伤情绪的反应及表现,评估患者家属心理状态、意识情况、理解能力、表达能力和支持系统,进行有针对性的哀伤辅导,具体做法有:①提供安静、隐私的环境。②在遗体料理过程中,尊重逝者和家属的习俗,允许家属参与,满足家属的需求。③陪伴、倾听,鼓励家属充分表达悲伤情绪。④采用适合的悼念仪式让家属接受现实,与逝者真正告别。⑤鼓励家属参与社会活动,顺利度过悲伤期,开始新的生活。⑥采用电话、信件、网络等形式提供居丧期随访支持,表达对居丧者的慰问和关怀。⑦充分发挥志愿者或社会支持系统在居丧期随访和支持中的作用。⑧悲伤具有个体化的特征,其表现因人而异,医护人员应能够识别正常的悲伤反应。⑨重视对特殊人群如丧亲父母和儿童居丧者的支持。在居丧者特殊的日子里护士应提供主动问候,表达关心和支持。在葬礼和其他一些悼念仪式上居丧者应获得社会支持,尝试着逐渐融入新生活中。

哀伤辅导模式主要有心理动力模式、认知行为模式、家庭系统模式等,具体形式主要包括个体辅导、在线支持、家庭哀悼等。哀伤辅导的对象不一定是丧亲者,也可能是经历过灾难的人,或长期承受高强度的工作压力并且缺少应对资源的人。不同人的哀伤反应强度主要受三个因素的影响:第一,当事人与哀伤对象的亲密关系程度与引发悲伤程度有直接关系。第二,哀伤对象的死亡形式,如果死亡突然发生而超出当事人的预期使其没有任何心理准备,那么悲伤的强度和悲伤的持续时间明显增加,如汶川大地震、新型冠状病毒肺炎全球大流行等。第三,个体因素,其中包括自己之前的悲伤经验、人格因素、社会因素等。

(6) 哀伤辅导的过程　①接受丧亲:让对方意识到丧亲已经发生,接受丧亲的意义,接受丧亲不可逆转。②经历哀痛:对于经历丧亲的人而言哀痛是必须的,哀痛是正常的,要接触、感受哀痛。③重新适应:适应生活中的缺失,新的正面自我形象/意识、生活观、信念调适。④投入新关系:保留对逝者的爱,重新进入社会系统,明确并完成自己的生涯任务,把希望寄托在明天。

哀伤辅导过程中,护理人员首先要确认事件的真实性,控制悲伤情绪,应对由于丧亲所带来的各种身体、心理、社会改变,设法转移丧亲者和去世的亲人之间的心理联系,最后再实现自我修复并回归社会,这些是哀伤辅导需要完成的心理疏导任务。允许生者一段时间去悲伤，将情感从逝者身上转移，建立新的社会关系，坚强地活下去，回归社会；已出现身心健康疾病的丧亲者需及时就诊。

哀伤辅导可以通过开放性提问，引导丧亲者抒发不良情绪，并可以了解逝者与家属的亲密程度、家属既往的哀伤经历，以及现在所面临的最困扰的问题、希望得到的帮助等，医护人员要制订有针对性的哀伤辅导方案，可以采取的哀伤辅导技巧有体验、角色扮演、空椅子技术和保险箱技术等。哀伤辅导可以帮助丧亲者重新适应环境和树立新的正面自我形象、意识和生活观念。及时调整好负面情绪，以免把悲伤情绪转化为愤怒情绪，作出伤害其他人并扰乱正常社会秩序的行为。

（7）哀伤辅导的实施者　哀伤辅导的实施者需要具有一定的专业资质，有丰富的个体咨询和团体辅导经验。哀伤辅导实施者需要具有较为稳定的情绪，需要整合好自己以往的哀伤经历。护理人员应当及时评估家属的需求和哀伤的程度，应从逝者、丧亲者、人际关系、疾病与死亡四个方面评估家属发生居丧不良结局的风险，帮助哀伤者大胆地表述自己的感受。设法调动居丧者自我疗愈的能力，与逝者进行真正的告别。医护人员应鼓励丧亲者找到合适的情绪宣泄方式，指导其学习和使用放松的方法，如深呼吸、冥想等，也可以鼓励家属通过消耗体力的方式来发泄愤怒和哀伤，恰当应用非语言共情技巧，陪伴、倾听和鼓励居丧者表达哀伤情绪。医护人员作为临终患者的陪伴者和支持者，应当对共同建立的护理目标进行明确沟通，提前准备必要的药物、设备及调整治疗方案，提供全方位支持，让患者平静离世。护士要富有同情心、同理心，主动倾听，为临终患者及其家属提供治疗性陪伴。

第四节　临终患者权益

权益是指个人在特定团体内享有的权利与利益，临终患者权益是公民人权的特殊社会表现形式。尊重和维护临终患者的权益，体现了人道主义精神，展示了人类文明的进步。

一、临终患者的权益

（1）自主权　临终患者有权选择自己的生活方式，包括是否接受治疗、如何接受治疗等。临终患者享有适宜的医疗自主权利：①临终患者

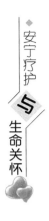

有获得缓和治疗与安宁护理服务的权利。②有获得尊重人意愿的权利。③有获得有尊严的临终关怀服务的权利。④有权自主选择医疗服务方式。⑤有权出院(不管临终患者的身体状况如何,如自己需要出院可要求患者本人或直系亲属签订一份出院书,说明患者出院是主动的、自愿的)。⑥有权转移到其他医疗机构治疗。⑦有权拒绝任何指定药物、检查、处理或治疗,有权知道相应的后果。

(2)知情同意权　临终患者有权知道自己的病情和预后,并参与治疗计划的制订。

(3)隐私保密权　临终患者有权保护自己的隐私,包括病情、治疗计划等。

(4)受尊重权　临终患者有权得到尊重,无论他们的病情如何。

(5)对自己医疗措施的监督权　临终患者有权监督自己的医疗措施,包括是否实施,如何实施等。

(6)免除部分社会责任和义务的权利　临终患者有权免除部分社会责任和义务,如工作、学习等。

(7)选择死亡的权利　临终患者有权选择自己的死亡方式,如是否接受抢救,何时接受抢救等。

二、临终患者家属的权利与义务

(1)具备书面的临终患者家属的权利与义务的说明。

(2)家属有权知道所接受的服务内容与收费标准。

(3)家属对所接受的安宁护理计划,有参与制订或修改的权利。

(4)在临终患者意识清醒,有决定能力状况下,以尊重患者为原则,维护患者自主权,但不以伤害患者自己及他人为原则。家属有权维护患者自主权。

(5)家属间对安宁护理持有不同意见,可经家属会议派监护人作为决策者,并签署同意书。

(6)家属所提供的资料或主诉均应受到保密。

(7)家属都应受到安宁护理机构及工作人员的尊重。

(8)监护人在受到尊重之下,也应尊重其他家属的权益。

(9)家属有知情权。

(10)家属有参与对患者基本生活护理照顾及尸体料理权。

三、尊重和维护临终患者和家属权益的重要性

尊重和维护临终患者和家属权益的重要性主要体现在以下几个方面：提高临终患者的生命质量，维护患者的尊严，满足家属的心理需求，以及推动医学伦理的发展。尊重患者的生命、尊严和权利，提高患者的生命质量，以及帮助患者在临终时能够无痛苦、安宁、舒适地走完人生的旅程。

（1）尊重患者的生命和尊严　临终患者尽管处于生命的最后阶段，但他们的生命和尊严仍然需要得到尊重和维护。如现代临终关怀创始者桑德斯博士所说："你是重要的，因为你是你，直到你活到最后一刻，仍是那样重要。"临终患者的个人尊严不应该因为生命的即将结束或已经结束而被剥夺，无论患者是否还有意识，都要像对待其他患者一样维护其尊严。

（2）提高临终患者的生命质量　临终关怀的目的既不是促使临终患者提前死亡，也不是积极治疗本无希望治愈的疾病，更不是盲目延长临终患者的身心遭受痛苦折磨的生命，而是试图通过多种形式对临终患者及其家属给予症状的缓解、精神的慰藉、心灵的呵护、情感的满足和作为人的尊严的维护。通过控制患者疼痛，缓解患者心理压力，消除患者及其家属对死亡的焦虑和恐惧，以提高患者的临终生活质量。

（3）帮助患者安详地走完人生的旅程　临终关怀的宗旨是减少临终患者的痛苦，增加患者的舒适度，提高患者的生命质量，维护临终患者的尊严，使生命得到尊重，家属身心得到维护和增强，使患者在临终时能够无痛苦、安宁、舒适地走完人生的旅程。

（4）满足家属的心理需求　临终关怀不仅关注临终患者，也关注家属的心理需求，如允许患者保留自己的生活方式、尊重他们参与治疗与护理方案的决定、保守他们的隐私等，并尽量满足合理的要求。通过帮助家属度过哀伤期，维护家属的身心健康。

（5）推动医学伦理的发展　临终关怀的伦理问题，如尊重患者权利，维护患者利益，如允许患者保留自己的生活方式、尊重他们参与治疗与护理方案的决定、保守他们的隐私等，推动了医学伦理的发展。临终关怀的护理工作是集真、善、美于一体的创造性劳动，护理人员向临终患者提供无微不至的照料与护理，体现了护理人员的职业道德美与人性美，这必将会赢得临终患者与家属的信任与尊重。

四、保障临终患者权益的措施

（1）尊重患者的权益和生命价值　临终患者仍享有正常人的待遇和权利，包括知情同意权、获取医疗信息权、享有保密权、享有隐私权和享有受到尊重的权利等。尊重患者的宗教信仰、种族、文化、家庭背景，对能承受者可以选择在恰当的时候告知病情，但要注意谈话技巧，用语委婉；对于无法承受者，协同患者家属做好保护性措施。

（2）提供全方位的护理　对临终患者的关怀应全方位、多角度地进行，除了使用必要的药物来解除或缓解其痛苦外，还要认真地做好各种生活护理，满足患者的生理、心理及社会需要。提供适宜的个性化护理照料，根据每个患者的不同情况制订、实施不同的照护方案。

（3）完善相关法律法规　完善保障其实施需要的法律与政策环境，进一步完善临终医疗相关法律条例、卫生法规，设立准入、监管和服务标准。出台与安宁疗护及临终患者权益相关的法规，保障患者对死亡和临终抉择的相关权益，也减少安宁疗护从业者在患者临终抉择中的职业困境和风险。

五、临终患者与医护人员的法律关系

（1）行使和履行权利与义务　临终患者的医疗法律关系，行使权利和履行义务应有严格的法律程序，应上升为临终患者的新型法律关系。

（2）临终患者权利与维护　①受尊重权：医师在执业活动中，要关心、爱护、尊重患者，保护患者的隐私。临终患者在临终关怀过程中，不能因年龄、病种、社会地位、经济状况等因素受到歧视或不公正待遇，每个临终患者都享有受到尊重的权利。②与亲属联系权：中华人民共和国公民有通信自由，通信秘密受到法律的保护，因此，临终患者有与亲属取得并保持联系的权利，如书信、电话、接受访视等。

（3）临终患者法律授权　首先必须以患者本人的意志为依据，医生必须忠实地执行患者本人的意志。在患者无法表达意志的情况下，可以代表患者表达意志的次序是患者的配偶、患者的子女、患者生前信任的亲朋好友、患者的律师。

自主原则是医学伦理学中的重要原则，在医疗实践中，医护人员为患者提供医疗活动以前，应先向患者说明医疗活动的目的、好处以及可能的结果，然后征求患者的意见，由患者自己作出决定（包括拒绝治疗的选择），这就是患者的自主，又称自我决定权。

六、临终患者的权利性死亡和负担性死亡

临终患者的死亡可以分为权利性死亡和负担性死亡。

权利性死亡是指临终患者有权选择自己的生活方式,包括是否接受治疗、何时何地死亡等。临终患者有权要求不承受痛苦,有权利参与诊疗过程,并有权利对任何医疗和护理措施知情同意,有权利拒绝治疗。临终患者有权要求保护个人隐私。

负担性死亡是指临终患者在生命临终阶段,由于身体机能衰竭,无法自主决定自己的生活方式,只能被动地接受治疗和死亡。由于医院不再全力恢复患者身体的完好状态,并可能造成生理功能发生障碍与健康质量的下降,患者的健康权也大大折损了。

对所有临终患者都要给予公平对待,患者的个人尊严不应该因生命活力的降低而递减,个人的权利也不可因身体衰竭而被剥夺。临终关怀反映出现代社会人们新的生命观,反映了新时期患者的权利诉求,是对传统医学伦理视野下的患者权利学说的发展与超越。

第四章　安宁疗护中的有效沟通

安宁疗护中的有效沟通主要包括与患者及其家属的沟通，以及与团队成员间的沟通。安宁疗护对象生理上十分虚弱，心理上也很脆弱，因此，与他们交谈时，需要保持适当的距离，集中精力倾听，以患者的感情和感觉为主，弄清患者的感觉并予以理解。由于安宁疗护是由多学科的人员共同提供，因此团队成员之间的沟通也是非常重要的。

第一节　沟通的基础

一、沟通的定义

沟通是一个复杂而多元的概念，不同的学者和理论家有不同的定义。《大英百科全书》将沟通定义为"用任何方法彼此交换信息"。沟通有两个重要的要素：一是沟通有明确的目标；二是沟通的内容不仅是信息，还包括思想和情感。沟通是为了一个设定的目标，把信息、思想和情感在个人或群体间传递，并且达成共同协议的过程。在安宁疗护的过程中，沟通是为终末期患者及其家属提供高质量护理必需的技能之一，没有沟通就没有情感链接，也无法向患者表达同情和关心。护士通过与终末期患者及其照护者的接触，包括眼神对视、语言交流、坐行走等行动，体现对患者的真诚关怀，有效沟通才能顺利进行。

二、有效沟通的基本条件

（1）学习治疗性人际关系技术。
（2）树立对生与死的哲理及价值观。
（3）具备关于安宁疗护的知识和技术。
（4）需要对别人及对自己的理解。
（5）掌握家访临终患者及其家属时必要的沟通技巧。

(6)掌握解除压力、调节自己情绪的方法。

三、沟通的过程

(1)信息策划　信息是沟通的基础,在头脑中形成清晰、完整、有条理的信息是良好沟通的开始。信息策划就是对信息进行搜集、整理、分析的过程。信息策划过程可以反映信息量的多少以及信息发出者逻辑思维能力的高低。

(2)信息编码　编码指将信息与意义符号化,编成一定的文字等语言形式或者其他形式的符号以某种形式表达出来。编码最常见的是口头语言和书面语言,除此之外,还要借助于面部表情、声调、手势、身体姿势等身体语言和动作语言等。

(3)信息传输　传输即通过一定的传输媒介将信息从一个主体传递到另一个主体。传送信息可以通过一席谈话、一次演讲、一封信函、一份报纸、一个电视节目等来实现。沟通过程有时需要使用两条甚至更多的沟通渠道。例如,对晚期患者的疾病知识宣教,医护人员在做了口头宣教之后,可以再提供一份纸质健康教育资料。

(4)信息解码　解码即将收到的信息恢复为具体的思想、意义,以便适于理解和接收。信息解码包含两个层面:一是还原信息发出者的信息表达方式;二是正确理解信息的含义。接收者在解码过程中,也必须考虑传送者的经验背景,这样才能更准确地把握传送者表达的真正意图,正确、全面地理解收到信息的本来意义。

(5)信息反馈　信息传递并不是沟通最重要的目的,沟通的核心在于理解、说服和采取行动。信息接收者在获得信息或根据信息采取行动后,会根据自己的理解、感受和经验提出自己的看法和建议,这就是信息反馈。信息反馈既是对上一次沟通结果进行评价的重要依据,也是对进一步改进沟通效果的重要参考资料。

(6)沟通干扰　人们在沟通过程中都可能面临一些干扰因素。这些干扰因素可能来自沟通者本身,也可能来自外部环境。沟通者之间的干扰有些是故意的,有些则是非故意的。外部环境的干扰则比较常见,例如沟通场所的噪声等。

四、语言沟通与非语言沟通

安宁疗护中的有效沟通方法主要包括语言性沟通和非语言性沟通。沟通的目的在于理解安宁疗护的每一个对象及其家属,明确临终患者及

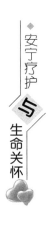

其家属的需求，在控制生理症状的同时，解决心理问题，促成临终患者与家属、邻居以及曾和自己敌对的人的和解，丰富安宁疗护护士自身的生活。

(一)语言沟通

语言沟通是指在人际沟通过程中使用语言、文字或符号进行的沟通。它是以语言为传递信息的工具，包括交谈、讨论等形式。护士需要主动倾听，专心倾听，倾听过程也是评估的过程。语言沟通又分为口头沟通和书面沟通。

(1)口头沟通　口头沟通是日常生活中最常见的沟通形式，交谈、讨论、开会、讲课等均属于口头沟通。口头沟通可以直接、迅速地交流完整的信息，且可以及时获得对方的反馈，并根据反馈调整沟通过程。在所有沟通形式中，口头沟通是最有效、最富有影响力的沟通形式。口头沟通也存在缺陷，与其他沟通方法相比，存在信息失真的可能性。在信息传递构成中涉及的人和渠道越多，信息失真的潜在可能性就越大。

(2)书面沟通　书面沟通是指借助文字及符号为传递信息工具的交流方式，如通知、广告、文件、书籍、杂志等，都属于书面沟通。书面沟通可以传递复杂完整的信息，不受时空限制。书面沟通也有其不足，相较于口头沟通，书面沟通耗时较长，所传达的信息比口头沟通少，不能及时提供信息反馈。

(二)非语言沟通

非语言沟通是指借助非语言符号，如表情、姿势、动作、空间距离等实现信息的传递。非语言沟通分为动态语言、静态语言、类语言、辅助语言等。

1. 动态语言

(1)头语　头语有点头、摇头、仰头、低头。例如在与患者的交谈过程中，不时地点点头表示赞同患者的观点，摇头表示护士对患者的观点有不同的看法。通过头语，患者能感觉我们是认真地在听他说话，增进彼此的信任。

(2)手势语　手势语有指示手势、情意手势、象形手势、象征手势。新入院的患者需要进行各项身体检查，患者来到陌生的医院，对医院不是很了解，当他们询问护士各种检查的具体位置时护士可以运用指示手势如东面、西面、南面、北面、前、后、左、右等指示手势告诉患者具体的方位。

(3)身体语言　身体语言是指挥手、耸肩、抚摸、拥抱等外表姿态进行沟通的方式。例如,诚恳友善地向患者招手或挥手,温暖和亲切感就会油然而生。

(4)面部表情　微笑、悲伤、皱眉、难过等面部表情可以在某种程度上反映人们的内心,交谈时会使用扬眉毛、微笑、噘嘴等外表姿态进行沟通的方式,这些方式相当于无声的语言,也是很重要的方面。

(5)人体触摸　人体触摸包括职业性触摸、礼貌性触摸、友爱性触摸、情爱性触摸。据国外心理学家研究,接触的动作有时会产生良好的效果。例如,对于新入院的患者,护士能主动迎上前给予一个简单的握手,能让患者感受到护士的热情。同样,为咳嗽的患者轻轻拍背并递上一张纸巾、为手术的卧床患者按摩四肢、为腹胀的患者按摩腹部,以及在患者难过时给予一个拥抱,都能让患者感受到护士的关心与支持。

2. 静态语言

(1)空间效应　空间效应包括个人空间和人际距离。当患者难过悲伤时,为其提供一个安静、独立的空间,让患者可以一个人在这个安静的空间里尽情地发泄。交往距离分为四种:①亲密区,约0.5m以内,可感到对方的气味、呼吸,甚至体温。②个人区,为0.5~1.2m。③社交区,即相互认识的人之间,为1.2~3.5m。④公共区,即群众集会场合,为3.5~7.0m。护士要有意识地控制和患者的距离,特别是对晚期肿瘤患者和老年患者,表示关怀和同情,主动缩短交往距离,使患者产生温暖亲切感,更有利于情感沟通。但也有些患者希望与护士保持一定的距离,如果此时与患者的交往距离过近,容易引起他们的反感和讨厌。

(2)时间控制　掌握时间能传递相关的信息和态度,掌握时间还包括这行为是否礼貌的信息,所以沟通的时间一定要把握。不能过长,时间过长会造成沟通疲劳;时间过短的话,许多重要信息会接收不到。

(3)环境布置　在优美、舒适的环境中沟通,不仅让人感到舒适、愉快,还会让人精神放松,有益身心健康。

(4)衣着仪表　衣着与时协调、与景协调、与己协调;仪表自然,适当修饰。

3. 类语言

类语言交际是指有声而无固定的语言外符号系统,它是功能性发音,不分音节而发出的声音,例如笑声、哼声、叹息、咳嗽的声音。

4. 辅助语言

辅助语言是指语言的非语言部分,包括说话时的语调、声音的强

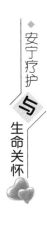

度、说话的语速、流畅度及抑扬顿挫等要素,它会起到帮助表达语意的效果。例如:"我给你提点意见"这句话,如果说话声音低一些,语气很亲切,就被人理解为恳切的帮助;如果声响很高,语气又急又粗,就会被人理解为情绪发泄;如果加重"你"这个词,就突出对你一个人的不满意等。

五、沟通的要素

沟通过程由信息背景、发送-接收者、信息、反馈、渠道、干扰和环境七种要素组成。

(1)信息背景 信息背景是指引发沟通的理由。一个信息的产生常常受发出信息者过去的经验,对目前环境的感受以及对未来的预期等影响,这些就称为信息的背景因素。因此,要了解一个信息所代表的意思,必须考虑到背景因素,不能只收信息表面的含义,还须深入理解信息背景的含义。

(2)发送-接收者 一个人发出信息、表达思想时为发送者,获得其信息的人为接收者。然后这种过程逆向进行,即接收者同时又将其获得的信息回馈(又为发出者)给对方(又为接收者)。在大多数沟通情景中,人们是发送-接收者,即在同一时间既发送又接收。

(3)信息 信息是指沟通者所要传递给别人的观念、思想和情感的具体内容。思想和情感只有在表现为符号时才能得以沟通。符号是表示其他事物的某种事物。所有的沟通信息都是由语言符号和非语言符号两种符号组成的。语言符号是语言中的每一个词所表示的某个特定的事物或思想。非语言符号是不用词语而进行的沟通方式,即我们前面所提到的非语言沟通,如面部表情、手势、姿势、语调和外表等。

(4)反馈 反馈是发送-接收者相互间的反应过程和结果。例如,你发表了一个观点,我则点头表示赞同,这是反馈。在医院,医生向患者进行某种健康教育后,要求患者复述或模仿一遍,以更好地判断沟通的效果,这也是反馈。

(5)渠道 渠道也称途径、信息媒介或信道,是指信息由一个人传递到另一个人所经过的路线,是信息传递的手段。不同的信息内容要求采取不同的渠道进行传递。在面对面的沟通中,信息传递的渠道主要是五官感觉和声音,在大众传媒中常利用网络、电台、电视、报纸和杂志等渠道。一些非语言信息还可以通过着装、接触、表情等渠道进行传递。

（6）干扰 干扰也称为噪声，指来自参与者自身或外部的所有妨碍理解和准确解释信息传递的障碍。外部干扰来自周围环境，会影响信息的接收或者理解。过于嘈杂的声音，或过冷、过热等不适的环境都有可能干扰沟通的进行。内部干扰指发送-接收者的思想和情感集中在沟通以外的事情上。例如：一个上课的学生因想着课间刚结束的游戏而没有听课；妈妈因考虑工作问题而没有听到孩子在说什么。

（7）环境 环境指沟通发生的地方和周围条件，包括物理的场所、环境，如办公室、病房、礼堂、餐厅等，能对沟通产生重大的影响。正式的环境适合于正式的沟通。例如，医生若在多人的病房中问及患者的隐私问题，显然很难得到良好的反馈。

六、沟通的原则

终末期患者作为一类特殊的患者，都承受着巨大的心理压力，要与其进行有效沟通，就必须遵循一定的原则。一般来说，一个完美、有效的沟通过程，必须遵循以下的基本沟通原则。

（1）尊重 尊重是人心理的第一需要，每个人都需要尊重。尊重又分为自尊和他尊，在尊重自己的同时，更重要的是尊重他人。在尊重他人的过程中，自己也同样会享受到他人的尊重。无论在什么场合，与什么人沟通，如果能把尊重放在第一位，沟通即成功了一半。

（2）真诚 真诚是沟通的基础和前提。沟通最基本的心理保证是安全感，没有安全感的沟通是难以发展的。只有抱着真诚的态度与人沟通，才能使对方有安全感，从而引起情感上共鸣。

（3）明确 当信息沟通所用的语言和传递方式能够被接收者所理解时，就可以认为它是明确的信息。明确的信息才能够达到沟通的效果，所以沟通过程中要使用通俗易懂的语言。发布信息时，用别人能够理解的文字、语言、语气来表达，是信息发布者的责任。它要求发布者有较强的语言和文字表达能力，并熟悉信息接收者所用的语言。

（4）理性 确保沟通在理性的基础上进行，要避免情绪化。当处于愤怒、抑郁、恐惧的状态下，或者当大脑塞满各种思想的时候，大脑很难正常思考。非正常思维状态下的沟通对象，会使沟通变得既"理不清"也"讲不明"，如吵得不可开交的夫妻、对峙已久的上司和下属等。学会控制自己的情绪，冷静下来厘清这些造成情绪困扰继而影响思考的事实可以帮助人们更清楚地思考、更有效地沟通、更正确地处理问题。

（5）连续性 有效沟通还必须具有时间、沟通内容与方式上的连续

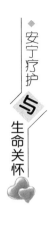

性。也就是说，沟通主体之间要达成有效的沟通，必须考虑到相互之间沟通的历史情形。这是因为，人们是依据自己的经验情绪和期望对各种情形作出反应的。如果不了解沟通对象的过去，会影响预测他现在或将来的行为，而这种预测会明显影响与沟通对象在当下的沟通行为。

第二节　安宁疗护中的护患关系

安宁疗护中的护患关系是一种基于尊重、理解和信任的关系，它强调的是全程诊疗过程中对患者和家属的照顾、关怀、协作、陪伴、维持希望、倡导和支持等方面。建立维护良好的护患关系，可使患者减少被疏远和陷入困境的孤独感。有助于患者正确认识自己的健康状况，在困境中做自我调整，提高自我控制的能力，减少对他人的依赖感。

一、影响有效护患沟通的因素

护患沟通是护士与患者及其亲属之间的沟通，是建立良好的护患关系的重要环节，也是满足患者被尊重、被关爱的心理需要的基本形式。护患沟通作为建立良好护患关系的桥可以拉近双方的距离，加深护患双方的了解，增进理解和友谊，改善护患关系，可以提升患者和家属满意度，减轻患者和家属的心理压力，提高他们的生活质量。

1. 环境因素

（1）物理环境　当医护人员与患者进行沟通时，周围如果传来噪声或者两人处于一个人多的环境，会在很大程度上影响沟通。

（2）语言环境　当医护人员与患者进行沟通时，医护人员采用过多的专业术语，会给患者在理解上造成很大的障碍。交谈前没有对患者情况做必要的了解，没有对交流作出计划，对会谈中可能出现的问题认识不足，往往导致交谈零散，没有重点。

（3）心理环境　沟通交流的双方如存在悲伤、焦虑、易怒、多疑等消极情绪，本身就会不利于交流。护理人员表情过于严肃会给患者带来心理压力，使患者感到紧张害怕。

2. 患者与家属因素

（1）患者病情的影响　有些疾病，精心护理不一定会给患者带来满意的疗效，有些患者和家属会把因病情和疗效带来的不满发泄到护理人员身上，导致护患沟通无法进行。

(2)对护理工作的偏见　有的患者和家属受世俗偏见的影响,看重医疗而轻视护理,认为自己的病是医生治好的,与护理无关。

(3)患者的自身因素　患者的个人经历、文化程度、心理状态、生活习惯等也会影响护患沟通的效果。

(4)晚期患者的家庭文化背景　来自不同的地区、不同的宗教信仰、不同的文化层次、不同的民族、不同的语言及价值观的患者对死亡的认识不同。由于对生命的留念和对死亡的恐惧,患者因此容易产生愤怒、抑郁、绝望、悲伤等心理。

3. 护士因素

安宁疗护护士缺乏有效沟通交流的方法和技巧,容易导致沟通很难深入。影响有效护患沟通的护士因素主要包括理念冲突、工作压力、知识技能、情感劳动、职业倦怠等。

(1)理念冲突　安宁疗护的理念与主流医疗理念有很大差异,如患者参与对自己的照护,掌控他们自己死亡的过程和性质,这与主流医疗体系里医务人员占主导和做抉择不同。安宁疗护护士需要面对理念模糊与冲突的压力。

(2)工作压力　安宁疗护护士的工作压力源广泛,年龄、月收入水平、安宁疗护工作年限是其工作压力的影响因素。工作量和收入的不匹配,是很多从事安宁疗护的医护人员产生职业倦怠的原因之一。

(3)知识技能　护士的专业知识或相关知识缺乏,无法对信息作出正确的判断,因此安宁疗护护士需要掌握坚实的专业护理知识才能胜任当前护理工作。安宁疗护护士出现应对无力的原因,除了自身知识欠缺不能满足工作需要外,还存在遇到不能解决的问题无法获得专业人士支持。

(4)情感劳动　安宁疗护护士的情感劳动受医疗消费主义、医疗家庭主义、死亡禁忌等多重因素影响。护士自身情绪调节能力不佳,容易把生活中的情绪带入工作中,使患者产生不信任感。

(5)职业倦怠　长期下来,不少人感到身心疲倦,工作不稳定,甚至选择离职。安宁疗护照护态度、心理脱离、死亡焦虑、宗教信仰是职业悲伤的影响因素。护士的工作责任心、护理知识的掌握程度及操作水平均会影响护患沟通的效果。

二、常见的沟通障碍与有效沟通

常见的沟通障碍包括提供不切合实际的健康承诺,否认对死亡的恐

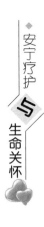

惧，将话题转移到愉快的话题上，试图转移终末期患者的注意力，不合时宜地使用宿命论减轻恐惧，改变谈话方向寻找其他替代的话题，以逃避关于死亡的问题。

1. 常见的沟通障碍

安宁疗护中常见的沟通障碍主要包括患者和家属对安宁疗护的误解、语言沟通障碍、心理支持不足以及缺乏专业的沟通技巧等。

（1）患者和家属对安宁疗护的误解　患者和家属常常将安宁疗护误认为是"等死"，对其产生抗拒心理，这增加了沟通的难度。公众对安宁疗护的认知不足，不了解其提高患者临终生命质量的真正含义，也会导致沟通困难。

（2）语言沟通障碍　安宁疗护对象生理上十分虚弱，心理上也很脆弱，可能无法清晰表达自己的需求和感受。与安宁疗护患者的心理沟通中，利用甜甜的微笑、摆手问候、轻轻拥抱等非语言性沟通方法更有效，但对临终患者发自内心深处的爱心是最重要的。

（3）心理支持不足　安宁疗护工作人员应主动、积极与患者进行沟通，运用心理疏导，了解患者内心的真实想法、选择和偏好，缓解患者情感上的不安与不舍。若缺乏心理及生存质量的专业支持，将导致临终老年人生活质量下降，甚至无法与亲人交流，最后孤独离去。

（4）专业的沟通技巧不足　安宁疗护护士作为沟通中的导航者，需要确定沟通时机，及时引导沟通进行。如果一位安宁疗护护士专注于自己状态，心不在焉、似听非听，或者随便打断患者的谈话、随意插话、只问那些封闭的问题，对患者和家属犹豫不决的质疑不耐烦，不可能成为优秀的沟通者。

（5）阻碍终末期患者谈论死亡的愿望　终末期患者寻求相关信息的渴望一直处于孤独的忧虑状态，大多数患者都希望终末期疾病能被告知病情。医护人员根据患者的个性特征、家庭社会支持、文化程度、情感和压力资源来判断如何告诉患者实情。由于担心终末期患者无法面对疾病实情，医护人员通常会回避主动开启这类谈话，他们会找出合理理由推迟提供重要信息，直到患者提出问题。医护人员潜意识中通常逃避预后不良或告知病情进展到终末期的谈话，这会给医务人员带来强烈的挫败感，或者增强了死亡意识，这种对死亡的过度认同会导致沟通障碍。回避重要对话是护患沟通中必须解决的问题。

2. 有效沟通的原则

安宁疗护中的有效沟通原则主要包括以患者为中心，注重患者的舒适和尊严，进行有效的信息传递，以及建立良好的护患关系。有效沟通要尊重患者的文化信仰，提供沟通机会、用心陪伴患者、注重家庭支持影响、采用开放式沟通、支持患者及其家庭相关需求，关注团队形式在促进有效沟通中的重要作用。

（1）以患者为中心　安宁疗护关注患者的舒适和尊严，不再以治疗疾病为焦点，接受不可避免的死亡，不加速也不延缓死亡。治疗性关系的建立以促进患者健康为目的，一切针对患者的临床护理的决定和行为都应当以患者的利益为中心，最大限度地保护患者的利益。

（2）注重患者的舒适和尊严　通过控制患者痛苦的症状，与患者及其家属有效沟通，给予其精神、心理及社会支持。在沟通过程中，护理人员应重视与患者家属的沟通，使其意识到家属在患者疾病康复中的重要性，并鼓励家属积极参与到患者的疾病治疗中。

（3）有效的信息传递　有效沟通须具备两个必要条件：首先，信息发送者要清晰地表达信息的内涵，以便信息接收者能确切理解；其次，信息发送者要重视信息接收者的反应并根据其反应及时修正信息的传递，免除不必要的误解。沟通内容以收集患者的资料、了解和解决患者的健康问题为主题。

（4）建立良好的护患关系　建立与患者相互信任、开放性的护患关系是有效沟通的基本要求。沟通策略的运用可以促进良好护患关系的发展。①准备：包括在告知坏消息之前建立融洽的关系，安排一个安静、隐私、有支持性功能的地点进行讨论。②评估：包括了解对方想知道什么，已经知道什么，以及将要提供的新信息对他们可能意味着什么。③提醒：这部分对于告知坏消息至关重要。通常需要提前通知对方，以便在情感上做好接受坏消息的准备。通常理解为"鸣枪预警"。一个通知可以帮助对方有所准备，可减少收到坏消息时的情绪打击，还可以提高对所提供信息的理解。④告知：这部分包括尽可能以诚实、开放和易于理解的语言提供所有信息；给患者理解和接收信息的时间，理解接收到的信息所需要的时间必须由告知对象确定，照顾者只需安静地陪伴在身边，直到患者再次开始交谈。⑤情绪反应：这部分是坏消息告知阶段的延伸，它包括等待对方提问；面对对方的否认不要争论，可提供非语言的情感支持，如握着患者的手、把手放在他的肩膀上，不打断他们的各种情感表达，如哭泣、咒骂或踱步。⑥重组：这部分需要照顾者提出问题，帮助患者关注新的希望，实事求是，咨询确认护理目标的重要性。

3. 有效沟通的方法

（1）建立融洽的关系　通过沟通，了解患者及其家属的故事。护士根据患者知识水平、理解能力、性格特征、心情处境，以及不同时间和场合的具体情况，选择患者易于接受的内容进行交流沟通。沟通的重点是提供以患者为中心的同情与关怀，以满足个人其家属的需求，建立融洽的关系。

（2）语言和非语言交流同步　沟通时要注意语言与非语言行为同步，否则，传达的信息不会被患者感知。如有一位护士在照护终末期患者时，她很关心患者，但她说话时眼睛盯着输液袋，不看患者，也不与患者有眼神交流，不触摸患者或不坐在患者身旁温和地聆听患者需求等任何表达关心的非语言行为。护士所传达的信息让患者感到冷淡，没有热情和温暖，患者感受不到护士发自内心的关心，体会不到被安慰、被尊重和被倾听，而患者感受的尊重与重视又是促进和支持患者维持希望和超越死亡恐惧所必需的情感。

（3）信赖　当患者知道他是被重视的、独特的、被尊重的时候，对护士才会有信赖；护士可以使用很简单又可以带来积极感受的非语言行为，如在患者行动不便时递给他/她一张纸、倒杯水，或者坐下来安静陪伴，倾听患者对死亡的恐惧和担忧，提供富有情感的沟通。只有让终末期患者及其家人感受到护士的善良温情，才能获得他们的信任并打开心扉，护患关系才有良好的链接。沟通直接影响护理质量，其中非语言行为的沟通所占比例超过80%，安宁疗护护士要学会有效应用非语言沟通。

（4）尊重患者价值取向文化　尊重患者价值取向和提供机会指在了解患者认知和价值水平的基础上进行沟通交流，应认识到由于信息和教育不同所带来的认知不同，用谦逊的情怀去识别和尊重价值取向，基于个人的沟通和患者的护理需求制订符合患者认知和情感特点的护理计划。应用多种方法提高患者对预后和照顾方案的抉择，并为患者提供宣教，以确保患者在充分知情的情况下作出决定。

（5）用心陪伴　用心陪伴至关重要，它强调运用同理心，主动倾听、理解患者需求、运用非语言沟通技巧，并关注患者在接受治疗时的非语言行为。安宁疗护护士从多角度理解及接纳不同观点，提高对患者的兴趣和专注力，不应凭主观判断患者的需要，同时应培养快速适应不同沟通情境的能力。

（6）家庭参与　家庭参与指应告知家属的重要角色和他们独特的沟

通方法。鼓励医人员评估不同家庭照顾者的需求并提供支持。个人的文化水平和心理-社会状态与家庭的参与密不可分，尊重家庭在个人生活和照护中所起的重作用，有效利用原生家庭的影响，以促进和支持既定护理目标实现。

（7）开放式讨论　与患者的沟通过程中，护士应鼓励患者主动表达自己的内心想法，多倾听和认同，切忌打断，以此提升患者的自尊、增强其自我价值感，通过主动分享，建立信任关系，对患者和家属分享的他们所经历的故事表示理解。开放式讨论应注重家属和患者互动，确定坦诚沟通信息的方法，避免关系紧张，安宁疗护人员必须及时把握可以与患者及其家属谈论病情变化和应对方法的机会，以帮助患者及其家人适应终末期可能发生的病情变化，以及共同抉择的方案。开放式讨论鼓励医护人员保持警觉，不要忽略可能帮助患者成功适应的机会，这些机会通常在讨论诊断、治疗计划及疾病进展的一开始就会出现。

（8）明确相关需求　相关需求包含支持患者和家属的多方护理需求，各需求之间可能会存在冲突，需要医护人员通过有效沟通找出其中的"共通之处"，从而形成各方都可接受的护理愿景。医护人员应以个人和家庭成员目前对疾病进程的理解和接受程度为基础，与他们一起努力探讨。

（9）多学科团队合作　不同领域专家的意见和建议可以为终末期患者及其家属提供个性化支持，通过沟通让团队所有成员明确共同的目标，让他们的决策和计划保持一致，从而促进高质量临终照护的实践及推广。安宁疗护团队成员应相互协作，进行有效的沟通，以帮助完成患者及其家属的心愿。

三、安宁疗护中护患沟通的内容

1. 入院阶段的沟通

不同类型的患者其心理活动、对病情的了解程度、对治疗方案的认知程度都不尽相同。入院阶段与生命终末期患者的沟通主要包括与患者和家属建立关系、了解患者和家属的需求、告知病情以及进行心理疏导等。

（1）建立关系　护士应做好各项接待工作，让患者感觉自己被尊重和重视。医生在与患者交谈之前，应知道患者的姓名、性别、年龄等一般情况，并初步明确此次交谈的目的。

（2）了解需求　通过沟通明确临终患者及其家属的需求。安宁疗护

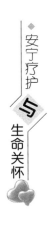

中有一项重要的内容就是提早与安宁疗护患者的家属做好沟通,了解患者及家庭的一些基本情况和愿望。

(3)告知病情　医生应注意语言通俗易懂,避免使用患者难以理解的医学术语,要有层次、有目的、按顺序地询问,确保疾病史采集的真实、全面和客观。

(4)心理疏导　安宁疗护中,通过沟通解决心理问题。在进行舒适照护时,安宁疗护专科护士通过安宁疗护沟通技术与患者和家属适时沟通,取得信任,同时采用尊严疗法、安心卡等方法进行临终前的告别,鼓励"四道人生"(道歉、道爱、道谢、道别),帮助患者完成人生心愿。

2. 入院后知情同意沟通

"临终"的临近对患者及其家属是一个重大的精神刺激,除了患者生理上疾病不断进展给患者带来痛苦外,同时在心理上和精神上也带来严重的创伤。应首先及时与家属沟通,再根据患者的心理状况,决定谈话的深浅度,选用贴近患者的语言,多鼓励、多解释,有目的地让患者正确认识疾病,积极配合。重要和必要的沟通应及时在病历中记录,知情同意沟通的主要内容包括患者病情的告知、治疗方案的讨论,以及患者和家属的意愿确认等步骤。

(1)患者病情的告知　医护人员首先会评估患者是否符合纳入标准,然后与其充分沟通、告知,患方知情同意后签署相关文书。告知的内容包括患者病情进展、治疗方案等方面的信息,尤其是对于存在利弊分析选择的信息,要详细告知患者与家属。

(2)治疗方案的讨论　在开始居家安宁疗护之前,医护人员会与患者及其家属讨论治疗方案,尊重患者的理性思考和自主选择。在得到患者的认可和同意后,才能对患者采取相关的治疗措施。

(3)患者和家属的意愿确认　如患方的意愿改变,护理人员须立即调整护理思路,根据不同情况采取终止安宁疗护的措施,或与患方沟通、告知,知情同意后签署新的知情同意书。"互联网+护理服务"平台上,患方可在线上选择居家安宁疗护服务并填写信息,提交订单前,平台会要求患方阅读并同意统一的协议书。

3. 住院期间的护患沟通

住院期间的护患沟通主要包括与患者及其家属的沟通,这种沟通旨在理解患者及其家属的需求,解决心理问题,以及提供全面的照护。在对终末期患者的照顾中,应遵循个体化的原则,根据病情的不同为患者找到适合的护理方案,在建立良好的护患关系基础上,使患者相信医生的建议对他来讲是最好的。

护理人员应主动与患者沟通，耐心解答患者及其家属提出的问题，使患者及其家属充分了解医院的信息并被尊重，从而使患者安心、家属放心。护理人员与患者或家属沟通时应体现尊重对方，注重沟通技巧，耐心倾听对方的倾诉，注意沟通对象对病情的认知程度和对交流的期望值，对患者的疑问尽可能地作出满意的解释。护理人员与患者或家属沟通时避免使用刺激对方情绪的语气、语调、语句；避免过多使用对方不易听懂的专业词汇；避免强求对方接受事实和医护人员的意见。

在沟通中，要坚持"以人为本"的原则，尊重和关爱患者，尊重患者的个人隐私，对诊治过程中某些重要的治疗、特殊的检查、某个护理方案的确定等，都要及时、有效地与患者之间进行沟通，详细说明情况，争取患者的理解和配合。

四、安宁疗护中常用的护患沟通技巧

（1）树立良好的第一印象　入院时护士一个微笑、一句问候、一杯温水都能让患者倍感温暖。安宁疗护患者入院时要向患者介绍科室环境、规章制度、科室主任、护士长、主管医生和护士等内容。

（2）启发患者主动说话，把握说话时机　护士对患者是否有同情心，是患者是否愿意与护士交谈的关键。对于患者来说，他认为自己的病痛很突出；而对于护士来说，由于每天接触的都是病患，认为患者有病痛是正常的事。如果护士不能站在患者的角度去理解和思考，就会缺乏对患者的同情心；如果患者感到护士缺乏同情心，他就不能主动与护士交谈，即使交谈也是仅限于护理的技术性内容，而不流露任何情感和提出对护理工作的看法。所以，护士只有尊重患者，取得患者的好感，同情和理解患者，才能引导患者说话。只有患者开口说话了，护士才能深入了解患者的心理，从而有针对性地进行心理护理。

（3）开启对话，避免沟通阻断　让终末期患者及其家属感到被重视和尊重的方法是不要忽视终末期患者开启对话和开诚布公的讨论。护士是最能发现终末期患者担忧的最佳人选，是能够看到"房间里的大象"的人，他们能明白和发现那些未讲出的需求，知晓患者的状况和患者的所思所虑，鼓励他们表达对照护的诉求。

（4）重视反馈信息，及时给予反馈　患者与护士谈话时，护士对所理解的内容及时反馈给患者，例如，适时地回答："嗯""是的""是这样的"，或配合点头的方式表示赞同，这样表示护士在仔细听，也听懂

了，已理解患者的情感。同样，护士向患者说话时，可采用目光接触、简单发问等方式探测患者是否有兴趣听、听懂没有等，以决定是否继续谈下去和如何谈下去，这样能使谈话双方始终融洽，不陷入僵局。

（5）成为倾听者，促进沟通流畅　一位好的沟通者首先应是好的倾听者和观察者。大多数沟通都是非语言的，因此安宁疗护护士必须具备识别肢体语言的能力，如眼神交流、面部表情和身体姿势。全神贯注倾听对方所谈内容，甚至听出谈话的弦外之音，听到患者的生理、认知和情感内在反应，抓住患者诉说中的主要内容，边听边思考边整理分析，沟通效果会更好。

（6）有效利用非语言沟通　医护人员可通过患者的语言和非语言行为充分评估症状管理的效果，同时必须意识到有很多因素影响患者对症状管理和精神需求的表达，如文化和家庭的影响，害怕镇痛药成瘾、身体虚弱和无价值感，"能忍则忍"，尽量不去"打扰"医务人员，或者因害怕疾病进展而否认临床症状。安宁疗护护士这时应在重视语言沟通的语调，所强调的词、语音高低轻重、叙述的快慢等语言作用的同时，配合相应的动作、表情及手势。如护士与患者沟通时应面带微笑，身体前倾，并注视患者，让其感到你对此次交流的专注与理解，以增强患者感受到的被尊重，患者能表达需求，达到有效沟通的目的。

（7）少用医学术语，尽量使用通俗易懂的词语　比如，做皮试前，护士会询问患者对某某药物是否过敏，许多患者会表示不理解。而此时护士更换另外一种询问方式，如"你以前打过消炎针吗？有什么是不能打的，打了就会不舒服的药吗？"认真询问患者哪里没听懂、哪里不明白，然后用简明的日常用语进行表达，而不应该用质疑或是藐视的态度对待患者，否则容易给患者留下不好的印象，以致患者不愿与护士过多描述自己的想法，害怕遭到护士的冷眼。

（8）使用积极语言，提高沟通质量　护士每天与患者接触，频繁交往，如果能注意发挥语言的积极作用，必将有益于患者的身心健康，增强患者治疗的信心。①礼貌性语言：可以使患者感到自己受到重视和尊重，给患者留下良好的印象，护患双方容易建立一种融洽的关系，为护患沟通打下进一步交往的基础。与患者说话时使用文明礼貌用语，注意使用合适的称谓，多使用商量的口吻与患者交谈，少用命令性口吻。②安慰性语言：对生命末期的患者要多用安慰性语言。在早晨见到刚起床的患者，可以询问患者昨天晚上的睡眠情况，虽然是简短的谈话，但通过聊天，护士可以了解患者最近的睡眠情况，同时患者能感受到护士对他的关心。对不同的患者，要用不同的安慰语言。对于较长时间无人来看望的患者，一方面通知家属亲友来看望，另一方面对患者说："你住进医院，家里人放心了。他们工作很忙，过两天会来看你的。"③鼓励性语言：护士对患者的鼓励，实际上是对患者的心理支持，它能调动患者与疾病作斗争的积极性。所以，护士应当学会对不同的患者说不同的鼓励性的话。

第三节　病情告知

病情告知是一个复杂且需要谨慎处理的过程，需要在尊重患者自主权的前提下，根据时机、场合，视患者及其家属的接受度而进行。

一、病情告知的目的

（1）帮助患者及其家属了解目前的病情及患者状态，以及下一步需要采取的最合适的医疗手段。

（2）在患者了解自己病情及自身状态的基础上，对下一步计划作出一个规划，减少遗憾。

（3）让患者感受到被重视和尊重，与医务人员形成一个互相信任、开放性的医患关系和护患关系，为安宁疗护工作创造良好的人际工作环境。

（4）为了更好地实施安宁疗护工作。建立在公开、坦诚的沟通基础上的良好的医患关系有利于调整患者的情绪、心态，更好地了解患者的身心需求，提供针对性、个体化的医疗护理服务。

二、告知的原则

（1）尊重患者的自主权　患者有权知晓自己的疾病状况，有权知晓舒缓护理计划，帮助患者接受死亡，满足临终意愿，让他们了无遗憾地告别人世。

（2）知情同意原则　安宁疗护实践中，医务人员与患者、患者家属之间对患者病情进展、治疗方案等方面的信息进行沟通，尤其是对于存在利弊分析选择的信息，要详细告知患者与家属，尊重患者的理性思考和自主选择，在得到患者的认可和同意后，才能对患者采取相关的治疗措施。

三、告知的时机和方式

（1）选择一个安静舒适的环境，避免不相关的人知道病情，确保谈话不被中断。

（2）与患者或家属保持视线平行，保持目光接触。

（3）告知病情时注意沟通交流方式。在告知病情前需要与患者或家属沟通，这是人与人之间互相发生影响的过程。

四、告知的内容

（1）患者的病情、疼痛、其他症状、治疗方式和不良反应，以及现有功能状态等。

（2）安宁疗护的目的及具体措施。

（3）了解患者及其家属无宗教信仰的需求后，安宁医疗护理团队主要解决患者呼吸困难、口腔清洁、饮食指导、亲情满足、心理支持，同时继续做好生活护理，尽量让患者感觉舒适。

五、告知的注意事项

（1）在告知的同时给予患者希望　对肿瘤患者病情告知的目的不是简单地宣告诊断结果和治疗措施，而是通过告知使患者逐渐了解肿瘤、认识肿瘤，维护患者的知情权。此外使患者知晓如何配合后续治疗、提高生活质量，这是医务人员和患者及其家属共同的目标。在告诉患者病情的同时不仅是从专业的角度向患者讲述治疗措施和详细的治疗方案，而且告诉了患者希望。通过为患者提供可选择的治疗方案、介绍治疗成功的案例，帮助患者缓解紧张心理、克服不良的情绪。肿瘤患者的病情告知既是肿瘤科医护人员面临的现实问题，也是一门沟通的艺术，是医护人员应有的素质修养。

（2）制订告知计划　在我国特定的文化背景下，医护人员在进行负性生活事件肿瘤病情和诊断告知时，首先应该考虑患者对自身疾病信息的需求，而不是家属对肿瘤告知的意见和建议。不能将肿瘤诊断结果如同普通疾病一样简单告知，以免引发患者的负性情绪，甚至出现自杀等过激行为。因此，肿瘤告知要得到家属的同意和积极配合，讲究策略，并有计划地告知。世界卫生组织于1993年提出的告知策略的第一条即为"医生应预先有一个计划"。由此可见，"医生应预先有一个计划"已经作为国际医学界告知病情的基本原则之一。

（3）告知应个体化、循序渐进　告知病情变化的坏消息需要经过一系列的讨论传递所有需要的信息。对于坏消息，患者只能一点点接收，医护人员应根据个人不同的接收速度和节奏提供各种信息。医护人员还应摒弃个人的主观倾向，尊重终末期患者及其家属的价值取向，为患者实施护理。应根据患者不同性别、年龄、职业、身份、学历、性格特点、情感类型、承受能力、肿瘤的不同类型、病情与转归、不同的经济状况和需求等情况进行综合分析，区别对待。对于心理承受能力强、情感坚定且愿意知情者，应尽早如实告知病情，以利于患者配合治疗；对于患者愿意知情而家属要求隐瞒者，应尽可能地做好家属的说服教育工作，向他们讲清隐瞒病情的不利，以取得配合，及时将病情告知患者；对于患者本人一时不愿意面对现实，家属又要求隐瞒者，则应采取循序渐进、分段告知的方式，经常委婉地向患者逐渐渗透病情信息，使患者拥有一个充分的心理准备过程。从心理学角度讲，短暂多次弱信息刺激比快速强信息刺激更容易接受，可操作性强，反应积极，实际效果好。

（4）做好心理支持　当患者知道自己的真实病情时，会在心理上出现否认期、愤怒期、协议期、抑郁期、接受期五个发展模式。告知患者坏消息后应多巡视、多安慰、多沟通，耐心听取患者意见，理解患者的情绪反应，满足患者的精神需要，使患者尽快度过不良的心理反应期。患者家属不仅仅是主要的照顾者，也是患者的精神支柱与主要社会支持来源，家属的生活照顾和情感支持对患者非常重要。在被告知坏消息后，大部分患者希望与最亲密的人在一起。医护人员在病情告知的过程中，应该关注患者家属的心理反应，家属的情绪可以直接影响患者的心理，不良的情绪变化可能给患者不好的暗示信息，对患者心理产生不良影响，影响后续治疗。

（5）病情告知中的伦理问题　护士作为在安宁疗护中与晚期患者接触最多的医务工作者，临床工作中在病情告知的过程中会面临伦理决策的困境。因此，需要护士在临床实践中运用专业知识、人际关系和信息获取等多方面能力。采用有效的沟通方式，采取负责任的伦理行动，关怀、照顾患者的身体和情绪反应，支持维护患者的根本利益，由此践行安宁疗护护士支持维护、关怀照顾、行动负责和互助合作等伦理责任。

六、病情告知中常见的提问方式

1. 患者知道哪些？

（1）你怎么看待你的疾病？

(2)你如何形容你的病情?
(3)你担忧过你的症状吗?
(4)医生告诉了你的病情和病程吗?
(5)最初出现症状时,你认为是什么?
(6)什么时候你认为严重的问题会出现?

2. 患者想知道哪些?
(1)如果病情恶化,你会想知道病情吗?
(2)你想让我告诉你全部细节吗?如果不是,你想知道哪些方面?
(3)有些人真的不想被告知他们身体出了什么问题,而是宁愿告知他们的家人,你更偏向于什么?
(4)你想让我去检查结果,并解释哪些我认为是错的吗?
(5)对这些问题我应该跟谁说?

3. 病情信息
(1)我不得不告诉你,肿块的生长显示是肿瘤。
(2)恐怕不是好消息,活检显示你有肿瘤。
(3)不幸的是,测试结果毫无疑问,这是肿瘤。
(4)报告回来了,这并不是我们所希望的。结果表明,你的结肠有一个肿块。

4. 对感受的回应
(1)我想这是困难的消息。
(2)你似乎生气了,你能告诉我你是什么感觉?
(3)这个消息吓到你了吗?
(4)告诉我对于我说的,你的感觉是什么?
(5)你最担心什么?
(6)这个消息对你来说意味着什么?
(7)我希望这个消息是不同的。
(8)我会尽量帮助你。
(9)你有没有想我给谁打电话?
(10)我会帮你告诉你的儿子。

5. 预后的交流
(1)你希望发生什么?
(2)你有与其他类似的人打交道的经历吗?
(3)你有跟那些已经过世的肿瘤患者打交道的经历吗?
(4)你最希望将会发生什么?

第五章　死亡与生死教育

死亡与生死教育是一个涉及生命、死亡和生死关系的主题，它帮助人们认识死亡的现象与本质，破除死的禁忌、恐惧和神秘化，教育人们坦然面对自我之死和他人之死。

第一节　生死观与传统文化

一、关于死亡的概念

传统的死亡定义是指心肺功能的停止，死亡可以分为三个阶段，即濒死期、临床死亡期和生物学死亡期。1951年美国《布拉克法律辞典》将死亡定义为"血液循环全部停止及由此导致的呼吸、心跳等身体重要生命活动的终止"。即死亡是指个体生命活动和功能的永久性终止。

（一）死亡的标准

死亡的标准随着医学科技的发展和人们观念的改变而在不断地演变。

1. 传统的死亡标准

传统的死亡标准是把呼吸和心搏的永久性停止作为临床死亡的标志已经沿袭了数千年，也称经典死亡标准。临床表现为心搏、呼吸的永久性停止，各种反射消失，瞳孔散大，个体功能永久终止。这一定义建立在死亡的传统定义之上，即视死亡为生物生命层次的一个事件。

2. 现代的死亡标准

自20世纪50年代以来，随着现代医学科技和社会文化的发展，传统的死亡标准在实践中屡屡受到挑战。现代医学已经证明，判定人的死亡时采取"脑死亡说"较之"心肺死亡说"更为科学合理。

随着医疗技术的不断发展，临床上可以通过及时有效的心脏起搏、

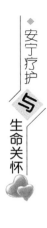

心肺复苏等技术手段使部分心搏和呼吸停止的人恢复心搏和呼吸，从而使生命得到挽救；而心脏移植手术的开展也可能使心脏死亡的人恢复心搏；呼吸机的使用也使呼吸停止的人再度恢复呼吸成为可能。因此，心搏和呼吸的停止作为死亡金标准的权威性受到了很大的挑战，各国医学专家也一直在探讨死亡的新定义和新的判断标准。1968年在第22届世界医学大会上，美国哈佛医学院率先提出了脑死亡的概念和标准，把脑死亡定义为"脑功能不可逆性丧失"，即脑干死亡。此后，"脑死亡"这一概念备受关注，世界上许多国家医疗界相继支持并采用和完善了这一标准，这是医学史上一次意义重大的观念转变，迄今，全世界已有100多个国家制定和完善了脑死亡标准，其中有90多个国家已将脑死亡立法。

人们可以自主选择并自行决定自己的死亡判定标准，当自己的循环和呼吸功能不可逆转地停止，或者整个大脑包括脑干的一切功能不可逆转地停止时，当事人生前可以自己决定是否宣告死亡；或者当事人生前未予以明确表示时，家属可以来决定其死亡的标准。

我国已经制定了脑死亡标准和技术规范，执行脑死亡标准有利于维护逝者尊严，科学地判定死亡，促进医疗资源的合理利用、器官移植的开展及道德、法律责任的确定，但我国尚未通过脑死亡的立法，没有明晰脑死亡的具体标准，于是在人的死亡标准问题上，就出现了坚持传统的心肺死亡标准与脑死亡标准"双轨制"。

（二）死亡的特性

通常生物体的死亡是指其一切生命特征的丧失且永久性终止，而最终变成无生命特征的物体。死亡具有如下特性。

1. 不可逆性

一旦生命走入终结，那就意味着不可能重获生命。

2. 不可预测性、无法把握性

海德格尔认为死亡的最本己的可能性质就是确知的而同时又是不确定的，也就是说随时随刻可能的。

3. 普遍性

凡是有生命的生物体都存在着死亡的必然性，没有不死的生命。

4. 因果性

死亡是有原因的，分为外在原因和内在原因，人不会无缘无故的死亡。

5. 神秘性

死亡事件的特征是神秘的，更确切地说，因为它是不可预测的。

(三) 死亡的过程

死亡是一个过程，不仅仅是一个瞬间，生命的结束从机体逐步改变开始。

1. 临终前的常见征兆

（1）临死觉知　通过漫长的生命过程或经历，大部分晚期患者会知道自己将近死亡。临死觉知通常发生在死前 7～10 天，终末期患者清楚自己即将死去、预感来日不多，会主动交代及安排后事，需要鼓励家人专注倾听让其说出，并答应交托之事让其安心。

（2）回光返照　回光返照原意是当西边的太阳快要落山时，由于日落时的光线反射，天空会短时间地发亮，然后迅速进入黑暗。人在濒临死亡的时候，在大脑皮层的控制下，肾上腺皮质和髓质分泌多种激素，调动全身的一切积极因素，使患者由昏迷转为清醒；由不会说话转为能交谈数句，交代后事；由不会进食转为要吃要喝。这种现象对患者及其家属来说是有一定的好处。如患者急于想见的人尚在路途中，可延长一段生命以实现患者的夙愿；患者尚有话没有交代完毕，也可延长一段时间让患者把话说完。以上征兆并非所有患者都会出现。

2. 死亡过程的分期

死亡是一个从量变到质变的过程，而不是生命的骤然结束。医学上一般将死亡分为濒死期、临床死亡期和生物学死亡期。

（1）濒死期　濒死期，又称终末期，指患者在已接受治疗性或姑息性治疗后，虽然意识清醒，但是病情加剧恶化，各种迹象表明生命即将终止。濒死期是临床死亡前主要生命器官功能极度衰弱、逐渐趋向停止的时期。濒死阶段原则上属于死亡的一部分，但因其具有一定的可逆性，故不属于死亡，但在死亡学和死亡学研究中占有非常重要的地位。濒死期是疾病晚期的表现，是死亡过程的开始阶段。濒死期主要表现在七个方面。①神经系统：意识模糊或丧失，各种反射减弱或逐渐消失，肌张力减退或消失。可出现幻觉，躁动不安，紧拉床沿，看到幻影，梦到或见到已过世的人，看到其他人看不见的人或影像，看见天花板有蚂蚁、壁虎等现象，以及出现注意力无法集中和意识改变等。②循环系统：功能减退，心搏减弱，血压下降，患者表现为四肢发绀、皮肤湿冷等。③呼吸系统：呼吸系统功能进行性衰退，表现为呼吸微弱、出现潮式呼吸或间断呼吸等。④视觉：视神经系统功能退化，视物逐渐变模糊、目光呆滞、眼神涣散，睁眼或闭眼时眼睛无法完全开合，双眼上吊。部分患者在临近死亡的10天左右可出现巩膜水肿（荔枝眼）或球结膜水肿，重度可出现眼睑闭合不全。⑤听觉：听力是最慢消失的，能听到周围的声音，但无力回应或表示。⑥味觉：口干、口苦、味觉改变、吞咽困难、舌根灼热感、舌苔厚、口角炎、口唇干裂，也可出现光滑镜面舌、舌内缩等现象。⑦濒死嘎嘎声：晚期患者因无力将聚集在咽喉后部的口腔分泌物咳出或由于肺部分泌物增加和集聚，于呼气时发出痰鸣般的嘎嘎声（在吸气、吐气时都会发生；当嘎嘎声仅出现于吐气时，声音可能会较明显）。濒死嘎嘎声往往是濒死期的特有表现。

（2）临床死亡期　临床死亡期是临床上判断死亡的标准。此期中枢神经系统的抑制过程从大脑皮层扩散到皮层以下，延髓处于极度抑制状态。表现为心搏、呼吸完全性停止，各种反射消失，瞳孔散大，但各种组织细胞仍有微弱而短暂的代谢活动。此期一般持续5~6分钟，若能得到及时有效的抢救治疗，生命有复苏的可能。若超过这个时间，大脑将发生不可逆性变化。也有临床实证研究认为，在低温条件下，临床死亡期可延长至1小时或更久时间。

（3）生物学死亡期　生物学死亡期是指全身器官、组织、细胞生命活动停止，也称细胞死亡。此期从大脑皮层开始，整个中枢神经系统及各器官、细胞新陈代谢完全停止，并出现不可逆变化，整个生命体无任何复苏的可能。随着生物学死亡期的不断进展，相继出现尸冷、尸斑、尸僵及尸体腐败等现象。

二、生死观的概述

不同的人生观，对生与死会有不同的价值评判，从而形成不同的生死观：如何对待生命和如何对待死亡，生命是目的还是手段，是权利还是义务，是快乐还是痛苦等；人类是直面死亡还是惧怕死亡，是把死亡当作人生的必然，还是对人的惩罚。

1. 生死观的定义

生死观是关于人的生命及其死亡的基本观点和看法，包括对生命的意义、死亡的价值及如何面对生死等问题的理解和态度。生死观是世界观、价值观的构成部分，是一种对生死的总的看法，也就是一种对待生死的态度，而这种态度是由价值观决定的。

国人的生死观深受儒家文化影响，注重当下的感性生活，回避死亡。道家的生死观主张顺应自然、无为而治，对死亡的态度十分超脱。西方的生死观基于普遍性的宗教信仰，认为出生即是新生命的开始，也是生命走向死亡的序曲。

2. 生死观的类型

（1）我国原始宗教中的生死观　国人关于死亡的思考总是与自然或自然现象相联系的。古人认为，天上是"神"的世界，地上是"人"的世界，地下是"鬼"的世界。神、人、鬼各有居所。我国原始宗教的死亡观也与季节相联系，如认为冬季黑暗、寒冷、大雪冰封、万物闭藏，是死亡的季节。这种死亡观源于当时低下落后的生产力和科技水平，源于当时的人们对死亡和自然现象的未知、本能恐惧或向往。

（2）儒家文化的生死观　将道作为生死的价值标准，认为死的意义不在死的本身，而在死所联络的精神目标。几千年来，儒家思想是国人的思想基础，儒家重视品德修养，追求人生的福祉。儒家重视人的生命，活着的时候能健康长寿，生活富足康宁，具有高尚的品德，最后能得以善终，这就是儒家基本的生死观。儒家的生死价值是以个人的生死对社会的贡献来衡量的，即把人的生死价值归结于个人对社会、对他人的贡献上。孔子对儒家文化的生死观发挥了奠基性的作用，他认为死亡是自然生命的结束，人既然出生，就无法避免老、病、死，死亡是极其自然的现象。"未知生，焉知死"，体现出孔子对生命的深切感悟。即一个人若不知道自己为何而生，就不可能知道自己为何而死；知道为何而生为何而死，就可以选择某一理想，以成全其生命的意义与目的。当人一旦对死亡采取主动态度，就不再被动地被死亡攫获，生命向度也会豁然开朗。在儒家看来，一个人临终时的表现，往往体现了他的信仰程度和修行程度，同时就成了修行的衡量标准。故儒家关于死亡问题的讨论都是围绕通过思考"生"超越"死"而展开的，把人们对永恒的追求与现实建构统一起来，关注自身如何实现对死亡的超越，即道德价值的开拓或内敛。儒家看重生而刻意忽略死、舍生取义、强调一种生生不息的生命力，通过树立一种死后的崇高目标来给生命确立一整套的价值标准提供理想和规范，促使人为民、为国、为他而去忠、去孝、去悌、去友，立德、立功，杀身成仁，舍生取义。儒家不讲来世，看重在有限的生命里实现自己的人生价值，坚持乐生，具有积极的生活态度，具有很强的现实意义。个体通过不懈的努力来追求生命的价值，具有很强的现实意义。看重在有限的生命里为国家作出自己的贡献，充分实现自己的人生价值，坚持乐生对人生充满刚健有为的进取精神，对人生是乐观

99

的，具有积极的生活态度，这是一种科学的"生"，对于现时代社会的建设、个人的竞争都有很强的现实意义。

(3) 道家文化的生死观　主张生死气化，顺应自然，认为生和死无非都是一种自然现象。道家对于死亡的态度为批判喜生恶死的观念，抱有同等的欢欣去面对生与死。如果说儒家是努力在"生"中探寻"死"，那么道家主张的就是"出生入死"，老子把万物归结于"道"，而"道"法自然，人的生死亦是如此。庄子对生死的必然性的认识更为深刻，他说："生之来不能却，其去不能止。"庄子还把这种生死的必然性理解为"命"："死生，命也，其有夜旦之常，天也。"即人的生命是顺其自然的，是非人为因素决定的，有宿命论的意味。在庄子看来，死亡不过是回归自然而已，生存倒像是出去走了一遭。庄子妻子死的时候，庄子非但无悲痛戚容，反而"箕踞鼓盆而歌"。惠子指责他太过分了，庄子于是大谈起"生死转换""死生同一"的理论来。死亡是生命返璞归真、回归自然的最佳状态。这生生死死就像春夏秋冬四时交替，循环往复，没有终止。凡事不能强求，要顺其自然。道家的死亡观是飘逸的、潇洒的，它要求人们不执着于生死、顺其自然，以一种安身立命，本真的态度来体验人生，寻找一种积极的人生态度。道家特别重视个体的生命价值，认为只有重视个体的生命价值，其他的一切才有意义。道家认为当生命存在时，应充分珍惜宝贵的生命，尽量让自己活得更好、更有意义一些；当死亡来临时，应摆脱对死亡的恐惧，坦然接受。

(4) 名利、权力生死观　名利、权力生死观是一种以名利和权力为人生目标和乐趣的生死观。这种观点认为，人生的目的就是为了追逐和聚敛金钱，追求名誉、地位与权力，这是人生的一大乐趣和目的。这种生死观奉行"人不为己，天诛地灭"的生活信条，将"人为财死，鸟为食亡""虎死留皮，雁过留声"和权力视为一切，掌握权力是人生的唯一目的，拼命追名逐利、不择手段地剥削、掠夺，以征服与统治别人乃至世界为快乐。然而，这种生死观也被批评为个人欲望极端的反映，是伤及世人生命的两件凶器，是酿造人世间悲剧的罪魁祸首。

三、国内外生死观对比

1. 中西方文化中生死观的共同点

中西方文化中生死观的共同点主要体现在对今世价值和幸福的重视，对死亡的接纳态度，以及死后世界的观念。

(1) 对今世价值和幸福的重视　无论是西方文化还是中国文化，都以生为主，生是人存在的形式，也是人生的意义所在。正因为有死，才更应珍惜今世的生。从孔子的"未知生，焉知死"可以看出，他重视的是人，而不是鬼神，重的是生，而不是死。道家学派把重生理论发挥到了极致。西方思想家也重生，他们注重人生的幸福，注重合理地、高效率地、充分地享受人生。

（2）对死亡的接纳态度　中西方文化都不把死亡视为"终点"，而是将其解释成一种更高层次的轮回或状态，从而消除了对死亡的恐惧和悲观，对死亡的接受程度也大大提高。中国传统生死观强调道德主体的理性认知、道德修养与精神修炼，如孔子提出"五十而知天命"，孟子提出"事天""以德配天"，都显示出"天人合一"学说的道德意义和人学意义。

（3）对人生彼岸寄予无限希望　在我国，人常说"死者为大"，这句话表达了对死者的尊敬之情。一个人，在生前如果是高尚的，他死后人们会对他增加一分敬意；如果是恶毒的，他死后，人们对他也会减少一分憎恨。在西方，人们会举行仪式为死者超度亡灵，虔诚为他祈祷。同时，在中西方都强调死后的精神永存，不管是中国人，还是西方人，都怀着对共同精神的追求，如为真理不惜牺牲的精神，为人类普世价值而死的精神等，宣扬的很多英雄楷模，他们的精神就是永存的。

2. 中西方文化中生死观的差异

中西方文化中生死观的差异主要体现在对生死的理解、态度和处理方式上。

（1）对生死的理解　中国文化认为生死是连续的，生和死是同一事物的两个方面，死是生的转换和延续，而西方文化则认为生死是分离的，死亡是生命的终结。中国文化强调生死的此岸性，重视生命的留存和现实生活的经营，而西方文化则强调生死的彼岸性，信奉死后有一个生命更新的天堂。

（2）对生死的态度　死对于国人而言一直是一个比较忌讳的话题。国人对死亡有着深深的悲哀和恐惧，死就意味着世俗生命之乐的彻底破灭，这对于注重现实的国人来说无疑是沉重的打击，往往把死亡当作对人的一种惩罚，从而对死亡这种惩罚采取回避的态度。而西方对死亡采取的是一种直面的态度。海德格尔说人是向死而生的，当人意识到自己是会死的，他就有了生活的目标，就能对自己的一生加以筹划，有死的人生才是完整的人生，如果没有死的话也就没有什么一生了。正确看待生与死，去探索生命的意义，去诠释死亡的含义，并通过对死亡的思考

101

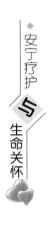

而真正积极地思考自己的生命意义，对自己的人生作出理性的规划。

（3）对生死的处理方式　中国文化在处理生死问题时，主要以儒家思想为主导，强调人的生命价值在于现世的奉献。而西方文化在处理生死问题时，主要以基督教为主导，强调人的生命价值在于灵魂的解脱和永生。中国文化在处理生死问题时，主张以生观死，强调人首先要明白生的价值，才能懂得死的意义。

第二节　生死教育

生死教育是向人们传递死亡相关知识，唤醒人们的死亡意识，培养与提升死亡事件应对和处置能力的特殊教育。"生死教育"在国内又称"生命教育"，在国外称为"死亡教育"，三者无实质性区别。不同国家、不同年代及不同学科领域的学者对死亡教育的界定有着各自的理解。

一、生死教育的目的

生死教育的目的是帮助人们树立正确的生死观、生命价值观、生命伦理观，使受教育者更加珍爱生命、欣赏生命、减少盲目的轻生和不必要的死亡，并正确对待和接受死亡。通过对死亡现象、状态和方法的客观分析，人们可科学地认识死亡，以便树立正确的生死价值观。

二、生死教育的定义

生死教育是就如何认识和对待死亡而对人进行的教育，是将有关死亡、濒死及其与生活关系的知识传递给人们及社会的教育过程，是一种预防教育。

生死教育内容包括一切涉及濒死与死亡问题的知识与领域，分为三个大类，即死亡的本质、对待濒死和死亡的态度与情绪及对死亡与濒死的调适处理。

三、生死教育的意义

对临终患者，生死教育能缓解其心理压力和精神上的痛苦，减轻、消除其失落感或自我丧失的恐惧，使之在哲学层面醒悟，认识生命质量与生命价值，建立适宜的心理适应机制，从而安然地接受死亡的现实，满意地走完人生旅途。

四、死亡教育的发展

（1）国外死亡教育的发展历史　美国是死亡教育的发源地，"死亡学"是第二次世界大战后在美国兴起的一门新学科。1963年，Robert Fulton首次在美国明尼苏达州的大学开设死亡教育课程，现已成为一个热门学科。德国也实施了"死亡的准备教育"，出版了专业教材，引导人们以坦然、明智的态度面对死神的挑战。英国将死亡教育知识融入宗教改革相关内容，于20世纪50年代发动了"死亡觉醒"思想运动。在这之后，英国还把死亡教育知识与医学人文等内容进行了结合，在一定程度上开展渗透式教育。1976年，帝国理工学院成立了世界上首个死亡教育机构，并且面向民众在全社会范围开设远程教育课程。死亡教育走进日本人视野是在20世纪70年代，出版了相关的教科书、论著及磁带，1983年在社会团体大力支持、群众广泛参与的背景下，日本上智大学"生死研究会"应运而生，继此之后死亡教育登上了日本高校教育体系的舞台。进入21世纪，日本研究者以居家临终患者为研究对象，对其开展访谈式的死亡教育，分析居家临终关怀下死亡教育的效果，取得预期效益。美国研究者提出了在肿瘤患者中有针对性地开展个性化死亡教育方案；韩国推广社会全员教学计划，汇集多个学科团队合力研究开发的死亡教育课程ADDIE模型，在绝症患者死亡教育中发挥了重要作用。另外，韩国研究者在乳腺癌患者中开展了以ADDIE模型为指导的死亡教育模式，包括分析、设计、开发、实施和评估等五个步骤。

（2）我国死亡教育的发展历史　我国台湾的死亡教育始于20世纪70年代初，至20世纪90年代初引起广泛关注，但在教育学术领域谈论死亡教育的并不多见。20世纪80年代我国大陆开始实施死亡教育。1991年，段德智教授在武汉大学开设了选修课——死亡哲学，开始在高校系统地讲解死亡有关话题。1997年，我国医学院校编著的第一本关于死亡教育的教材《人的优逝》出版。2004年12月，辽宁省教育厅出台《中小学生命教育专项工作方案》。2005年6月，上海市印发《上海市中小学生命教育指导纲要》对开展生命教育进行指导。2008年，广东药学院正式开设死亡教育课程，而且编著了专门的死亡教育教材。2016年，清华大学人文学院召开以"探究死、珍惜生"为主题的我国首届当代死亡问题研讨会，在我国历史上首次提出成立"华人死亡研究所"的倡议。目前，我国大陆地区仅有的生死教育相关研究多数在医学院校学生和医务人员中开展，在社会大众和患者家属中的研究较少，且多数为调查性研究；有关教育内容、教育方式及教育模式研究均处于起步探索阶段。

五、生死教育的途径

（1）将生死教育纳入课程体系，或者在社区开展生死教育。

（2）鼓励学生走进医院和墓地，鼓励殡仪馆员工进入高校课堂现身说法。

（3）通过日常的教育培养人们正确的生死观，只有健康的生死观才可能帮助临终患者积极地、勇敢地面对死亡，超越死亡。

六、生死教育的内容

生死教育的内容主要包括生命教育和死亡教育两大部分。

（1）生命教育　生命教育旨在帮助学生更好地了解生命与死亡，提高他们的思维能力、情感体验和生活质量，从而更好地面对生命的挑战和生活的压力。生命教育的内容包括生命哲学的指导规范作用，提出老年教育要"强化"生命教育，开展与生命内涵、生命价值、生命意义等相关的课程活动。

（2）死亡教育　死亡教育是探讨生与死的教学过程，是运用与死亡有关的医学、护理学、心理学，以及精神、经济、法律、伦理学等知识对人们进行教育，帮助人们树立正确的生死观、生命价值观、生命伦理观。死亡教育内容包括死亡基本知识教育、死亡心理知识、死亡权利教育和优死教育及死后身后事的教育。

七、生死教育的方式

生死教育的方式主要包括课程教育、实践活动、社区教育、专题讲座等。

（1）课程教育　在西方发达国家，大多数大学已将死亡教育列入教学课程，如美国大多数中小学都开设了有关死亡教育的课程。我国台湾有部分大专院校开始开设生死学的课程。

（2）实践活动　美国的生命教育起初是以死亡教育的形式出现的，美国的死亡教育名为谈死，实则通过死亡教育让孩子树立正确的生死观念。美国明尼苏达州地区，死亡教育课程除理论教学，还增设了实践活动，包括将学生带往殡仪馆进行参观，并亲自书写死亡感想等。

（3）社区教育　在实际开展临终关怀服务时，除了坚守在医院之外，进一步将服务场所拓展到了殡仪馆和墓地。通过社区开展的生命教育讲座、各种媒体渠道获得关于生命与死亡的科普知识。

(4)专题讲座　通过专题报告、主题活动、广播、电视、书刊、影视及网络新媒体等渠道，以及文化创意作品、公益广告的创作展示等，广泛开展生死观和生命观教育知识普及。肿瘤患者首选通过讲座、宣讲会、座谈会接受生死教育。

第三节　生前预嘱

生前预嘱是指人在事先，即意识清醒时签署一份文书，事先表达出自己在不可治愈的生命末期或死亡不可逆转的临终之时，是否进行抢救或使用任何生命维持措施的医疗意愿。首先，生前预嘱的设立人应该具有相应的行为能力，处于正常的生理意识状态下，可以表达自己意愿，并且意识清醒，可以明确表达自己的意愿。其次，生前预嘱的设立人应当充分知晓并且充分理解预嘱的内容及相应结果。设立人一定是在自愿的情况下签署预嘱，没有受到外界的任何引导、暗示或者影响，更不存在"被预嘱"的情况。生前预嘱自2006年第一次进入中国大陆居民视线以来，一直属于比较前沿、小众的话题。2022年6月，深圳市首次将生前预嘱合法化，生前预嘱才再次进入大众的视野。

一、生前预嘱的起源和发展

生前预嘱的本质是公民对自己生命权的处置，是立嘱人本人对自己临终的安排，它能使立嘱人按照自己的意愿，有尊严地走完人生的最后一程。

(1)国外生前预嘱发展概况　"生前预嘱"的概念最早由美国律师刘易斯·库特纳于1969年提出，他的目的是尝试给予终末期患者更多的医疗自主权。1976年8月，美国加利福尼亚州首先通过了《自然死亡法》，允许不使用生命保障系统来延长不可治愈患者的临终过程。这项法律还规定，"生前预嘱"必须至少有两位成人签署见证，这两个人不能是患者的亲属和配偶，也不能是患者的遗产继承人或直接负担患者医疗费用的人。由于这种法律的精神符合大多数人的文化心理，在短短不到20年的时间里，这种法律扩展到几乎全美国及加拿大。

1990年，美国通过《患者自主决策法案》后生前预嘱被广泛使用。

2005年3月1日，美国女植物人泰利斯基亚沃在被拔掉进食管13天之后死去的案例掀起了世界对生前预嘱的广泛关注。生前预嘱具有十分重大的意义，当患者已处于不可挽救的生命末期，只能依靠医疗设备对其进行生命的延缓，其间患者在肉体和精神上都十分痛苦。而签署生前预嘱就意味着对自己生命尊严的尊重和对自己医疗自主权真实意愿的保护，可以有效避免很多不必要的医疗纠纷。此后，新加坡、德国、法国、韩国等国家也通过相关法律规定推行生前预嘱。

（2）我国生前预嘱发展概况　我国2006年才出现相关概念。2008年，我国学者才正式引入生前预嘱定义。自此，国内学者便开始从法律、伦理等角度分析生前预嘱在我国的可行性。2015年通过了《患者自主权利法》，允许患者在疾病终末期有权签署生前预嘱并可随时更新或撤销。香港特别行政区提出生前预嘱的实施方案，以非立法的方式推广生前预嘱，推出了香港地区建议使用的生前预嘱表格，目前已被广泛认可和接受。直到目前我国在此方面进行的社会调查依然停留在各类人群对生前预嘱的认知水平及态度方面。在生前预嘱发展问题上，我国还处于探索阶段。

在伦理上，我国两千多年来盛行儒家思想，一度强调"存天理，灭人欲"，以家国一体的集体主义强调个人对权威的服从，父权医疗模式一度成为主导，患者没有过多的话语权。同时，儒家文化下强调"舍生取义"，除却家国大义，一切皆以性命为重，医务人员以治病救人为天职，对于参与生前预嘱中帮助患者自然死亡的部分明显有违医学宗旨，医务人员对此有着抵触和相当的罪恶感。死亡教育的不足使得人们常常难以正确地认识死亡，往往只认识到生命至上，却无法正视在不可逆的疾病末期，勉强维生的痛苦。加之我国自古以来的传统的孝道文化使得家属在患者遭遇病危或无可挽回的疾病末期时仍旧坚持治疗，要求延续患者生命，忽略患者所承受的身心的双重痛苦；即便亲属出于减轻患者痛苦的目的停止医疗措施，也往往会因舆论的压力和道德的谴责，或者自己内心难以承受的巨大哀痛而望而却步，因此患者常常无法得到来自家庭成员的支持和认同。但随着社会发展，个人权利日益得到重视，患者自己决定权也逐渐得到重视。家人与患者也应充分沟通，使患者的合理诉求得到表述，能够在生命的最后时刻保持尊严。当下，虽然国内已经有部分地区先行实施了地区的试点，但是对于生前预嘱的推广和发展还有着制度上的不足和保障的不安全性。

对生前预嘱的需求和可能出现的社会影响进行分析，通过对生前预嘱制度和保护患者决定权相关理论的研究，站在更广阔的角度对立法和社会政策提出合理的建议，积极推动我国医疗卫生部门建立生前预嘱制度，促进在实践中医患双方正确认识和运用相关制度，保全对患者在医疗过程中的尊重，有效回应社会对患者自己决定权保护的司法需求，可进一步优化医患关系。同时，为了避免生前预嘱权利被滥用，国家对于公民生命权益给予适当的干预及保护医疗服务者的权益也是必要的。这既是个体的人身权利和精神需求，更可减少社会医疗资源无度浪费，减轻患者家人的身心痛苦和经济负担，建立完善的法律制度，有着重要的意义。终止无意义的医疗行为，才是文明社会进步的体现；让每个人有选择自己死亡方式的权利，让有限的医疗资源用在有意义的医疗行为之中，才是对生命尊严的真正维护和尊重。

二、生前预嘱的作用

生前预嘱的内容关乎生命，包括极为重要的个人选择，为确保预嘱是设立预嘱人真实意愿的真实意思表示，对预嘱在形式上也应有所要求。目前对于生前遗嘱的设立并无法定要求，但一般来说须有本人手写的签名和明确的日期，最好是自书，打印版本也可。若需他人代笔书写的，代写人须与设立人没有任何利害关系，并最好辅以公证，或有见证人在场。生前预嘱要充分保证患者的自决权，可预先选定医疗代理人，当自己不能作出决定时代替自己做医疗决定。

（1）提升患者临终生活质量　通过提供与患者偏好相一致的治疗和护理，可以提升临终患者的生活质量，减少患者住院治疗和临终时的重症护理，与接受完全维生治疗相比，仅接受舒适和有限维生治疗措施的患者通过重症监护治疗病房（ICU）入院可能性明显降低，实施动态的预立医疗照护计划（ACP）能够降低患者临终期在医院的死亡率，提升患者临终关怀的使用率，促进静态的预立医疗指示文件（AD）和医疗代理人的敲定，帮助患者实现在舒适的地点以最舒服的方式离世。不顾患者内心诉求一味地使用生命支持系统只会导致患者糟糕的健康状况和低下的生活质量。以患者为中心、目标为导向的护理更能够提升护理质量和价值。

（2）减轻家属心理负担　临终患者会害怕自己成为家庭的拖累而产生心理负担，但其实照顾临终患者的家属更容易遭受更强级别的心理压力，尤其在患者死亡后易产生极度的愧疚，更困难的丧亲之痛自我调节。而生前预嘱的实施除了能满足患者的护理心愿，还能减少家属代替

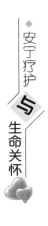

患者作出医疗决策时的冲突,降低临终患者家属的抑郁症发生率。

(3)减少医疗纠纷　医疗决策通常涉及患者、临床医师及患者家属,其中家属和患者的意见很难保证始终统一,稍有不慎可能引起医疗纠纷。例如,在患者的多位家属中,只要有一位签署知情同意书,治疗措施都会继续进行,这通常会导致患者本人意愿更难被遵从,同时将医护人员置于极大的医疗风险中。生前预嘱诞生的初衷是通过立法保护患者自主决策权,当患者与家属或家属中存在意见不统一时,医生依法实施患者的预嘱内容,可以最大限度地避免与家属产生不必要的冲突。

(4)合理分配医疗资源　临终前6个月花费的医疗费用通常占比总费用60%以上,但临终前的医疗费用支出大多是无效的,产生健康效果很小。过度医疗将导致本就稀缺的医疗资源被浪费,破坏了医疗服务的公平性。生前预嘱倡导自然死亡,拒绝无效的治疗,提倡有质量的生命,这在一定程度上可以释放稀缺的医疗资源,减少医疗资源在无效领域的配置。

三、生前预嘱的相关问题

生前预嘱在实施过程中存在一些问题,如医学技术层面的问题、法律问题等。

(1)如何界定"不可治愈的伤病末期或临终"是一个比较棘手的问题。由于医学不断发展,曾经不可治愈的疾病或许在将来就可治愈。在我国,生前预嘱还不能作为医疗文书使用,但可以作为医务人员和患者及其家属共同决策的重要基础资料,指导医疗决策。

(2)我国现行法律规范中,尚没有法律承认"生前预嘱"的合法性,也没有专门法律保障和规范其实行。无论是意定监护还是生前预嘱都是从西方舶来的制度,因此在实施过程中存在一定的法律风险。

(3)死亡,历来是个沉重的话题,谁也无法回避。在临终之前,人们都希望自己的生命能够延续下去。抢救代表着"重获生命"的机会,而放弃就意味着死亡。但要知道这些抢救措施是否真的"有效"。要避免"无益无害"和"无益有害"的过度治疗,否则,这些抢救措施只会加重患者的痛苦。

(4)生前预嘱不是"放弃治疗"。生前预嘱是在健康或意识清醒时签署的,这是因为人们在心理、身体均健康的状态下,所作出的选择和决定相对更加全面和客观,可以结合自己的实际情况决定是否修改和完善。在"生前预嘱"中选择拒绝某些治疗,并不意味着放弃所有医疗,还有缓和医疗与安宁疗护可以为患者提供帮助。

（5）预嘱人应当具有民事行为能力。生前预嘱指示务必明确，对于说明型的生前预嘱和代理型的预先医疗内容应当明确，并明确具体的医疗机构。生前预嘱内容不得触犯法律，不得唆使或帮助患者自杀，禁止使用针剂或者一氧化碳等方式实施安乐死。

四、生前预嘱与遗嘱的区别

遗嘱是指自然人在生前按照个人意愿并在符合法律规定的前提下单方面处分自己财产，安排自己所剩财产在自己离开人世后归谁所有的行为。生前预嘱与遗嘱都是同一主体对个人事务的事先安排，但两者的主要区别在于内容、作用和生效时间。生前预嘱主要涉及的是对生命末期是否接受医疗维生设备支持的医疗指示，而遗嘱主要涉及的是对财产的处置。

（1）内容与作用　生前预嘱主要涉及患者对在自己生命末期是否接受医疗维生设备支持的一种医疗指示（医疗决策），换言之，是对自己"治愈无望"或者"疾病晚期"的医疗决策（包括是否采取紧急医疗措施、创伤性抢救措施），是一种处置生命权（人身权）的文件。遗嘱主要涉及的是对财产的处置，包括遗产的分配、遗物的处理等。生前预嘱只能通过书面方式作出，而遗嘱的方式则多样，如我国就规定了公证遗嘱、自书遗嘱、代书遗嘱、录音遗嘱和口头遗嘱五种形式。

（2）生效时间　生前预嘱在当事人意识清醒、具有决定及表达能力时签署，表明在自己不可治愈的伤病末期或临终时要或不要哪种医疗、护理等的意思表示文件。遗嘱在当事人死亡时生效，是对其去世后财产的处置。

（3）其他　生前预嘱所指向的客体是残存的生命利益，是一种具有强烈人身性又富有伦理性的权利，而遗嘱的客体仅仅是可以分配的财产。

五、生前预嘱的意义

生前预嘱是尊重患者的自决权，提升临终患者的生活质量，减少无意义的生命延长。同时减轻家属的精神压力，帮助人们树立正确的生死观，正视死亡的客观存在。

（1）尊重患者的自决权。生前预嘱的目的是在患者无法自主表达意思的情况下，尊重和保护其自主决定其生命临终安排的权利。它体现了对生命尊严的尊重,允许患者在无法治愈的伤病末期或临终时,自主决定是否接受某些医疗护理,以避免无意义的生命延长。

(2)提升临终患者的生活质量。通过提供与患者偏好相一致的治疗和护理可以提升临终患者的生活质量,减少患者住院治疗和临终时的重症护理。生前预嘱的实行为患者实现在舒适的地点以最舒服的方式离世提供了可能。

(3)减轻家属的精神压力。生前预嘱为保证患者尊严死提供了一种有效的方式,提高了终末期患者生活质量。同时让家属或监护人更好地了解患者的医疗取向,一定程度上缓解了他们在面对生与死问题上的道德压力。

(4)帮助人们树立正确的生死观。生前预嘱的推广有利于颠覆传统观念,树立正确的生死观;帮助人们正视死亡的客观存在,减少对死亡的恐惧与焦虑。

(5)有资料表明,一个人一生75%的医疗费用都用在最后的抢救上。通过生前预嘱,能够降低家庭负担,使社会有限的医疗资源得到合理、有效的分配。

(6)生前预嘱的推广有助于统一治疗意见,患者在拥有决策能力时已经对要或不要治疗作出明确说明,利于家属了解并尊重患者本人的生命意愿,由此避免医务人员与患者家属在治疗意见上的分歧,在一定程度上能够降低医疗纠纷的发生。生前预嘱既是关于如何"死得好"的优逝教育,更是关于"如何珍惜现在,好好活在当下"的生命教育。

六、生前预嘱的发展问题

生前预嘱的发展问题主要涉及其在法律上的合法性、社会接受程度、实施过程中的医学技术问题,以及人际关系的影响等。

(1)法律层面的问题 生前预嘱在法律上尚没有明确的规定,我国台湾和香港在生前预嘱的实施和推广方面领先一步,但中国大陆尚没有正式的生前预嘱文本,也没有相应的法律规定。

(2)社会层面的问题 生前预嘱的理念与我国传统文化崇尚"生"、忌讳"死"的观念相冲突,且民众对生前预嘱的了解和接受程度不高。生前预嘱的理念也与"孝道"文化相冲突,使得亲属在选择是否实施生前预嘱时犹豫不决。坚守孝道是我国从古至今的传统美德,对维护家庭、社会稳定都具有重要的影响。我国民众忌谈死亡,死亡教育严重缺失,人们认为谈论死亡是不吉利和忌讳的事情,而且如果医生接受终末期患者的意愿听任其死亡，可能会引发医疗纠纷，在这种死亡文化里，生前预嘱的推行受到了重重阻碍。目前，中国大陆没有相关立法对生前预嘱进行明确的规定，社会大众对其接受度不高，全面实行仍存在很多困难。因此，应先从宣传、推广生前预嘱的概念开始，使更多人知道在生命尽头选择要或不要哪种医疗照顾以保持尊严是一种权利，再逐渐实现其立法、保障等环节。

（3）医学层面的问题　医务人员对生前预嘱的认知程度普遍低，相关知识的缺乏使得医务人员在与患者、家属沟通过程中起不到引导作用。加强医务人员对生前预嘱相关知识的培训，让更多的医务工作者认识生前预嘱有利于医疗水平的提升并能促进生前预嘱的推广和实施。我国内地的医疗水平状况与经济发展状况是成正比的。从个人层面来看，经济收入和医疗保障制度的巨大差距，使得低收入人群和无医保人员因无法缴纳昂贵的医疗费而被迫放弃治疗；而收入高者与医疗保障水平高的又存在过度治疗，浪费医疗资源。如果在这种情况下贸然推行生前预嘱会招致国民的不解，认为自己还没有享受医疗救助的条件，就谈论选择医疗方式，或者不接受治疗而自然死亡，情感上是不能接受的。

（4）人际关系层面的问题　生前预嘱的执行主体可以是患者本人或近亲属，也可能因为长期交往建立了友情而充分信任的某个朋友，或者因同性伴侣之间的感情而将生前预嘱交由对方保管。

第六章 安宁疗护与症状护理

症状护理是安宁疗护的重要组成部分，而安宁疗护则为症状护理提供了更全面的视角和更深入的服务。症状护理是安宁疗护的基础和核心内容，首先应让患者的身体尽可能舒适，这是提供心理、灵性和社会支持的基本前提。症状护理的目标是控制不适症状，促进患者舒适，是提高患者生存质量的重要前提。

第一节 发 热

发热指机体在致热原或非致热原作用下，引起的体温调节中枢功能紊乱致使产热增加，散热减少，体温超过正常范围。一般而言，当腋下温度超过37℃，口腔温度超过37.3℃，一昼夜体温波动超过1℃，可称为发热。

一、发热的概述

发热按时间长短可分为急性发热和长期发热。急性发热的病程少于两周，常见于急性感染。长期发热持续两周以上，常见于淋巴瘤、结缔组织疾病等。发热按其程度可分为四个等级：低热为37.3~38.0℃，中热为38.1~39.0℃，高热为39.1~41.0℃，体温41℃以上则为超高热。发热有可能伴发其他严重情况，因肿瘤患者多处于高血凝状态，故常见并发肺梗死和深静脉血栓，而抗肿瘤放射治疗、化疗又会引起假膜性小肠结肠炎，恶性肿瘤发生颅内转移也是常见现象，这些情况常常出现持续高热。

1. 发热的病因

（1）感染性发热　感染性发热主要是由于各种病原体，如病毒、细菌、支原体、立克次体、螺旋体、真菌、寄生虫等引起的急性或慢性、局部性或全身性的感染而出现的体温升高。

（2）非感染性发热　①无菌性坏死物质吸收：包括机械性、物理性或化学性因素所致组织损伤，如大面积烧伤、内出血或大手术，血管栓塞或血栓形成所致的心、肺、脾等内脏梗死或肢体坏死，恶性肿瘤、溶血反应所致的组织坏死与细胞破坏等。②抗原抗体反应：如血清病、药物热、结缔组织病等。③内分泌与代谢障碍：如甲状腺功能亢进、严重脱水等。④皮肤散热障碍：见于广泛性皮炎及慢性心力衰竭等，多为低热。⑤体温调节中枢功能障碍：常见于脑出血、颅脑外伤、安眠药中毒等。其产生与体温调节中枢直接受损有关，以高热无汗为临床表现特点。

癌性发热的常见原因有：①肿瘤生长迅速，肿瘤组织缺血缺氧，造成组织坏死。②肿瘤本身产生内源性致热原。③肿瘤侵犯或影响体温调节中枢。④肿瘤内白细胞浸润，引起炎症反应。⑤肿瘤细胞释放的抗原物质引起机体的免疫反应。⑥肿瘤合并感染，如中心型肺癌合并阻塞性肺炎，胆道系统肿瘤合并胆系感染等。癌性发热的特点主要体现在其热程、热型、伴随症状，以及对抗生素治疗的有效性等方面。癌性发热的热程通常较长，有的可达数月之久，可呈间歇性。热型以不规则热或弛张热为主，伴随症状较少，可能伴有乏力、自汗盗汗、食欲减退等消耗性症状。多数情况下，癌性发热对抗生素治疗无效，但对解热镇痛药有较好的反应。

2. 发热的热型

发热的热型是指体温曲线在时间上的变化规律，不同的发热性疾病具有不同的热型。热型的形成可能与病变性质有关，也与个体反应性有关。

（1）稽留热　体温恒定地维持在39～40℃以上的高水平，达数天或数周，24小时内体温波动范围不超过1℃。

（2）弛张热　体温常在39℃以上，波动幅度较大，24小时体温波动范围超过2℃，但都在正常水平以上。

（3）间歇热　体温骤升达高峰后持续数小时，又迅速降至正常水平，无热期（间歇期）可持续1天至数天，如此高热期与无热期反复交替出现。

（4）波状热　体温逐渐上升达39℃或以上，数天后又逐渐下降至正常水平，持续数天后又逐渐上升，如此反复多次。

（5）回归热　体温急剧上升至39℃或以上，持续数天后又骤然下降至正常水平。

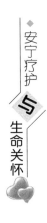

(6) 不规则热　发热的体温曲线无一定规律。

抗生素、糖皮质激素、解热镇痛药等的使用可使热型变得不典型。热型也与个体因素有关，如老年人因机体反应性差，严重感染时可仅有低热或不发热，而无疾病相应的典型热型。

3. 发热的临床分期

发热的临床分期主要分为四个阶段，包括体温上升期、高热期、体温下降期和恢复期。每个阶段都有其典型的临床表现。

(1) 体温上升期　临床表现为寒战、怕冷、疲乏无力、手脚冰凉、体温突然升高。特点为产热大于散热，体温上升，体温升高形式有骤升或缓升。骤升是指体温在数小时内达 39～40℃ 或以上，常伴寒战、惊厥等，常见于大叶肺炎、急性肾盂肾炎、败血症、输液或药物反应等。缓升是指体温逐渐上升，数天内达到高峰，多不伴寒战，常见于结核病、伤寒等。

(2) 高热期　临床表现为患者自觉酷热，皮肤发红、干燥。体温恒定地维持在 39～40℃ 以上的高水平，达数天至数周。高热期特点为产热与散热在较高水平上保持相对平衡，一般体温上升至高峰并维持一段时间。

(3) 体温下降期　临床上表现大量出汗，皮肤潮红，严重者引起脱水。体表血管舒张，大量出汗，皮肤潮湿，尿量增加。体温下降期特点为散热大于产热，随病因消除而降至正常水平。体温骤降是指体温在数小时内迅速降至正常，常见于急性肾盂肾炎、疟疾、输液或药物反应、大叶性肺炎等。体温缓降是指体温在数天内降至正常，常见于风湿热、伤寒等。高热患者体温骤降时常伴有大量出汗，以致造成体液大量丢失，年老体弱及心血管病患者极易出现血压下降、脉搏细速、四肢冰冷等虚脱或休克表现。

(4) 恢复期　体格检查常有单侧腹股沟或颈部、腋窝等浅表淋巴结肿大伴触痛，较大者局部红、肿、热、痛明显。常见的热型有稽留热型、弛张热型(败血症热型)、间歇热型、波状热型、回归热型、不规则热型。

二、发热的评估

(1) 肿瘤　①诊断肿瘤热需先排除其他原因引起的发热。②与肿瘤或肿瘤相关的免疫反应所释放的致热原相关。③常见的引起发热的肿瘤包括霍奇金淋巴瘤、淋巴瘤、白血病、肾癌、黏液瘤、骨肉瘤。④肿瘤热一般可发热出汗，但多无畏寒寒战，对乙酰氨基酚的退热效果较差，但对非甾体抗炎药（NSAID）则较为敏感。⑤诊断肿瘤热的流程。发热原因不明，可先试用经验性抗生素治疗（至少治疗7天）。如抗生素治疗无效，可使用萘普生375mg、口服、每12小时1次，至少使用36小时。肿瘤引起发热一般在24小时内完全退热，并且在用药期间一直不发热。如使用后仍持续发热，则可能为感染引起的发热，应继续寻找可能的感染。

（2）感染　①通过详细地询问疾病史和查体，必要时辅以相应的辅助检查，来寻找可能的感染部位。②病原学的检查，如血培养、体液的培养等。③多伴有畏寒和寒战。④经验性的抗感染治疗有效（注意如没有感染表现仅单纯发热，不应马上使用抗生素）。⑤出现重症感染的表现，高热、心跳加快、低血压、神志改变等。⑥在疾病终末期患者中，需结合患者及其家属意愿，决定是否应用/继续换用抗生素。

（3）其他原因　①药物，如抗生素本身，中枢神经系统药物等。静脉使用阿片类药物易有出汗，但发热少见。②肿瘤治疗，如某些化疗药、放射治疗引起的放射性肺炎、生物治疗等。③结缔组织病，如应注意疾病史及多系统症状。④中枢神经系统病变、转移瘤、脑出血等引起的中枢性发热。⑤内分泌因素，如肾上腺皮质功能不全、甲亢等。

三、发热的治疗

1. 病因治疗

发热的病因治疗主要是针对引起发热的病因进行处理，从根本上解决发热。常见的治疗方法包括抗感染治疗、抗肿瘤治疗、免疫治疗等。然而，对于部分难以明确病因的发热，可以采取诊断性治疗。

（1）感染性发热　积极找到感染病灶，根据感染源不同选择有效的药物进行治疗。例如，细菌感染可选择抗生素，病毒感染可选择抗病毒药物。

（2）肿瘤性发热　各种实体肿瘤、血液系统肿瘤（如淋巴瘤、白血病等）均可以引起发热，需要针对肿瘤进行治疗。

（3）免疫性疾病　如系统性红斑狼疮、类风湿关节炎、风湿热、血管炎等，需要针对免疫性疾病进行治疗。

（4）不能确诊者　对于部分患者经一系列反复细致检查和临床观察后仍不能确诊者，可按拟诊进行诊断性治疗。目前仅有以下疾病可做诊断性治疗，即抗结核药物治疗结核病、青蒿素及其衍生物治疗疟疾、甲硝唑治疗阿米巴肝脓肿。

（5）其他　对于长期发热患者建议住院或转院治疗，明确病因并积极治疗原发病。对生命体征不稳定的急性发热患者应在动态观察的同时开始经验性治疗。

在病因未明确之前，不能随意用糖皮质激素，因为随意用糖皮质激素退热会掩盖病情，还会引起可能的感染性疾病扩散，反复使用将导致诸多不良反应。高热和超高热应在查找病因的同时予以积极降温和对症处理，以稳定病情和缓解患者的痛苦。

2. 对症治疗

对症治疗主要包括物理降温、药物降温以及营养支持治疗，终末期患者应谨慎使用退热药物。在实际应用中，需要根据患者的具体情况选择合适的治疗方法，必要时可配合中医药治疗。

（1）物理降温　如冰敷、温水擦浴、降低室温等。年老体弱患者慎用酒精擦浴，高热寒战或伴出汗的小儿一般不宜用酒精擦浴；用冰袋降温时，用毛巾包裹冰袋后放在额部；冰毯、冰帽、冰枕、静脉低温液体输注等也可用于降温，还可根据患者具体情况谨慎使用液体灌肠和肛塞剂降温。

（2）药物降温　如对乙酰氨基酚、布洛芬等解热镇痛药。

（3）营养支持治疗　如补充大量液体、输注糖皮质激素等。

（4）癌性发热的处理　积极查找发热原因；及时给予对症处理，物理降温，同时要合理使用药物处理。①药物降温：解热镇痛药如吲哚美辛、布洛芬、阿司匹林，激素类药物如泼尼松、地塞米松；吲哚美辛栓100毫克/粒，1/3～1粒，必要时使用。萘普生是一种新的阿司匹林样药物，具有抗炎镇痛解热作用。退热机制是通过抑制环氧化酶，从而抑制前列腺素的合成以达退热目的，退热效果优于阿司匹林。萘普生不良反应小，可作为癌性发热的筛选治疗，如果出现完全反应，癌性发热的可能性很大。可以用来鉴别是否为癌性发热。具体用法：0.375mg、每8小时1次。用于肿瘤发热，迅速、完全。退热在给药的6小时后开始，24小时内完全退热。萘普生对肿瘤性发热有特异性退热作用，而对感染性发热不起作用所以该药可以对癌性发热进行有效的鉴别。②抗过敏药物、异丙嗪、其他抗组胺药：异丙嗪在口服或注射后很快吸收，口服或肌内注射（im）25～50mg，20分钟起效，一般持续6～12小时。对乙酰氨基酚的作用缓慢而持久；口服0.5g，每天3次。

3. 预防措施

预防措施主要包括保持良好的生活习惯，经常进行户外活动，呼吸新鲜空气，多晒太阳。合理安排作息时间，不宜在炎热的中午过多活动。平时积极锻炼身体，增强体质；避免过度劳累，保证睡眠充足。

避免接触病原体，注意个人卫生，勤洗手，避免频繁用手触摸嘴、鼻子、眼睛等部位，因为细菌极易通过这些部位进入人体内。

受外伤后及时清创，必要时抗感染治疗；留置有导管者应定期更换，病情允许时尽早拔除。如有体温等病情的变化，及时作出相应的处理，以免变生他病。

已经发热的患者要卧床休息，多饮水，给予清淡易消化的饮食。

四、发热的护理

（1）监测体温　根据体温的不同，采取不同的测量频率。密切监测患者的各项生命体征，每 4 小时测量体温 1 次，必要时随时测量并记录，发现异常及时通知医师。

（2）采取适当的降温措施　如体温不超过 38.5℃，可不予处理。体温过高，可采用物理降温，如温水擦浴。持续的过高热，积极采取有效的降温措施，如温水擦浴、酒精擦浴、冰敷等方法。高热患者因氧的消耗量增多，可有头痛，烦躁不安等现象出现，并有紧张、烦恼、焦虑、恐惧的心理反应，因此，护士要多与患者沟通，使患者紧张的心理状态得到缓解。

（3）口腔护理　因发热致唾液分泌减少，口腔黏膜干燥，口内食物残渣易发酵致口腔溃疡。对发热患者的口腔护理要每天进行 3 次。应在晨起、餐后、睡前协助患者漱口，必要时行特殊口腔护理，保持口腔清洁，预防口腔感染。发热时唾液分泌减少，口腔黏膜干燥，且抵抗力下降，有利于病原体生长、繁殖，易出现口腔感染。

（4）皮肤护理　对长期卧床的患者，注意皮肤护理，每 2 小时协助患者更换 1 次体位，以防褥疮发生。高热时，人体蛋白质、维生素消耗增多，消化能力降低，所以要及时补充营养和水分，饮食上要给予易消化、蛋白质丰富、维生素充足的食物。

（5）补充营养和水分　鼓励患者每天饮水 3000ml 以上；对不能进食者可按医嘱静脉补液，纠正水电解质紊乱；昏迷患者给予鼻饲流质饮食。指导患者多饮水，多饮果汁，保证热量和水分的摄入，维持水、电解质平衡。

患者发热时，一方面由于迷走神经兴奋降低，胃肠蠕动减弱，消化液分泌减少，消化酶活性降低，胃肠活动及消化吸收功能降低；另一方面，发热使人体内各种营养素的分解代谢增强，营养物质和氧气大量消耗，体温每升高 1℃，基础代谢增高 13%，这样极易引起发热患者消瘦、衰弱和营养不良。

给予高热能、高蛋白质、富含维生素和无机盐以及口味清淡、易于消化的饮食，根据病情可予流质、半流质饮食或软食。发热期间选用营养含量高且易消化的流食，如牛奶、豆浆、蛋花汤、米汤、绿豆汤、藕粉、鲜果汁、去油鸡汤等；体温下降、病情好转时可改为半流质如大米粥、菜末粥、面片汤、碎面条、豆腐脑、银耳羹等，可配以高蛋白高热量菜肴，如豆制品、鱼类、蛋黄以及各种新鲜蔬菜；发热后的恢复期可改为普通饮食，如馒头、面包、软米饭、包子、瓜茄类、嫩菜叶和水果等。食欲较好者可适当给予鸡肉、鸭肉、鱼肉、牛肉、蛋制品、牛奶和豆类等。嘱患者少吃多餐，流质饮食每天进食 6~7 次，半流质每天进食 5~6 次，普通饮食每天 3~4 次。少食多餐制既可补充营养物质，又可减轻胃肠负担，有利于疾病的恢复。

高热可使机体丧失大量水分，应鼓励患者多饮水，必要时由静脉补充液体、营养物质和电解质等。供给充足液体，有利于体内毒素的稀释和排出，还可补充由于体温增高丧失的水分，可饮开水、鲜果汁、菜汁、米汤和其他汤类等。

（6）舒适照护　发热患者应卧床休息，避免劳累，减少机体消耗，有利于机体康复。营造适宜的休息环境。高热者需卧床休息，并加用床挡；中低热者酌情增加活动，活动时注意安全、适当休息。

（7）心理护理　护士应关心和鼓励患者，耐心解答患者提出的问题，以缓解其紧张情绪，消除躯体不适。针对患者及其家属的心理状况，关心体贴患者，鼓励患者树立战胜疾病的信心，消除不良心理反应，使患者主动积极地配合治疗和护理。

（8）安全护理　高热患者可能会出现谵妄、惊厥、躁动不安，应注意防止发生坠床、舌咬伤等安全问题，必要时可使用床挡和（或）约束带固定。高热患者应卧床休息，保证睡眠充足，以减少组织耗氧，缓解头痛、肌肉酸痛等症状，有利于机体恢复元气。

（9）加强病情观察和记录　观察生命体征，定时测体温变化，一般每天测量 4 次，高热时每 4 小时测量 1 次，待体温恢复正常 3 天后，改为每天 1~2 次。降温措施实施 30 分钟后，要检测降温效果，做好记录和标识。注意观察发热类型、程度及经过，密切注意呼吸、脉搏和血压的变化。观察是否出现寒战、淋巴结肿大、出血、肝脾大、结膜充血、单纯疱疹、关节肿痛及意识障碍等伴随症状。观察发热原因及诱因是否消除。观察治疗效果，比较治疗前后全身症状及实验室检查结果。观察饮水量、饮食摄取量、尿量及体重变化。做好护理记录和体温单绘制。

第二节 咳 嗽

咳嗽是常见的一种呼吸道症状，主要是由呼吸道受到各种刺激时产生的保护性反射活动，通常分为感染性和非感染性咳嗽两类，治疗时需要针对具体病因进行。

一、咳嗽的病因

咳嗽的病因主要有感染性咳嗽和非感染性咳嗽两类，其中感染性咳嗽主要由细菌、病毒、支原体、寄生虫等引起，非感染性咳嗽的病因则因具体病因而异。

（1）感染性咳嗽　感染性咳嗽主要包括上呼吸道疾病和下呼吸道疾病，如腺病毒感染、鼻及鼻窦或扁桃体炎、急性咽炎或喉炎、慢性咽炎或喉炎、急性会厌炎、喉结核、急性及慢性气管支气管炎、细支气管炎、支气管内膜结核、支气管扩张等。

（2）非感染性咳嗽　咳嗽的另一类病因是非感染性的。非感染性咳嗽的病因多种多样，如过敏性鼻炎、支气管哮喘等均需祛除病因后才能缓解，抗感染治疗一般无效。与晚期病程相关的咳嗽有肿瘤浸润或阻塞、胸腔积液或心包积液、胃食管反流病、慢性阻塞性肺疾病或慢性心力衰竭加重等。多达80%的终末期患者咳嗽为常见症状，在接近生命结束时出现衰弱、肌无力和不能协调有效吞咽，导致无效持续性咳嗽。

二、咳嗽的评估

1. 查找病因

咳嗽的病因查找主要包括感染因素、环境因素、个人习惯、疾病因素等。

（1）感染因素　包括细菌、病毒、支原体、衣原体等引起的感染，如上呼吸道感染、肺炎、肺结核等。

(2)环境因素　长期吸烟，接触刺激性气体、尘埃等。

(3)个人习惯　过度使用香水、空气清新剂等具有刺激性气味的物品。

(4)肿瘤　①肺原发癌或转移癌。②肿瘤堵塞气管。③胸腔积液。④胸膜肿瘤。⑤上腔静脉阻塞综合征。⑥类肿瘤综合征。⑦气管食管瘘。

(5)肿瘤治疗的不良反应　①放射性肺炎。②化疗(如博来霉素、环磷酰胺)导致的间质性肺炎。

(6)其他疾病　①呼吸道疾病，如上气道咳嗽综合征、咳嗽变异性哮喘、慢性支气管炎、慢性阻塞性肺疾病、肺间质纤维化、支气管扩张症、感染后咳嗽等。②胃食管反流性疾病。③由吞咽困难和反复误吸导致的咳嗽(多见于痴呆晚期、脑血管疾病、多发性硬化症、肌萎缩性侧索硬化、遗传性共济失调的患者)。④免疫力低下患者机会性感染。⑤充血性心力衰竭。⑥终末期肾衰竭。

2. 鉴别诊断

咳嗽的鉴别诊断主要包括与咽部疾病、喉部疾病、上呼吸道感染、支气管哮喘、肺炎、肺结核、肺癌等疾病进行鉴别。同时，还需注意与特定药物引起的咳嗽，以及环境因素或职业因素暴露导致的咳嗽相鉴别。

(1)与咽部疾病和喉部疾病鉴别　咽部疾病和喉部疾病引起的咳嗽，常表现为干咳，可伴有喉痒、声音发哑、喉痛、异物感、呼吸困难、咯血等。

(2)与上呼吸道感染鉴别　上呼吸道感染以鼻部卡他症状为主要特征，肺部无异常体征，一般不难鉴别。

(3)与支气管哮喘、肺炎、肺结核、肺癌等慢性疾病鉴别　①支气管哮喘以刺激性咳嗽为特征，患者常有家族或个人过敏性疾病史，抗感染治疗无效。②肺炎亦有支气管炎类似症状及肺部体征，但胸部X线片有相对应X线改变。③肺结核除咳嗽和咳痰症状外，多伴有消瘦、咯血、食欲缺乏、盗汗及午后低热等结核毒性症状。④肺癌多引起刺激性干咳、血痰或痰中带血丝、发热、气促症状，胸部X线片或CT可见肺内占位性病变。

(4)与特定药物引起的咳嗽和环境因素或职业因素暴露导致的咳嗽相鉴别　药物引起的咳嗽多为刺激性干咳，有明确的药物服用史，抗感染治疗无效，停药后4周症状消失或减轻，一般不难鉴别。环境因素或职业因素暴露越来越多地成为急性咳嗽的原因。

(5)姑息性治疗中亚急性咳嗽或慢性咳嗽的鉴别诊断　亚急性咳嗽持续时间较短，通常在3~8周；慢性咳嗽的持续时间超过8周。亚急性咳嗽可能由感染、过敏、哮喘、胃食管反流病、药物不良反应等引起；慢性咳嗽的常见原因包括阻塞性肺疾病、哮喘、过敏性鼻炎、胃食管反流病、慢性支气管炎、药物不良反应。治疗时要根据病因选择相应的治疗方案，亚急性咳嗽的治疗通常更注重短期缓解，而慢性咳嗽则需要长期管理。

3. 疾病史采集

疾病史采集主要包括询问咳嗽的性质、音色、节律和咳嗽时间、诱发或加重因素、体位影响、伴随症状等。同时，要了解患者的职业史、可疑物接触史、过敏史等，以排除严重疾病或者呼吸道传染性病原所致的感染。

(1)咳嗽的性质和音色　询问咳嗽的性质，如干咳或湿咳，湿咳以感染性咳嗽多见。询问咳嗽的音色，如金属音，可能是支气管扩张。

(2)咳嗽的时间和诱发因素　询问咳嗽的时间，如夜间咳嗽为主的患者，应首先考虑咳嗽变异性哮喘的诊断。询问诱发或加重因素，如受凉后出现寒战、发热，可能有感染性疾病。如血管紧张素转化酶抑制剂等药物也可能引起咳嗽，一些化疗药物可引起肺毒性，可能表现为咳嗽。

(3)体位影响和伴随症状　询问体位影响，如立位或坐位可能加重咳嗽。询问伴随症状，如发热、咳痰、咯血等，有助于判断咳嗽的原因。

(4)咳嗽表现　咳嗽表现的类型(有痰/无痰)、诱发因素，以及咳嗽对生存质量的影响、咳嗽时间(日间夜间)、咳嗽开始的时间。自肿瘤诊断后咳嗽发生任何变化或新发咳嗽提示可能与肿瘤的浸润相关。另外，更慢性的咳嗽可能与基础呼吸系统疾病相关，如慢性阻塞性肺疾病(COPD)或慢性心力衰竭加重等。

(5)咳痰　评估咳痰的难易程度，以及痰液的颜色、性质、量、气味和有无肉眼可见的异物等。

(6)心理-社会反应　评估精神、心理因素、社会关系、职业状况等。

4. 咳嗽的检查方法

(1)体格检查　检查咽部、肺部、心脏等部位，如有无红肿、疼

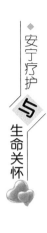

痛、异常声音等。

（2）实验室检查 如血常规、痰涂片、痰培养等，以明确是否存在感染。

（3）影像学检查 如胸部X线片、CT等，以了解肺部情况。

（4）特殊检查 如过敏原检测、食管pH检测等，以明确过敏原因或胃食管反流等。

三、咳嗽的治疗

1. 非药物治疗

（1）体位引流 用于湿性咳嗽。将病肺处于高位，使引流支气管开口向下，促使痰液借重力作用顺体位引流经气管咳出，姿势引流最好在雾化吸入后15分钟进行。体位引流应配合肺部拍打，拍打时手固定成背隆掌空的杯状自下及上，由外向内，向肺门方向拍击肺部。每部位拍击1~2分钟，每分钟拍击120~180次。

（2）芳香治疗 可以由家属操作，也可以由护理人员操作；可做室内扩香。具体配方：绿花白千层+甜橙+丁香+桉油醇迷迭香。

（3）康复理疗 ①对于炎症期间伴有大量痰液产生的情况，采用短波超短波等高频电治疗或磁疗，可以起到促进炎性渗出吸收炎症局限化、减少痰液的作用。②对于难于引流的肺段，或者极度衰弱的老年人和儿童，可以在相应体位下采取体外手法排痰，促进痰液引流。③对于慢性局灶性炎症，可以采取激光局部照射或相应穴位照射，减轻咳嗽症状。

2. 药物治疗

药物治疗包括对因治疗和对症治疗，具体措施包括镇咳止咳药物治疗、使用支气管扩张剂、吸入性糖皮质激素等，同时强调个体化治疗。

（1）对症治疗 ①镇咳药：如喷托维林（咳必清）和右美沙芬，用于缓解咳嗽症状。②抗组胺药抗过敏止咳：如氯苯那敏，用于控制因过敏引起的咳嗽。

（2）病因治疗 ①控制感染：根据咳嗽的病因，采取相应的抗感染治疗。②咳嗽变异性哮喘：吸入或全身糖皮质激素联合支气管舒张剂。③胃食管反流病：抑酸剂〔质子泵抑制剂（PPI）或H受体阻滞剂〕、促胃动力药。

（3）个体化治疗 ①根据患者的个体情况制订个性化的治疗计划。②不同的患者可能对不同的治疗方法有不同的反应，因此治疗方案可能需要根据患者的年龄、健康状况、过敏史等因素进行调整。

（4）咳嗽原因不明或由于肿瘤堵塞气道等无法解决的原因　①支气管扩张剂：吸入。②糖皮质激素：地塞米松 4～8mg，每天 1 次，口服。③可待因：双氢可待因比可待因更常用，常与右美沙芬联用，但也有小样本的系统评价报道双氢可待因的疗效不肯定，可由吗啡替代。④苯佐那酯：50～100mg，每天 3 次。⑤色甘酸钠气雾剂：每揿含色甘酸钠 3.5mg，每次 1～2 揿，每天 3～4 次。⑥吗啡：5～20mg，口服，每 4 小时 1 次。⑦利多卡因：对于顽固性咳嗽，可吸入局部麻醉剂和多卡因，有效浓度 1%～4%，10～20mg，每 4～6 小时 1 次，每天最大剂量 200～400mg，用利多卡因雾化后 1 小时内避免进食误吸。

（5）终末期难治性咳嗽可以考虑以下药物　①沙利度胺：作为一种免疫调节剂，有可能缓解这些患者的咳嗽症状，提高生活质量。治疗方法为沙利度胺 50mg/d 睡前口服，2 周后视情可加量至 100mg/d，疗程 12 周。不良反应主要为便秘、头晕和不安。②神经因子调节剂：巴氯芬为 γ-氨基丁酸 β 受体激动剂，剂量为 10～20mg，每天 3 次，原用于神经痉挛类疾病如多发性硬化的治疗，但因其抑制咳嗽中枢的非特异性镇咳作用目前也用于难治性咳嗽的治疗，不良反应主要有嗜睡和眩晕等，多在数周内逐渐耐受。从小剂量逐渐增加至治疗剂量有助于减少不良反应。加巴喷丁通过与脑内电压门控钙通道的亚单位特异性结合以抑制神经递质释放，主要治疗癫痫和神经病理性疼痛。因慢性咳嗽患者有与神经病理性疼痛相似的中枢高敏感性，现也用加巴喷丁治疗难治性慢性咳嗽，其不良反应主要影响中枢神经系统，但似乎较巴氯芬轻微。阿米替林属三环类抗抑郁药，能阻断突触前膜对 5-羟色胺和去甲肾上腺素的再摄取，具有较强的镇静和抗胆碱作用，小剂量阿米替林（10mg/d）治疗迷走神经病理相关难治性咳嗽，治疗 10 天后患者咳嗽频率、剧烈程度和生活质量均能得到明显改善，咳嗽控制率达到 60%。

四、咳嗽的护理

咳嗽的护理主要包括保持室内空气湿润、鼓励患者咳嗽、提供适当的饮食、保持良好的生活习惯、适当使用药物等方法。对于特殊情况的咳嗽，如因鼻涕倒流、体位性咳嗽等，需要采取特定的护理措施。

1. 一般护理

（1）病情观察　密切观察咳嗽、咳痰的情况，详细记录痰液的颜色、性质、量。正确留取痰标本并送检。

(2)一般咳嗽的护理 保持室内空气湿润。干燥的空气可能会刺激并加重咳嗽症状，因此，在房间中使用加湿器或者放置水盆可以增加室内空气的湿度，有助于缓解喉咙干痒的不适感。

(3)鼓励患者咳嗽 指导患者正确咳嗽，促进排痰。痰液较多不易咳出时，遵医嘱使用祛痰剂或超声雾化吸入，必要时吸痰。

(4)提供适当的饮食 多饮水，给予高热量、高蛋白质、高维生素的流质、半流、软食，少量多餐，少吃产气食品，防止产气影响膈肌运动。

(5)保持良好的生活习惯 避免辛辣刺激食物，但不必忌口，只要不过敏，鱼、虾、肉、蛋、奶都可以正常食用。保持良好的作息，适当散步，随时更换汗湿衣被，防止外感。

2. 特殊护理

(1)因鼻涕倒流引起的咳嗽 首先滴几滴无菌生理盐水到鼻腔里，等鼻涕或鼻痂软化后，用吸鼻器吸出鼻涕。对于1岁以上的孩子，可以使用生理海水鼻腔喷雾器喷鼻，对于6岁以上的患者，可以使用生理盐水直接冲洗鼻腔，去除鼻涕、病菌和各种过敏原。

(2)体位性咳嗽 对于久坐或久卧的人，可以站起来走动或者轻轻拍打背部，帮助痰液排出。

(3)促进排痰 ①有效咳嗽：有效咳嗽适用于神志清、一般状况良好、能够主动配合的患者。方法：患者尽可能坐位，先行深而慢的腹式呼吸5~6次，然后吸气到膈肌完全下降，屏气3~5秒钟，继而缩唇，缓慢地经口将肺内气体呼出，再深吸一口气屏气3~5秒钟，身体前倾，从胸腔进行2~3次短促有力的咳嗽。咳嗽时同时收缩腹肌，或用手按压上腹部，帮助痰液咳出。②气道湿化：包括湿化治疗和雾化治疗两种方法。主要适用于有液黏稠者。目前临床最常用的为小容量雾化器，如射流雾化器、超声雾化器及振动筛孔雾化器。射流雾化器适用于呼吸道病变或感染、气道分泌物多，尤其是有低氧血症严重气促者；超声雾化器不适用于哮喘等喘息性疾病；振动筛孔雾化器雾化效率高且残量少，患儿应优先选择密闭式面罩雾化。针对终末期患者而言，雾化吸入能帮助患者咳出痰液，提高其舒适感，但由于药物不同的不良反应可能会出现口腔干燥、味觉障碍等，应加强口腔护理，及时洗脸防止药液残留。及时翻身拍背，有助于附着在气管和支气管上的痰液脱落，保持呼吸道通畅。③胸部叩击：该法适用于长期卧床、排痰无力者。禁用于咯血、低血压及肺水肿等患者。方法：患者侧卧或坐位，叩击者两手手指弯曲并拢，使掌呈杯状，以腕部力量，从肺底部自下而上，由外向内，迅速而有节律地叩击胸壁。每一肺叶叩击1~3分钟，每分钟叩击120~180次。④体位护理：采取舒适体位。坐位或半坐位有助于改善呼吸和咳嗽排痰。体位引流适用于肺脓肿、支气管扩张症等大量痰液排出不畅时（图6-1）。禁用于呼吸困难和发绀者、近1~2周内有大咯血史、年老体弱不耐受者和心血管疾病。引流原则：抬高患肺位置，使引流支气管开口向下，同时辅以拍背，借助重力作用使痰排出。⑤机械吸痰：适用于痰液黏稠无力咳出、意识不清或建立人工气道者。吸痰是一项比较痛苦的操作，可根据情况与患者及其家属沟通后进行。注意事项：每次吸痰时间<15秒钟，两次间隔时间>3分钟。在吸痰前后提高氧浓度。⑥气道分泌物的护理：对于很多患者，临终过程晚期可出现气道分泌物。唾液及口咽分泌物的积聚可能导致患者在每次呼吸时发出咕噜声、噼啪声或咔嚓声，称为"死前喘鸣"。停用非必需的静脉内补液或肠内营养有助于分泌物排出气道。

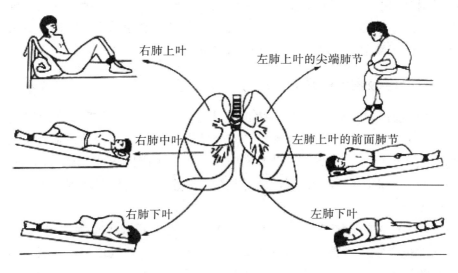

图6-1 体位引流排痰示意图

3. 药物护理

（1）根据病情、咳嗽性质正确选择使用抗生素、止咳药及祛痰药。告诉湿性咳嗽及排痰困难者，不要自行服用可待因。

（2）注意观察药物疗效及不良反应。

4. 心理护理

咳嗽可能会导致患者产生焦虑、恐惧、紧张等情绪反应，因为咳嗽

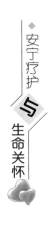

可能会影响患者的生活起居，使患者产生急于缓解咳嗽等症状的焦虑情绪。

护士应与患者进行耐心、细致的沟通，通过对病情的客观评价，解除患者的心理顾虑，去除不良心理的反应，树立治疗疾病的信心。帮助患者熟悉、适应医院环境，消除陌生感、紧张感。向患者介绍咳嗽、咳痰的病因，诱因及防治方法，缓解症状，帮助其树立战胜疾病的信心，避免焦虑等不良情绪发生。

第三节　呼吸困难

呼吸困难主要是由各种原因导致的呼吸道不畅，气体交换受阻，表现为呼吸费力，程度和表现形式多样。患者的精神状况、生活环境、文化水平、心理因素及疾病性质等对其呼吸困难的描述具有一定的影响。呼吸困难的病理生理机制复杂，主要包括中枢呼吸动力激活和气道、肺及胸壁感受器传入信息之间相分离或配合不当。治疗思路是保持呼吸道通畅，纠正缺氧，明确病因，并控制并发症。

一、呼吸困难的病因

（1）肺组织疾病　肺炎、脓毒症或创伤引起的急性呼吸窘迫综合征、吸入性肺炎、心源性肺水肿、溺水肺、肺出血等都会导致肺组织疾病，从而引发呼吸困难。各种累及肺泡和（或）肺间质的病变，如肺炎、肺气肿、严重肺结核、弥漫性肺纤维化、肺水肿、硅沉着病等，也会引起呼吸困难。

（2）上呼吸道梗阻　上呼吸道梗阻以吸气性呼吸困难为主要表现，包括喉炎、气道异物、声门下狭窄、血管环、先天性气道畸形、气道软化症等。上呼吸道梗阻在婴幼儿中较为多见。

（3）下呼吸道梗阻　下呼吸道梗阻以呼气性呼吸困难为主要表现，主要包括哮喘急性发作、闭塞性细支气管炎、支气管异物等；重症肺部感染时的分泌物、坏死物，也可阻塞细支气管，造成下呼吸道梗阻。

（4）呼吸泵功能障碍　肌肉疾病、周围神经病、膈肌麻痹、神经肌肉接头疾病、严重胸廓畸形（如严重脊柱侧弯、创伤性连枷胸、肋骨骨折、窒息性胸廓发育不良）影响呼吸肌运动，气胸、胸腔积液影响胸廓运动，也存在泵衰竭。

(5)中枢神经系统疾病 感染、自身免疫性炎症、窒息、颅脑创伤、中毒、遗传代谢病等中枢神经系统疾病也可能引发呼吸困难。

(6)肿瘤 肿瘤在胸膜上广泛转移,使胸膜表面毛细血管通透性增加,大量体液渗出到胸腔,产生积液,压迫肺组织,造成呼吸困难。肿瘤放射治疗、化疗引起的肺纤维化也会引起呼吸困难。

(7)心理因素 焦虑、抑郁、癔症等均会引起呼吸困难。

二、呼吸困难的评估

呼吸困难的评估主要包括三个方面,即临床感知情况评估、呼吸困难感受严重程度评估,以及呼吸困难症状的影响和负担。评估方法包括使用一些特定的量表。

(1)临床感知情况评估 对于急性呼吸困难,应首先评估其生命体征是否平稳,症状是否进行性加重,迅速判断气道、呼吸及循环情况,以便进一步进行临床处理。

(2)呼吸困难感受严重程度评估 呼吸困难的感受严重程度评估常用一些测量工具,如英国医学研究协会的呼吸困难量表(mMRC)、Borg量表、可视 Analog 问卷、世界卫生组织呼吸困难问卷、ATS 呼吸困难指数、基线呼吸困难指数(BDI)、变化期呼吸困难指数(TDI)等。

(3)呼吸困难症状的影响和负担 对于慢性呼吸困难,应侧重于呼吸困难症状影响和负担,以便进行疾病的长期治疗与管理,主要通过综合问卷或疾病特异性问卷等方法评估。常用的测量工具包括慢性呼吸系统疾病呼吸困难因素问卷(CRQ)、圣乔治呼吸疾病问卷(SGRQ)、肺功能状况评分(PFSS)等。

(4)疾病史采集 ①既往史:既往检查、治疗经过、用药情况。②体格检查:包括生命体征、意识形态、胸部情况、营养状况等。③实验室及其他检查:实验室检查和影像学检查(脉搏血氧测定、动脉血气分析)胸部 X 线片、肺功能测定等各类检查对检测呼吸困难的存在与否或严重程度没有帮助。然而,此类检查有助于确定患者呼吸困难的原因,且有助于指导对治疗干预的选择。

(5)心理-社会因素 评估患者有无焦虑、抑郁、癔症。

三、呼吸困难的治疗

针对呼吸困难,主要是积极治疗原发病、去除疾病诱因、保证气道通畅、采取正确的吸氧方法及对症处理等。对于重症呼吸困难,需要紧急治疗，常用方法包括使用适当足量广谱抗生素控制感染、使用激素治疗、使用镇静剂等，甚至在必要时进行气管切开术。但终末期患者的呼吸困难多是不可逆的，因此病因治疗也是有限度的，首要的就是针对可逆性病因进行治疗。

1. 治疗原则

（1）积极治疗原发病　如肺炎、肺脓肿等应积极抗感染，心力衰竭时应积极强心、利尿、扩张血管，严重贫血时可以输血和改善血液的携氧能力，根据病情合理纠正酸中毒等。

（2）去除疾病诱因　如慢性阻塞性肺病患者应控制呼吸道感染；体力活动引起心力衰竭发作者则要限制活动强度，必要时卧床休息。

（3）保证气道通畅　采取祛痰、吸痰等措施清除气道分泌物，去除气管内异物；解除支气管痉挛；抗感染治疗可减轻气道黏膜肿胀，减少分泌；必要时应去专科采取急救措施，如气管切开或者气管插管，进行呼吸机辅助呼吸。

（4）采用正确的吸氧方法　应根据患者患病的不同采取不同的氧疗方法。

（5）进行必要的对症处理　例如，急性喉炎引起者要抗感染、减轻喉头水肿；毛细支气管炎或哮喘急性发作引起者，给予平喘雾化；重症肺炎者应针对病原给予敏感抗生素；若为呼吸道先天畸形应适时手术；疑为气管支气管异物时，应行支气管镜检查取出异物等。

2. 常见的治疗方法

（1）针对病因的药物治疗　①对外压性气道梗阻引起的呼吸困难：可用糖皮质激素。②对分泌物多者的终末期：可给予东莨菪碱20mg、皮下注射（sc）。③肺炎：使用敏感抗生素及胸部理疗。④慢性阻塞性肺疾病、哮喘：吸入用沙丁胺醇溶液2.5~5mg、每4小时1次；异丙托溴铵250~500μg必要时，日剂量超过2mg应在医疗监护下用药；噻托溴铵18μg，每天1次，吸入，或口服茶碱缓释片0.1g，每天2次，可增强肌收缩力，整片吞服，不可咀嚼或碾碎；合并哮喘基础疾病者，可吸入长效糖皮质激素和长效β_2受体激动剂。⑤心力衰竭：使用利尿剂及其他相关治疗。⑥呼吸兴奋剂：往往作用甚微。

（2）吗啡对难治性呼吸困难的作用　①主要用于肺部癌性淋巴管炎、肺不张、肺栓塞、肺气肿、厌食和恶病质、衰弱等原因引起的难治性呼吸困难：调查显示，吗啡对呼吸困难的改善率达59.4%。②急性严重呼吸困难者：每5~10分钟静脉注射（iv）吗啡2~5mg，直到呼吸困难缓解。③一般情况下初始治疗者：吗啡 2.5～5mg，口服每 4 小时 1 次，逐渐调整剂量。④已接受吗啡止痛者：增加原剂量 30%～50%，再以每天 30%～50% 调整剂量，可以改善呼吸困难。⑤无法口服者：可采用皮下注射。⑥吸入吗啡：可试用吗啡 10～15mg + 生理盐水 2.5ml，每 4 小时 1 次，必要时雾化吸入，或吗啡 5～20mg + 地塞米松 2mg 雾化吸入。另可用枸橼酸芬太尼 25μg + 生理盐水 2ml 喷雾吸入。

（3）镇静剂　①劳拉西泮：0.5～2mg，舌下含化，迅速吸收（或地西泮 5mg，口服）。②咪达唑仑：2.5～5mg，皮下注射或静脉注射，必要时 10～30mg/24h，皮下注射或静脉注射；也可与吗啡混合以 PCA 持续微量泵入，最大剂量为 200～260mg/24h。③氯丙嗪：开始剂量 12.5mg，肌内注射或静脉注射，每 4 小时 1 次，或 25mg 栓剂置肛，每天 2～3 次，最大剂量 300～900mg/24h。④左美丙嗪：开始剂量 12.5～50mg/24h，皮下注射，最大剂量 250mg/24h。

（4）氧疗/无创呼吸机通气　根据患者的病情需求，必要时可辅助氧疗或是进行无创呼吸机通气治疗。氧疗可以改善患者的低氧血症，推荐每天氧疗至少 15 小时，可以减缓肺动脉高压进展，甚至过早死亡等现象。使用无创呼吸机通气符合缓和医疗原则，既避免了气管插管或气管切开等有创治疗，又可以保留患者在生命终末期的自主性。

（5）呼吸训练　浅呼吸增加患者的呼吸困难感，指导患者进行缩唇呼吸以及腹式呼吸，告知患者尽量保持安静并充分放松心情与身体。具体方法：缩唇呼吸锻炼用鼻腔吸气，然后缩唇（鼓腮缩唇）利用口腔呼气，呼气过程需缓慢，呼气时间约是吸气时间的 2 倍；腹式呼吸锻炼时，左手、右手分别放在胸前及肋下上腹部，吸气时右手随腹部膨隆抬起，呼气时随腹部塌陷，右手给予腹部一定的压力以促进膈肌恢复。

（6）物理治疗　在病情允许的情况下，研究显示使用步行辅助器可借助患者手臂与舒适照顾器支柱及倾身向前来增加换气量，舒缓呼吸困难。此外，手持小风扇，借助冷风也可减少呼吸困难的感觉。

（7）心理治疗　如认知行为疗法，可以帮助患者处理焦虑或恐惧的情绪。

（8）其他　放松治疗、音乐治疗、咨询支持、呼吸放松训练等需要更多研究来确认其有效性。

四、呼吸困难的护理

呼吸困难的护理主要包括观察呼吸困难的程度，调整环境，保持呼吸道通畅，给予适当体位，注意患者的心理状况，提供适当的氧疗，协助患者调整活动量，以及在必要时进行机械通气辅助呼吸等。

（1）观察呼吸困难的程度　注意观察呼吸困难的程度，喉镜检查后或取活检后可加重呼吸困难应尤其注意观察。动态评估呼吸困难的严重程度。

（2）调整环境　患者所处的室内环境要干净整洁，保持空气洁净，避免刺激性气体的吸入。室内温度、湿度要适宜，避免温度过高或过低，湿度保持在50%～60%。

（3）保持呼吸道通畅　保持病室环境安静舒适，空气洁净和温度、湿度适宜，呼吸困难严重者应入住监护病房，以便及时观察并处理病情变化。对张口呼吸者，用湿巾或棉签湿润口唇，或用润唇膏，患者睡着后用薄湿纱布遮盖口部。

（4）给予适当体位　协助患者取利于呼吸的体位，如借助枕头、床桌取坐位、半坐位等身体前驱的体位。严重者应绝对卧床休息，协助患者取舒适的半卧位或坐位，必要时床上放一张小桌，以便患者伏桌休息。

（5）提供适当的氧疗　呼吸困难伴低氧血症的患者，应遵医嘱立即给予氧疗，使血氧饱和度（SpO_2）维持目标≥90%。合并有慢性阻塞性肺疾病、肥胖低通气、睡眠呼吸障碍等基础疾病的老年患者氧疗目标需个体化。

（6）协助患者调整活动量　根据患者需要的优先顺序，对一些日常活动如清洗、打电话、弯腰等活动进行排序。

（7）注意患者的心理状况　呼吸困难易引起患者烦躁恐惧等不良情绪反应，从而加重患者呼吸困难症状。应及时安慰患者，增强安全感，保持患者情绪稳定。给予安慰，增强安全感，保持患者情绪稳定。①放松疗法。呼吸困难的症状是胸廓和呼吸肌紧张。在日常护理清洁、体位变换中。对患者进行身体接触按摩来减轻不适感。具体方法：轻轻按摩患者头部、前胸部、腹部、背部、双上肢，如患者感觉舒适，可以用热毛巾在前胸部和背部进行湿搓。另外，手浴和足浴同样也可以帮助患者松弛肌肉。安宁疗护护士要增加与患者的交流。②呼吸辅助法。患者常常因呼吸困难而陷入恐慌，为了更好地呼吸而集中于吸气，得不到充分的呼气而恶性循环。具体方法：将手放在患者胸廓间，使其与患者的呼吸同步，在患者呼气末阶段用有效的手法，用力弯曲肘部，紧贴患者脚部，轻柔包住胸廓，将胸向骨盆的方向向下拉，而后在开始吸气的时候，双手在放松的状态下自然诱导吸气，不要因患者胸廓的扩张而放开手，以充分呼气为目标，与患者同步呼吸。

第四节 恶性胸腔积液

恶性胸腔积液（MPE）指原发于胸膜的恶性肿瘤或其他部位的恶性肿瘤转移至胸膜引起的胸腔积液。几乎所有的恶性肿瘤均可出现恶性胸腔积液。恶性胸腔积液是肿瘤常见且难以控制的并发症，也是疾病晚期的标志，患者生活质量会显著下降。因此，治疗的目的主要在于有效地控制积液，缓解呼吸困难，提高患者生存质量，延长生存期。

一、恶性胸腔积液的病因

恶性胸腔积液的病因主要与肿瘤的侵犯、转移、低蛋白血症、阻塞性炎症等因素有关。恶性肿瘤出现MPE，其中，肺癌最常见，约占MPE的1/3，乳腺癌居第二位，淋巴瘤也是导致出现MPE的重要原因，卵巢和胃肠道的肿瘤也可引起MPE，但较少见，5%~10%的MPE找不到原发肿瘤。

（1）肿瘤直接侵犯　恶性肿瘤直接侵犯胸膜，直接损伤胸膜毛细血管，使血管通透性增加，导致大量液体与蛋白质渗入胸腔，形成胸腔积液、腹水。

（2）肿瘤转移　肿瘤胸膜转移使血管通透性增加，蛋白渗入胸腔的量超过回吸收的量，或者肿瘤压迫或阻塞淋巴管，使淋巴液回流受阻或胸导管受阻，从而形成胸腔积液。

（3）低蛋白血症　肿瘤消耗所致的低白蛋白血症，会使血浆胶体渗透压降低，也可引起胸腔积液。

（4）阻塞性炎症　肿瘤引起的低蛋白血症导致血浆胶体渗透压降低，也可引起胸腔积液，如壁层或脏层胸膜肿瘤转移侵犯，肿瘤会破坏胸膜的毛细血管而导致液体或血液渗出或漏出，常引起血性胸腔积液。

（5）淋巴回流障碍　恶性肿瘤侵犯胸膜或转移至胸膜所致，胸腔积液多呈血性、量大、增长迅速。

这些因素可以单独发生，也可能同时发生，导致恶性胸腔积液的产生。

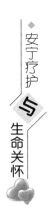

二、恶性胸腔积液的评估

恶性胸腔积液的评估主要包括影像学检查、实验室检查和胸膜活检等方法。其中，影像学检查包括胸部 X 线片、CT、MRI 和 PET-CT，实验室检查包括超声检查和细胞学检查，而胸膜活检则用于明确病理诊断。

1. 影像学检查

（1）胸部 X 线片可以观察到中到大量的胸腔积液，一般 500~2000ml。

（2）CT 检查可以了解胸腔积液量和胸腔病变情况。

（3）超声检查有助于了解胸膜受累情况，少量胸腔积液穿刺定位。

（4）MRI 有助于评估肿瘤侵袭纵隔或胸壁的范围。

（5）PET-CT 对恶性胸腔积液有良好的预测价值。

2. 实验室检查

（1）大多数恶性积液为渗出液，胸腔积液蛋白浓度/血清蛋白浓度>0.5，胸腔积液乳酸脱氢酶浓度/血清乳酸脱氢酶浓度>0.6。

（2）胸腔积液肿瘤标志物升高有助于诊断，如癌胚抗原（CEA）浓度>20ng/ml，可考虑为恶性肿瘤。

（3）胸腔积液细胞学阳性结果可明确诊断。

（4）脱落细胞学检查阴性者，可行胸膜穿刺活检或胸腔镜病理组织学检查明确病理诊断。

3. 胸膜活检

在辅助诊断恶性胸腔积液上目前影像学更多地应用于引导胸膜活检。

三、恶性胸腔积液的治疗

MPE 的治疗主要包括局部治疗和全身治疗。局部治疗主要是指胸腔穿刺引流，全身治疗包括化疗、靶向治疗、生物制剂或中药注射剂等。中医药也在治疗中显示出一定的疗效。

（1）局部治疗　①胸腔穿刺抽液：为缓解症状的有效方法，但单纯抽液对胸腔积液控制率低，大多数在 1~3 天内复发，且反复抽液致蛋白质大量丢失（4g/100ml）。首次抽液量可在密切观察下适当增加，为配合胸腔注药，应尽可能抽尽液体。②内置胸腔引流管：对于有临床症状胸腔积液不断生成的患者，留置胸腔引流导管优于反复胸腔穿刺。对于恶性胸腔积液导致呼吸困难并影响生活质量的患者，英国胸科学会推荐首选胸膜固定术治疗，其次为持续胸腔引流。根据近年来国外多项研究结果，结合我国国情，持续胸腔引流可能是更合适的选择。推荐小口径肋间引流管行胸液引流；强调缓慢引流，就预防复张性肺水肿而言控制速度比控制单次引流量更为重要。既往胸腔粗管引流操作较复杂，损伤较大，癌性胸腔积液者拔管后伤口难愈合，现已不提倡采用。细管引流（外径3~5mm）操作简便，损伤小，易注药，现在较广泛使用，拔管指征——引流量<150ml/d，胸部X线片显示肺复张。穿刺或抽液过程中，如患者发生咳嗽、气短，除了警惕气胸外，还应注意因胸腔内压力减低、压缩肺重新膨胀，功能未恢复的肺血管充血、通透性增强导致的肺水肿。此时，应停止引流或抽液，上吸氧，用利尿剂，待患者症状缓解后的第2天再次引流或针刺抽液直至将胸腔积液尽量引流干净。

（2）全身治疗　全身治疗包括化疗药物胸腔灌注、胸腔硬化治疗、放射性核素治疗、外科治疗、放射治疗及中医药治疗。现代研究总结，在胸腔内注入化疗药物、靶向药物、生物制剂或中药注射剂等，如博来霉素、顺铂、奈达铂、洛铂、贝伐珠单抗、恩度、重组人血管内皮抑素、金葡素注射液、羟喜树碱、岩舒注射液、鸦胆子油乳注射液、艾迪注射液、康莱特注射液、华蟾素注射液、斑蝥酸钠维生素B_6注射液等，或者两种药物联用，如A型链球菌制剂与顺铂联合、羟喜树碱联合岩舒注射液、顺铂加免疫核糖核酸、顺铂联合重组人白介素-2、恩度联合顺铂、复方苦参注射液联合奈达铂、华蟾素联合重组人血管内皮抑素、贝伐珠单抗联合顺铂、恩度联合奈达铂、康莱特加顺铂等均有一定疗效。

四、恶性胸腔积液的护理

恶性胸腔积液的护理主要包括胸腔穿刺术的护理、胸腔闭式引流的护理、药物治疗的护理及日常护理。具体护理措施包括术前心理准备、术中操作监护、术后并发症预防和日常体位调整等。

（1）胸腔穿刺术的护理　向患者及其家属解释穿刺目的等事项，指导患者配合。监测患者穿刺后的反应，观察病情变化，严防并发症的发生。

（2）胸腔闭式引流的护理　选择好穿刺部位，做好消毒工作。根据病情控制引流量，避免复张性肺水肿的发生。观察引流液的性质和量，记录引流情况。

（3）药物治疗的护理　严格无菌操作，避免胸膜腔感染。保持胸膜

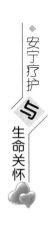

腔负压,防止空气进入胸腔。避免在第9肋间以下穿刺,以免穿透膈肌损伤腹腔脏器。

(4)日常护理　更换体位时注意观察患者有无不适反应、能否耐受。胸腔内注入化疗药物后还要注意观察患者反应,及时处理化疗药物的毒性反应。同时注意固定导管,防止脱落。

第五节　口腔溃疡

口腔黏膜炎是临床常见的一种口腔疾病,发病率很高且易复发。肿瘤患者发病过程中会引起口腔干燥症及口腔黏膜炎,化疗药亦会对更新较快的口腔黏膜组织产生明显的毒性作用,如口腔黏膜萎缩、变薄、脆性增加,继而发生炎性反应、疼痛和溃疡。对于一些头颈部放射治疗患者,常由于唾液腺、颌下腺均在照射的范围内,经放射线照射后,除了唾液分泌量减少,还会造成其性质的改变,使唾液变得黏稠,pH降低,从而破坏唾液的润滑保护功能,导致口腔干燥症。口腔干燥能够使口腔黏膜破损,出现口腔溃疡和糜烂。而疼痛使口腔运动减少,细菌迅速生长繁殖,引起口腔感染。

一、口腔溃疡的概述

口腔溃疡是一种常见的口腔黏膜疾病,其特征是在口腔黏膜上出现黄白色如豆大的溃点,具有周期性复发的规律。

(1)口腔溃疡的特征　口腔溃疡为反复发作的圆形或椭圆形口腔黏膜溃疡,具"黄、红、凹、痛"特征,灼痛明显。

(2)溃疡的特点　具有周期性、复发性及自限性等特点,发作周期约数天或数月,具有不治而愈的自限性。

(3)口腔溃疡的病因　诱因可能是局部创伤、精神紧张,食物、药物、激素水平改变及维生素或微量元素缺乏。系统性疾病、遗传、免疫及微生物在口腔溃疡的发生中起重要作用。引起口腔黏膜炎的原因很多,而恶性肿瘤患者极易并发口腔黏膜炎。肿瘤患者口腔黏膜炎的发生与其疾病类型及治疗策略密切相关,一般肿瘤患者口腔黏膜炎的发生率为30%~40%;接受细胞毒性药物治疗的实体肿瘤患者,口腔黏膜炎的发生率为15%~40%;接受常规放射治疗或同时进行放射治疗和化疗的头颈部肿瘤患者口腔黏膜炎的发生率为85%~100%;接受自体造血+细胞移植的恶性血液病患者的发生率高达90%～100%。据统计，在晚期肿瘤患者中口腔溃疡的发病率高达24%～67%。考虑恶性肿瘤患者由于全身的抵抗能力下降和综合治疗的双重机制可造成口腔内环境微生态失衡，细菌之间的拮抗作用消失，导致菌群失调、口腔唾液pH下降，细菌和真菌生长的可能性增大，当pH低到一定程度，酸性物质反复作用于溃疡面，导致口腔溃疡的发生或加重。

二、口腔溃疡的评估

口腔溃疡的评估主要包括临床评估、心理评估、口腔卫生评估和分级。

(1)临床评估　检查口腔溃疡的数目、形状、边缘、基底、局部刺激因素等多个方面。评估口腔溃疡的程度。

(2)心理评估　心理-社会因素对复发性口腔溃疡有一定影响，心理评估可以帮助了解患者的心理状况、心理应激状态。

(3)口腔卫生评估　了解被照护者口唇有无裂口及痂皮；口腔黏膜及舌面是否干燥、有无损伤；牙龈有无萎缩、水肿和出血；牙齿有无龋齿及牙垢；唾液量的多少；口腔有无异味。

(4)分级　根据世界卫生组织抗癌药急性及亚急性毒性反应分度标准，将口腔溃疡依轻重反应程度分五度。①0度：无反应。②Ⅰ度：黏膜红斑、疼痛。③Ⅱ度：黏膜溃疡，能进食。④Ⅲ度：黏膜溃疡，只能进流食。⑤Ⅳ度：黏膜溃疡，不能进食。恶性口腔溃疡则呈进行性发展，数月甚至一年多都不愈合，而良性口腔溃疡一般仅需数天至数周就可以愈合。

三、口腔溃疡的治疗

1. 治疗原则

(1)积极面对。治疗期间保持口腔清洁；进食前后用含漱液漱口；晨起睡前要用软毛牙刷刷牙；经常监测口腔问题，适当使用口腔喷雾进行症状缓解，多食用富含维生素的新鲜水果、蔬菜；了解口腔问题是否系药物不良反应造成，做好积极接受治疗的心理准备。

(2)口腔黏膜炎重在预防。首先定期进行口腔检查和护理，有牙龈炎或龋齿要及时治疗。其次保持口腔卫生，目前最有效的最普通的口腔黏膜炎防治方法是利用温和的口腔冲洗剂冲洗口腔。如生理盐水、无菌用水、碳酸氢钠等，尤其是碳酸氢钠能中和口腔黏液酸度，减少酵母菌种植口。

(3) 饭后和每4小时进行常规口腔护理。

(4) 出现溃疡停止使用牙刷以免进一步损伤口腔黏膜。使用消毒的棉球和漱口液，通常不主张刷牙，因为可能加重黏膜出血，并使溃疡处的细菌入血引起菌血症。

(5) 鼓励进食高蛋白质和高维生素饮食，促进组织愈合。进食微温或凉的食物和饮料，少量多餐，吃软饭，建议严重口腔溃疡者使用吸管以利于吞咽。

2. 治疗口腔溃疡的方法

治疗口腔溃疡的目的在于消炎，止痛，去除坏死组织，减轻炎症程度，促进溃疡及糜烂面的愈合。

(1) 表面制剂和局部麻醉剂　表面制剂可以保持口腔卫生，减少炎症的发生，进而降低黏膜炎的程度。在口腔领域，局部麻醉剂常用于减轻治疗过程中的疼痛和不适感。

(2) 黏膜保护剂　黏膜保护剂具有保护黏膜细胞的功能，能促进黏膜的愈合和细胞的再生。最常用的为治疗胃溃疡的药物硫糖铝。

(3) 促细胞生成制剂　单核细胞集落刺激因子(GM-CSF)是一种糖蛋白，能促进骨髓造血细胞的生成，增强粒细胞及巨噬细胞的聚积，促进成熟的淋巴细胞及巨噬细胞在真皮和黏膜下产生抗体，增强其吞噬活力，并通过促进细胞、结缔组织及胶原生成，促进溃疡面愈合。实验证明，利用CM-CSF液进行口腔冲洗防治口腔黏膜炎的临床疗效是肯定的。

(4) 抗感染制剂　抗感染制剂，如氢化可的松、皮质类固醇、前列腺素E等，具有缩短炎症过程、减少微生物感染、保护口腔黏膜的作用。

(5) 抗菌剂　如0.2%氯己定漱口液，氯己定不仅可以杀灭革兰氏阴性菌、革兰氏阳性菌，也能杀灭酵母菌及真菌繁殖体，氯己定可降低感染的发生机会，有利于黏膜上皮的修复。复方硼酸液、3%碳酸氢钠或3%过氧化氢也是常用的漱口液。但无论以何种药物漱口，浓度均不宜过高，以免损害溃疡面的肉芽组织，影响愈合。

(6) 维生素A和维生素E　胡萝卜素为维生素A的前体，能够缩小溃疡体和加速伤口的愈合。胡萝卜素还能对放射野内的急性黏膜损害有显著的保护作用。维生素E是一种自由基清除剂，可在一定程度上改善放射治疗、化疗所致的黏膜炎。

(7) 沙利度胺　每天睡前服用50mg，严重者可以加量到100mg。

(8) 口腔降温　根据所用药物血浆浓度半衰期的长短，在药物浓度达到最高峰之前实施口腔内降温，可以防止或减少口腔炎的发生。

四、口腔溃疡的护理

口腔溃疡的护理主要包括保持口腔清洁、调整饮食、使用药物及防止感染等方法。

(1) 保持口腔清洁　清洁口腔是预防口腔溃疡的重要措施。对于严重口腔溃疡患者，可以在餐前给予0.03%丁卡因合剂喷洒口腔，减轻疼痛，促进食欲。

(2) 调整饮食　饮食应以较清凉、质软、无刺激性食物为主，急性期的患者应给流食，增加高蛋白质的食物，并补充富含矿物质或维生素的食物，如海带、香菇、动物内脏等，这样能促进口腔黏膜的新陈代谢。少食用辛辣、刺激性的食物，戒烟戒酒，注意合理膳食、营养均衡。

(3) 使用药物　根据口腔pH酌情选择合适的漱口液，于进餐前后正确漱口。对于严重口腔溃疡引起疼痛者，可适当给予止痛药物，尤其是在进餐前，可用1%~2%的丁卡因局部喷雾，以缓解疼痛，帮助进食。

(4) 防止感染　对已发生口腔溃疡者，应加强口腔护理，每天2次，并教会患者漱口液的含漱及局部溃疡用药的方法。

第六节　厌　食

厌食是食欲缺乏的医学术语，各种原因（包括肿瘤、恶病质等）产生的一系列代谢产物，如酮体、乳酸、炎症因子等物质，会造成患者厌食。治疗过程中使用抗生素、放射治疗、化疗，患病后的紧张、焦虑等情绪也都是产生厌食的原因。厌食在晚期肿瘤及慢性病晚期患者中发病率较高，80%~90%的患者都会出现。

一、厌食的病因

厌食的病因主要包括全身性疾病影响、药物影响、微量元素缺乏、气候变化、不良饮食习惯、错误教育的影响等。

(1) 全身性疾病影响　肿瘤患者接受放射治疗、化疗后会出现厌食。

许多急性感染性疾病、慢性感染性疾病都有厌食的表现,其中消化道疾病尤为明显,如消化性溃疡、急性肝炎、慢性肝炎、急性肠炎、慢性肠炎等都可引起厌食。其中胃肠动力不足引起的厌食目前更受到重视。

(2)药物影响　几乎所有抗生素长期应用都会引起肠道菌群紊乱,微生态失衡,造成腹胀、恶心与厌食。

(3)微量元素缺乏　锌缺乏常表现为厌食,某些内分泌激素不足如甲状腺功能减退、肾上腺皮质激素相对不足也可导致厌食。

(4)气候变化　如夏天气温高、湿度大,消化液分泌减少,消化酶活性降低,胃酸减少等,可影响胃肠功能,也是引起厌食的原因。

(5)不良饮食习惯　片面追求高蛋白质、高脂肪或高级营养滋补品,生活无规则等原因均可造成消化功能紊乱。

二、厌食的评估

厌食的评估主要从厌食的发病原因和发病机制两个方面进行。

(1)发病原因　①肿瘤患者发生厌食的影响因素主要有消化系统疾病、恶性肿瘤相关因素、肿瘤治疗相关因素及精神心理因素等。厌食是终末期恶性肿瘤患者常见症状,也是引起肿瘤患者营养不良的主要因素之一。恶性肿瘤的厌食主要是食物摄取中枢和相关的外周信号通路的紊乱所致。研究发现,在肿瘤生长过程中,肿瘤组织的代谢产物作用于下丘脑饮食中枢,使之发生厌食、疼痛、发热等症状。肿瘤生长增加了血浆色氨酸浓度,大脑中色氨酸浓度增加可引起下丘脑腹内侧核5-羟色胺能神经元活性增强,5-羟色胺(5-HT)是调节肠道运动和分泌功能的重要神经递质之一,在消化道中分泌,并在脑-肠轴的信号转导中发挥重要作用。参与餐后功能(如胃的容受功能、排空、感受等)的调节,而血清素转运体在5-HT的转运及代谢过程中发挥重要作用。在厌食发病过程中起到重要作用。②老年人厌食多半责之于肝、胆、胰等脏器,患有胆囊炎、胰腺炎的老年人更易患厌食。随着年龄的增长,分泌胃液的细胞减少,肠道蠕动减慢,消化能力减弱,会出现厌食的情况。③局部或全身疾病影响消化功能,使胃肠平滑肌的张力下降,消化液分泌减少,酶活力减低。④中枢神经系统受人体内外环境及各种刺激的影响,其对消化功能调节失去平衡以致厌食。

(2)发病机制　厌食的发生与多种因素有关,尤其与中枢调控进食的生理机制紊乱有关。①原发病,是否近期有放射治疗或者化疗、原发疾病。②躯体不适引起的厌食,如疼痛、恶心、口干、口腔溃疡、治疗或肿瘤本身引起的味觉和嗅觉的改变。③口腔念珠菌感染。④胃肠道疾病，如胃酸问题（胃炎、溃疡）、便秘。⑤身体机能老化。

（3）需要关注的问题 ①厌食是在恶心、呕吐之前还是之后。②症状是否由药物、毒物、电解质、肾功能异常引起。③是否存在胃肠动力问题。④是否有焦虑或恐惧情绪。⑤是否伴口腔问题，如口腔溃疡（口腔炎症时会有溃疡发生）、口腔念珠菌感染。⑥是否有吞咽困难。咽喉部炎症时会引起吞咽困难。⑦是否有环境变化。环境变化时会导致抑郁或焦虑而引起厌食。

三、终末期患者厌食的处理

终末期患者的厌食处理主要包括纠正代谢异常、适当营养支持、加强心理支持和护理等。

（1）在具体临床实施中要掌握既不能给予太多的营养成分和量，特别是对老年人和脏器功能有障碍的患者，也不能过少而达不到营养支持的目的。此外，固醇类皮质激素、孕激素、刺激胃动力药物等可适当作为辅助治疗。

（2）可以运用中医食疗改善饮食和烹饪，增加疗效。

（3）心理治疗师需要促进患者与家属的沟通，因为双方对食物的冲突是最常见也是最令人痛苦的问题，常常碰到厌食的患者食欲缺乏，被家属催促进食而感到很有压力，家属会认为患者没有努力进食。

（4）对患者家属或陪护应进行宣教，应尊重患者意愿，选择是否进食，食物应多元化，厌食患者通常只需要少量液体就能感觉舒服，不要强迫患者进食，终末期患者的厌食并不会增加患者的不适感。鼓励患者进行量力而行的锻炼。

（5）改善肿瘤患者食欲的药物包括以下几种。①甲地孕酮：目前应用最广泛的改善食欲的药物，通过刺激神经肽Y的分泌，抑制相关促炎症因子的合成和释放而起作用。②皮质激素：通过抑制肿瘤坏死因子（TNF）的释放而发挥作用，已证实可以改善肿瘤患者的食欲和食物摄入，其作用时间通常限于数周，食欲增加4周左右，继续长时间使用不仅无效，而且该药的不良反应显著增加，如水肿、高血糖、低钾、乏力、焦虑不安及免疫系统抑制。③沙利度胺：一种免疫调节剂，通过抑制肿瘤坏死因子-α的合成调节某些炎性细胞因子发挥免疫抗感染作用。另外，其还具有催眠、镇静、止吐、抗焦虑、止泻等中枢神经抑制作用，可显著改善患者的食欲、睡眠和生活质量，降低早饱和疼痛的阈值。④ω-3不饱和脂肪酸：能改善机体免疫状态，可以增加食欲。⑤支链氨基酸：具有拮抗色氨酸的功能，通过减少大脑中5-羟色胺的活性，刺激食欲及进食，对抗骨骼肌消耗和体重下降。临床用于肿瘤厌食患者，有可能改善厌食症状。⑥抗呕吐药物：甲氧氯普胺10mg，每天3次，减轻胃部饱胀感；赛庚啶可刺激食欲但不能预防体重进一步下降，8mg每天3次；伊托必利可明显改善患者的总体症状、餐后饱胀与早饱，而对于上腹不适疗效欠佳。⑦复方阿嗪米特：由阿嗪米特、胰酶、纤维素酶4000和二甲硅油等4种成分组成，是一种强效的促进胆汁分泌的药物，能增加胆汁的分泌量，促进消化。⑧胰酶：包括淀粉酶、蛋白酶和脂肪酶，可改善碳水化合物、蛋白质、脂肪的消化和吸收，恢复机体正常的消化吸收功能。⑨枸橼酸莫沙必利：一种选择性5-羟色胺受体激动剂，枸橼酸莫沙必利能够促进胃蠕动和增加胃排空能力，每天3次餐前服用，每次5mg，治疗4周后消化不良总体症状会有改善，对餐后饱胀感和早饱感疗效更佳。

四、厌食的护理

厌食的护理主要包括症状控制、营养支持、心理支持和药物干预等。

（1）症状控制　疼痛、咳嗽咳痰、呼吸困难、恶心、呕吐、厌食、吞咽困难、水肿、便秘、疲乏、谵妄等症状是终末期患者常见的症状，需要通过有效的症状管理来缓解患者的痛苦，提高生活质量。护理人员要帮助老年人及其家属树立正确的饮食观：老年人感觉饥饿时提供食物，不愿进食时不强迫进食。

（2）营养支持　根据实验室检查指标和出入量给予一定的营养物质和能量，建议以肠内营养为主，为纠正水电解质异常或肠内营养不足可适当进行静脉营养。

（3）心理支持　心理治疗师需要促进患者与家属的沟通，帮助家属接受终末期撤除肠内外营养的决定。

（4）药物干预　醋酸甲地孕酮、地塞米松、奥氮平是常用的食欲刺激药物，能够改善代谢紊乱，减少炎性反应，增进食欲，降低静息能耗，增加体重。

（5）对陪伴者的宣教　告知陪伴者，厌食通常是肿瘤恶病质的末期症状，患者这时通常只需要少量液体就能感觉舒服，不要强迫患者进食。终末期患者的厌食并不会增加患者的不适感。

（6）音乐　通过音乐放松等方法来调节恶心、呕吐后的不良感受体验，同时帮助注意力转移及增强积极应对问题的能力。若遇患者有吞咽困难者，可酌情评估，运用音乐节奏等元素促进吞咽动作模仿练习。

第七节　咯　血

咯血是一种常见的临床症状，是指喉及喉以下呼吸道及肺组织的血管破裂导致的出血并经咳嗽动作从口腔排出。咯血可能由多种原因引起，包括肺部疾病（如支气管扩张、结核、肺炎、肺癌、肺栓塞等）和肺外因素（如心血管系统的心力衰竭、血液科疾病、凝血功能异常等）。

一、终末期患者咯血的病因

终末期患者的咯血病因主要包括原发性或继发性肺癌晚期、血液学恶性肿瘤、肺部感染或脓肿、支气管扩张、肺栓塞、囊性纤维化、出血性疾病、抗凝血剂使用、肉芽肿性多血管炎，以及其他不太常见的情况。其中，肺癌是常见病因之一。据统计，7%~10%的患者起病时便有咯血，约20%的患者在病程中期出现咯血。虽然咯血在肺癌中很常见，但晚期大咯血（如肿瘤侵蚀入血管）较为罕见，仅3%的患者出现大咯血症状。大咯血是安宁疗护中一种非常紧急的情况，其预后极差，死亡率很高（在使用支气管动脉栓塞之前高达70%）。

二、咯血的评估

评估咯血必不可少的初始步骤是确定患者是否为大咯血。大咯血仅指可能紧急危及患者生命的咯血。

（1）咯血量的评估　根据咯血量的多少，临床上分为少量咯血和大量咯血。对于大咯血者，需要定期监测血小板、凝血时间、纤维蛋白原等凝血指标变化情况，根据变化予以调整。

（2）伴随症状的评估　咯血伴发热、咳嗽、盗汗及消瘦，见于肺结核。咯血伴急性胸痛、发热，见于肺梗死及大叶性肺炎。咯血或痰中带血伴胸痛、刺激性呛咳，见于支气管肺癌等。

（3）身体反应和心理反应的评估　评估患者的身体反应，特别是大咯血者，要及时发现并发症的发生。咯血无论量多量少，患者均可产生不同程度的恐惧、焦虑。

(4)鉴别 发生咯血时首先应确定出血部位。少量咯血者需要与口腔、咽喉、鼻腔出血鉴别;此外,咯血需与呕血(上消化道出血)相鉴别。①咯血:常有肺结核、支气管扩张症、肺癌、心脏病等疾病史,咯血前有咳嗽、喉部痒感、胸闷感,咯出血液为鲜红色,混有泡沫样痰,一般无柏油样便;咯出物的pH呈碱性、泡沫样和(或)存在脓液。②呕血:常见于消化道溃疡、肝硬化、胆道出血等,呕血前常伴有上腹部不适、恶心、呕吐,呕出的血液为暗红色,混有食物的残渣,一般可伴柏油样便。③假性咯血:鉴别见表6-1。

表6-1 假性咯血鉴别

原因	疾病史	体检	辅助检查
鼻、口腔、咽喉出血	无或很少咳嗽;鼻出血,刷牙时牙龈出血	牙龈炎;舌、鼻或鼻咽、口咽或下咽部的毛细血管扩张、溃疡、裂口或静脉曲张	无特异性检查项目
上消化道出血(呕血)	因与胃酸混合,血呈暗红色,常无气泡或泡沫样血痰;常伴恶心、呕吐或既往胃肠疾病史	上腹部触痛;慢性肝病体征	呕出的血pH呈酸性、鼻胃管吸引有血;必要时可进行钡餐造影,食管镜或胃镜检查后确诊

(5)疾病史采集 包括既往检查、治疗经过、用药情况。在进行疾病史收集时,可针对患者提问以下一些问题:①过去的24~48小时内咳出了多少血?②血中是否混有白痰或脓痰?③咯血频率高低?④症状是新发还是复发?⑤有无呼吸困难?⑥有无提示感染的其他症状(如发热、寒战或盗汗)?⑦有无提示全身性疾病的症状(如皮疹、血尿、关节疼痛或肿胀)?

(6)心理-社会支持 评估患者精神、心理因素、社会关系等。

(7)定向检查 评估:①是否存在呼吸窘迫,是否有呼吸急促、心动过速、辅助呼吸肌使用、发绀、乏力或出汗。②肺部听诊是否有局部哮鸣音或弥漫性湿啰音。③心脏听诊是否有二尖瓣狭窄或二尖瓣关闭不全的杂音。④皮肤是否存在可能提示凝血病的瘀斑、Osler-Weber-Rendu 毛细血管扩张可触性紫癜或其他提示血管炎的皮疹。⑤四肢有无外周性水肿、关节积液或关节周围温度升高。

(8)实验室检查 血红蛋白和血细胞比容(评估出血的程度和长期

性)、白细胞计数及分类计数(寻找感染证据)、尿液分析和肾功能(用于筛查诸如肺出血肾炎综合征或肉芽肿性多血管炎等肺肾综合征)、肝功能检查、凝血功能检查(以排除血小板减少或其他凝血病)。由临床表现和胸部X线片检查结果决定的其他实验室检查,可能包括痰培养(包括分枝杆菌)和针对抗核抗体、抗中性粒细胞胞质抗体、抗肾小球基底膜抗体和(或)抗心磷脂抗体的血清学检查。

(9)X线检查 除疾病史及体格检查以外,胸部X线片是所有咯血患者最重要的初始检查项目。可发现肺内块状影、肺门影增大、肺不张、阻塞性肺炎、癌性空洞及胸腔积液等征象,有时X线体层摄影可帮助诊断。

(10)CT检查 有助于发现细小的出血病灶。

三、咯血的治疗

少量咯血时一般以对症治疗为主,咯血时关键是保持呼吸道通畅,取合适体位,头偏向一侧,鼓励患者轻轻将血液咯出,防止窒息的发生。大咯血时首先是明确出血部位、及时控制出血,防止窒息,结合病因对症治疗。对于内科药物治疗无效者,考虑介入栓塞或手术治疗。必要时输血、输液。

(1)病因治疗 即明确诊断,针对引起咯血的病因,如肺癌、支气管扩张、肺结核等,积极给予药物进行抗感染、放射治疗、化疗、外科介入、个体化免疫治疗等。止血治疗是基础,病因治疗是关键。

(2)药物治疗 止血药物的选择应根据病情和药物特点合理选择。常用的治疗药物有血管收缩剂、血管扩张剂、作用于血小板药物、作用于毛细血管药物及作用于凝血机制药物(表6-2)。

表6-2 咯血时常用的治疗药物

类别	作用	药物名称	用法	备注
血管收缩剂	收缩内脏小动脉,降低末梢血流速度	垂体后叶激素	肌内注射、皮下注射、稀释后静脉滴注	止血效果明确、起效迅速。高血压、冠心病、肺源性心脏病患者及孕妇慎用
血管扩张剂	扩张血管,使肺循环压力降低	酚妥拉明	稀释后静脉滴注	低血压、冠心病患者禁用。有研究显示,该药与垂体后叶激素联用可增强止血作用

续表

类别	作用	药物名称	用法	备注
作用于血小板药物	促进出血部位血小板凝集、增强其黏附性	酚磺乙胺	稀释后静脉滴注、肌内注射均可	—
作用于毛细血管药物	降低毛细血管通透性、促进毛细血管回缩	卡巴克洛、维生素C	口服	止血作用弱,可作为后续止血辅助用药
作用于凝血机制药物	抑制纤维蛋白酶原激活因子活性,抑制纤维蛋白的溶解	氨甲苯酸、氨基己酸、氨甲环酸	稀释后缓慢静脉滴注;静脉滴注或口服局部灌注	有研究显示,氨甲环酸灌注可有显著止血作用。3种药物只选1种即可,不可联合使用
	提高凝血因子活性发挥作用	巴特罗酶	1000~2000U,肌内注射或静脉注射	血栓、栓塞引起的咯血禁用
	缩短凝血时间	云南白药	口服	止血作用弱,可作为后续止血辅助用药

(3)非药物治疗 ①支气管镜治疗:大咯血发生时支气管镜检查不仅局限于检查评估,而且可以通过多种内镜技术确定出血源,进行局部止血。使用该技术时,保持气道通畅是关键。②微创血管内治疗:支气管动脉栓塞术(BAE)是复发性大咯血的止血首选方案。其目的是通过降低受累部位支气管动脉的动脉灌注压力来止血。支气管动脉栓塞只能治疗症状,故有时需反复栓塞。有严重心肺功能不全的患者禁用。而对于姑息性患者而言,则应该考虑患者耐受情况、经济因素、生存期及患者及其家属的意愿,然后去决定是否进行该项治疗,其目的是减少患者痛苦。常见并发症是暂时性胸痛和吞咽困难。最严重的并发症之一是脊柱动脉栓塞后脊髓缺血引起的横向脊髓炎。躯体感觉诱发电位监测具有早期发现脊柱栓塞的优势。

(4)手术治疗 外科手术应该是经过多学科止血治疗、确定出血原因和确定切除的必要范围后的一种选择性程序,切除出血源意味着手术切除是一种疗效确切的治疗方法,复发率仅为2.2%~3.4%,具有良好的长期效果。对于安宁疗护患者,应进行多学科讨论及家庭会议评估后考虑是否进行手术治疗。手术治疗的适应证包括支气管动脉栓塞失败后，坏死性肿瘤疾病、海绵状结节病或难治性曲菌瘤引起的出血，以及创伤性或医源性肺血管损伤等特殊情况；禁忌证包括侵犯气管、纵隔、心脏或大血管，以及严重并发症、晚期肺纤维化或肺气肿患者。

四、咯血的护理

（1）密切观察　密切观察患者咯血的量、颜色、性质及出血的速度，发生大咯血时要做好补血补液的准备，记录24小时出入量，以便纠正电解质失衡；咯血时轻轻叩击健侧背部，嘱患者不要屏气以免诱发喉头痉挛，使血液引流不畅形成血块，导致窒息。

（2）及时发现早期征象　如患者咯血突然停止，并伴有明显缺氧症状（胸闷、气促、呼吸困难、发绀）、面色苍白、大汗淋漓、烦躁不安、神志不清、牙关紧闭等窒息征象应及时处理。

（3）严密观察　严密观察患者体温、脉搏、呼吸、血压及咯血先兆，保持呼吸道通畅；有无肺部感染、休克等并发症的表现。

（4）心理护理　安排专人护理并安慰患者，根据患者的情绪状态，进行有针对性的心理疏导，调整患者心理状态。对精神极度紧张的患者，建议给予小剂量镇静剂，避免因精神过度紧张导致血压升高而加重病情。

（5）口腔护理　保持口腔清洁，防止因口咽部异物刺激引起剧烈咳嗽而诱发咯血。

（6）休息与卧位　小量咯血者以静卧休息为主，大咯血患者应绝对卧床休息，尽量避免搬动患者。取患侧卧位，可减少患侧胸部的活动度，既防止病灶向健侧扩散，又有利于健侧肺的通气功能。

（7）饮食护理　大咯血患者应禁食；小量咯血者宜进食少量温、凉流质饮食，因过冷或过热均易诱发或加重咯血。多饮水，多食富含纤维素食物，以保持排便通畅，避免排便时腹压增加再度引起咯血，必要时用缓泻剂辅助通便。

（8）环境　室内湿度、温度分别为50%~60%、18~22℃，确保空气流通，保持室内安静。

（9）用药护理　①垂体后叶激素：可收缩小动脉、减少肺血流量，同时能引起子宫、肠道平滑肌收缩和冠状动脉收缩，故冠心病、高血压患者及孕妇禁用。静脉滴注时注意速度不要过快，以免引起恶心、心悸等不良反应，使用药物期间应密切关注血压变化。②镇静药和镇咳药：

年老体弱、肺功能不全者在应用后，应注意观察呼吸中枢和咳嗽反射受抑制的情况，以早期发现因呼吸抑制导致的呼吸衰竭和不能咯出血块而发生的窒息。③靶向药物：对于肿瘤治疗药物（如贝伐单抗）引起的咯血，应遵医嘱立即减少药量或停止用药。

（10）终末期大咯血患者的抢救护理　大咯血是一种危及生命的紧急情况，若不进行干预，死亡率高达50%～85%。对于大咯血尤其出现窒息症状的患者，需要做到以下几点。①需要保持患者呼吸道通畅。安宁疗护护士应协助患者取头低足高俯卧位休息，需要及时将患者咽部、口腔及气管内的血块、积血吸出。②利用鼻导管给氧恢复患者气道有效通气。如果患者出现窒息症状，根据情况进行气管内插管或者紧急气管切开，有效清除患者气管积血，酌情考虑使用呼吸机，若家属已签订放弃抢救，则不予考虑。③做好病情观察。床旁监测血压、心电图及血氧饱和度，确保患者血氧饱和度>95%。④遵医嘱合理选择止血剂对患者进行治疗，如氨甲环酸、垂体后叶激素等。此外，出现大咯血时，需要暂时禁食。⑤患者由于咯血导致肺水肿、肺不张、肺部感染及肺功能不全时，及时清除患者气管内积血，合理选择抗生素。⑥发生咯血1～2天之内，需要再次评估咯血者病情变化，根据需要酌情考虑采用支持生命的措施，如输血。

（11）加强疾病知识宣教　向患者及其家属讲解咯血的病因、特点、治疗及护理要点，讲解药物的作用和不良反应，以及治疗的并发症等，鼓励患者及其家属积极配合治疗。教会家属观察患者咯血先兆，以便咯血时及时通知医护人员。指导患者及其家属记录咯血的时间、频次和咯血量，以便医生根据病情调整治疗方案。

（12）告知患者及其家属日常生活注意事项　咯血期间注意保持室内环境通风良好、空气清新，以免加重感染；注意软质饮食，不要吃坚果、鱼肉等硬质带刺的食物；便秘时不要过于用力，可用开塞露通便。

第八节　恶心、呕吐

恶心、呕吐是临床常见消化道症状，恶心为上腹部不适和紧迫欲吐的感觉，可伴有迷走神经兴奋的症状，如皮肤苍白、出汗、流涎、血压降低及心动过缓等，常为呕吐的前奏。一般恶心后随之呕吐，但也可仅有恶心而无呕吐，或仅有呕吐而无恶心。呕吐是通过胃的强烈收缩迫使胃或部分小肠内容物经食管、口腔而排出体外的现象，两者均为复杂的反射动作，可由多种原因引起。

一、恶心、呕吐的病因

恶心、呕吐的病因复杂多样，常见的有消化系统疾病、神经系统疾病、药物影响、晕动病等。药物（如化疗药物、洋地黄类药物、某些抗生素等）可能引发恶心、呕吐。晕动病如晕车、晕船等也会导致恶心、呕吐。

（1）消化系统疾病　胃肠道疾病是导致恶心、呕吐的最常见原因，如胃炎、胃溃疡、肠炎、肠道感染等。

（2）中枢性呕吐　中枢性呕吐见于神经系统疾病，如颅内转移瘤、脑血管疾病、颅脑损伤、癫痫等；全身性疾病，如尿毒症、糖尿病酮症酸中毒、甲状腺危象、甲状旁腺危象、肾上腺皮质功能不全低血糖、低钠血症等；药物、中毒和精神因素。

（3）前庭障碍性呕吐　前庭障碍性呕吐见于迷路炎、梅尼埃病、晕动病。晕动病患者在乘车、船及飞机时，出现明显恶心，呕吐多呈喷射状，伴有头晕、上腹不适、出冷汗、面色苍白及流涎等。

（4）药物　药物也是引起恶心、呕吐的最常见原因之一。

二、恶心、呕吐的评估

恶心、呕吐的评估主要包括相关疾病史，恶心、呕吐的特点，对生命健康的影响，以及诊断、治疗和护理经过。具体的评估工具有欧洲临床肿瘤学术会议推荐的分度标准、MAT量表和MANE量表。

（1）相关疾病史　是否有消化系统疾病、泌尿及生殖系统疾病、中枢神经系统疾病、内分泌代谢疾病等疾病史。是否有不洁饮食及服药史。是否有腹部手术史、毒物及传染病接触史。

（2）特点　恶心和呕吐的时间、频率，以及与体位、进食、用药、运动的关系。呕吐物的量、气味、颜色和内容物。

（3）对生命健康的影响　对生命健康的影响主要包括有无脱水、电解质和酸碱平衡紊乱、营养不良等，以及有无呛咳、呼吸道是否通畅等。对病情危重和意识障碍者还应评估是否可能发生误吸，警惕窒息的发生。

（4）诊断、治疗和护理经过　是否做过呕吐物毒物分析；血电解质及酸碱平衡的检测结果；是否已做胃镜、腹部B超、X线钡餐等辅助检查；使用药物的种类、剂量、疗效。已采取的护理措施及效果。

（5）体格检查　体格检查包括生命体征、神志、营养状况等。有无脱水症状，如软弱无力、口渴、皮肤黏膜干燥、弹性减低、尿量减少等。评估腹部体征，如胃肠蠕动波、腹部压痛、反跳痛、肌紧张、腹部包块、肠鸣音、振水音等。

（6）实验室检查　实验室检查包括血清电解质、酸碱平衡失调、肝功能、肾功能、出入水量、尿比重、体重，必要时做呕吐物毒物分析或细菌培养检查。

（7）分级标准　世界卫生组织对恶心、呕吐分级标准是 0～Ⅳ 级。①0 级：无恶心、呕吐。②Ⅰ级：只有恶心，能够吃适合的食物。③Ⅱ级：一过性呕吐伴恶心，进食明显减少，但能够吃东西。④Ⅲ级：呕吐需要治疗。⑤Ⅳ级：顽固性呕吐，难以控制。

（8）食欲评估　①0 级：食欲不下降，正常进食。②Ⅰ级：食欲稍下降，进半流质饮食。③Ⅱ级：食欲明显下降，只能进流质饮食。④Ⅲ级：食欲完全丧失，一点不能进食。

三、恶心、呕吐的治疗

针对恶心、呕吐的治疗，越早干预效果越好，采用综合治疗原则，给予患者个性化干预。

（1）病原治疗　吡喹酮是治疗血吸虫病的首选药物，可治疗各型血吸虫病患者的恶心、呕吐症状。甲氧氯普胺对预防化疗引起的恶心和食欲缺乏也有较好的疗效。

（2）对症治疗　持续多日或严重的呕吐可导致患者的水、电解质紊乱，包括低钾、低钠、低氯和低血容量等，需要监测 24 小时出入量，并根据生化指标适当补充液体及电解质，必要时进行肠外或肠内营养支持。肠梗阻所致恶心、呕吐，通过药物较难控制，需给予禁食、胃肠减压、灌肠等处理，同时需要给予充足的补液治疗。颅脑病变诱发的恶心、呕吐，应给予降颅内压、脱水等治疗，如甘露醇、利尿药。对于严重疾病有可能引起胃黏膜损伤者，在积极治疗原发病的同时，可预防性使用 H_2 受体拮抗药或质子泵抑制药或胃黏膜保护药。对于以呕吐、恶心或腹痛为主者，可对症使用甲氧氯普胺、东莨菪碱。

（3）止吐药物的应用　目前常用的止吐药有 5-HT_3 受体拮抗剂，如昂丹司琼；多巴胺受体拮抗剂，如甲氧氯普胺。

（4）其他　对重症呕吐应给予对症治疗。

四、恶心、呕吐的护理

(1) 环境与饮食　注意保持病房通风良好、无异味、温度和湿度适宜。根据患者需求，营造轻松愉悦的环境，鼓励患者阅读、看电视或从事感兴趣的活动等，可以转移患者的注意力，有助于稳定情绪，减轻恶心、呕吐症状。对于呕吐不止者，须暂禁食，及时处理呕吐物及保持床单位整洁。呕吐停止后，可给予热饮料，以补充水分。必要时根据医嘱给予补液。

(2) 口腔护理　患者发生呕吐后，协助给予口鼻清洁。对于清醒患者，给予温开水或生理盐水漱口；对于婴幼儿、昏迷患者，应做好口腔护理，可选择海绵棒清洁口腔，增加患者舒适感。

(3) 保持呼吸道通畅　窒息是呕吐最严重的并发症，因此保持呼吸道通畅至关重要。发生呕吐时应保持头偏向一侧，防止呕吐物呛入气管。当少量呕吐物呛入气管时，应轻拍患者背部可促使其咳出；同时评估窒息风险及后果，与患者及其家属充分沟通，尊重患者的意愿选择是否用吸引器吸出，避免发生窒息。

(4) 观察与记录　患者发生呕吐时，应了解呕吐前的饮食、用药情况、不适症状以及呕吐的时间、方式，了解呕吐物的性质、量、色、味，以便判断其发病原因。根据需要，保留呕吐物送检。呕吐物根据医院感染要求进行处理，同时做好记录。

(5) 心理护理　终末期患者易产生悲观失望情绪，对生活失去信心，因此做好心理护理十分重要。对呕吐患者应给予热诚的关怀、安慰患者，缓解其紧张情绪，维护其自尊。对于神经性呕吐患者，应尽量消除不良刺激，同时通过家属及朋友等给予患者精神支持，从而降低迷走神经兴奋性，抑制大脑中枢敏感性，减轻负性情绪，必要时可用暗示、想象等心理治疗方法干预。

(6) 药物不良反应护理　①便秘：$5-HT_3$ 受体阻滞剂最常见的不良反应。镇吐药物导致肠分泌及蠕动功能受损是临床上引起便秘最常见的原因，应让患者多饮水，多吃蔬菜、水果及含纤维多的食物；鼓励患者多活动，促进肠蠕动，预防便秘。还可使用缓泻剂达到润滑肠道的目的。用药无效时，可直接经肛门将直肠内粪块掏出，或用温盐水低压灌肠，但对颅内压增高者要慎用。②腹胀：应用镇吐药物的不良反应之一。轻度腹胀不需特殊处理，明显腹胀应行保守治疗，禁食、胃肠减压、肛管排气及应用解痉剂。腹胀严重导致肠麻痹时间较长，可应用全

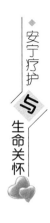

肠外营养，用生长抑素减少消化液的丢失，也可进行高压氧治疗置换肠腔内的氮气，减轻症状。③头痛：5-HT$_3$受体阻滞剂的常见不良反应，对于发作不频繁、强度也不很剧烈的头痛，可用热敷。在头痛发作时给予解热镇痛药，重症者可用麦角胺咖啡因。④锥体外系症状：主要见于甲氧氯普胺，发生率约为1%。处理方法是立即停药，急性肌张力障碍者可肌内注射东莨菪碱、山莨菪碱、阿托品或苯海拉明或地西泮。少数有急性心肌损害者可静脉滴注能量合剂等，有助于改善症状。

(7) 健康教育 对于长时间禁食患者、长期控制饮食者或近期有恶心、呕吐，以及胃肠引流者，建议遵医嘱及时补充肠外营养及电解质。进食清淡、易消化、稍干食物，少量多餐，饭前和饭后尽量少喝水。切忌过热、过甜辛辣等食物。呕吐时采取侧卧位，防止误吸。胸腹部有伤口者，呕吐时应按压伤口，以减轻痛及避免伤口撕裂。呕吐后漱口。观察呕吐物的性质、颜色及量，如有异常要及时告知医护人员留标本送检。告知患者向医护人员报告病情变化的重要性，包括恶心和呕吐的程度、症状和体征脱水，或其他病理状态的症状。

第九节 消化不良

消化不良的主要症状包括餐后饱胀感、早饱感、上腹疼痛不适和上腹烧灼感、缺乏食欲、嗳气、恶心等，这些症状会导致患者生活质量下降。罗马Ⅲ标准将消化不良分为餐后不适综合征(PDS)和上腹痛综合征(EPS)。其中，多达60%的消化不良患者的消化不良症状反复发作且长期存在，不同程度地影响了其生活质量，并常伴其他症状，如头晕、背痛等。消化不良症状严重程度与抑郁、躯体化症状等因素相关，但躯体化症状因素的影响更大。

一、消化不良的病因

消化不良的病因多样，包括生活习惯、精神因素、药物影响、胃酸分泌改变、幽门螺杆菌感染等。其中，生活习惯不良、精神紧张和药物影响是主要原因，而胃酸分泌改变、幽门螺杆菌感染也是常见的诱发因素。

(1) 生活习惯 不良的饮食习惯，如过量饮酒、过多食用刺激性食物、不规律进食或暴饮暴食等，都可能导致消化不良。长期的便秘也可能导致消化不良。

（2）精神因素　精神紧张和压力会引起神经系统和内分泌调节失常，引发消化不良。焦虑抑郁及恐惧紧张的情绪也是导致功能性消化不良的重要心理因素。

（3）药物影响　某些药物，如非甾体抗炎药、阿司匹林等，会刺激胃肠道，影响消化功能。

（4）胃酸分泌改变　胃酸过多或过少会影响消化功能，但有些患者即使胃酸分泌正常，但由于胃黏膜对胃酸的敏感性发生变化，也会出现消化不良。

（5）幽门螺杆菌感染　寄生于胃内的幽门螺杆菌是一种耐酸菌，可导致胃炎、胃溃疡甚至胃癌。

二、消化不良的评估

消化不良的评估主要包括症状评估和相关检查，后者可以排除可能存在的器质性疾病。

（1）症状评估　消化不良的主要症状包括餐后饱胀、早饱感、上腹痛和上腹烧灼感。症状评估可为是否进行相关检查及选择治疗方案提供重要线索，还包括症状的发生与进餐的关系，有无夜间出现症状，以及症状与体位、排便的关系。

症状评分：①0分为无症状。②1分为症状轻微，不影响日常生活。③2分为症状较重，部分影响日常生活。④3分为症状严重，影响日常生活，难以坚持工作。

发作评分：①0分为无发作。②1分为每周发作1～2次。③2分为每周发作3～5次。④3分为每周发作6～7次，或每天发作。

（2）相关检查　血常规、粪便隐血试验、肝胆胰腺B超、肝功能、肾功能、空腹血糖、甲状腺功能、胸部X线检查等都是可能的检查项目。胃电图、胃排空试验、胃容纳功能和感知功能检查，对其动力和感知功能进行评估，主要用于某些特定的消化不良患者如糖尿病胃轻瘫或胃肠道动力弥漫性受损者。

（3）对特殊人群的评估　对于小于55岁且没有警报临床症状的患者，必要的实验室检查包括血常规、尿常规、便常规、肝功能、肾功能、血糖及肿瘤标志物等。对儿童功能性消化不良的诊断，首先应详细询问疾病史，包括饮食、心理和社会因素，了解症状的程度与出现频率，与进餐、排便的关系，仔细全面地检查体格并观察生长曲线。

三、消化不良的治疗

消化不良的治疗方法多样,具体方案应根据患者的病情和体质进行个体化制订。药物治疗包括抑酸治疗、促胃动力治疗和抗幽门螺杆菌治疗等。生活方式调整包括饮食调节和生活习惯的改善。心理治疗对于功能性消化不良的治疗有一定帮助。

(1)药物治疗 ①促胃动力药:可缓解患者的餐后饱胀感及早饱感,主要用于治疗与进餐相关的功能性消化不良。枸橼酸莫沙必利是一种选择性 $5-HT_4$ 受体激动剂,能够促进胃蠕动和增加胃排空能力。西沙必利有可能延长 QT 间期。伊托必利是一种新型促胃动力药,通过拮抗多巴胺 D_2 受体和抑制乙酰胆碱酯酶发挥作用。可明显改善消化不良患者的症状、餐后饱胀与早饱,而对于上腹不适疗效欠佳,这可能与伊托必利可增加餐后胃容受性和增加胃动力等有关。②复方阿嗪米特:该药是由阿嗪米特、胰酶、纤维素酶4000和二甲硅油等四种成分组成的复方肠溶片剂,是一种强效的促进胆汁分泌的药物,主要用于治疗由多种原因引起的消化不良,能增加胆汁的分泌量和胆汁中固体成分的分泌量,促进消化。③铝碳酸镁咀嚼片:消化不良患者出现食欲缺乏和恶心多与胃黏膜损伤、胃液分泌不足等胃消化功能障碍相关。铝碳酸镁咀嚼片是兼有抗酸和抗胆汁作用的胃黏膜保护剂,通过改善病理炎症使上腹痛综合征的症状好转。铝碳酸镁咀嚼片可以快速缓解上腹痛综合征患者的上腹痛和(或)烧灼感。④抗幽门螺杆菌治疗:根除幽门螺杆菌治疗可使功能性消化不良患者的症状得到改善,还能减少发生消化性溃疡、胃癌和胃淋巴瘤的风险。

(2)生活方式调整 保持规律的饮食习惯,避免暴饮暴食,避免过多摄入油腻、辛辣、刺激性食物。保持良好的作息习惯,避免过度劳累和精神压力。

(3)心理治疗 心理干预治疗在消化不良防治中越来越受到重视,生物-心理-社会疾病治疗模式在消化不良治疗上值得推广。

四、消化不良的护理

(1)饮食护理 患者应遵循清淡、易消化的饮食原则,多食富含营养的蔬菜和水果。避免食用高脂、油炸、生冷、刺激性的食物,以免加重消化不良症状。对于婴幼儿,应避免过量或过早添加辅食,以免引起消化不良。保持规律的饮食习惯,定时定量用餐,让胃肠消化液分泌形成规律，以助于食物的消化。

(2)生活护理　保持居室空气清新、阳光充足、通气良好，有助于消化。患者需要注意保暖，避免身体受寒导致病情加重。保持清洁的生活环境，避免病毒和细菌的侵袭。

(3)情绪护理　对患者进行心理疏导，帮助他们减轻心理压力，提高治疗信心。

(4)适当的运动　适当的运动有助于胃肠道的蠕动，可有效缓解消化不良相关症状。

第十节　恶性腹水

人体腹腔内有少量液体，对肠道蠕动起润滑作用。任何病理状态下导致腹腔内液体超过 200ml 时即为"腹水"。恶性腹水由癌细胞侵犯腹膜所致，其产生的原因多种多样，主要包括肿瘤浸润腹膜、低蛋白血症、肿瘤压迫血管或阻塞淋巴管、淋巴管引流障碍、肿瘤分泌的细胞因子、门静脉或肝静脉血流障碍等因素。恶性腹水所产生的高腹压和内环境紊乱通常会导致患者出现呼吸困难、消化道梗阻、食欲缺乏、乏力等症状；晚期患者可出现尿少、血压降低，严重影响患者的生活质量。各种肿瘤晚期均可引起恶性腹水，出现恶性腹水预后较差，平均生存期不超过 20 周，胃肠道肿瘤预后更差，生存期仅有 12 周左右。终末期患者更容易形成顽固性腹水。

一、恶性腹水的病因

在各种原因造成的腹水中，肿瘤约占 10%，15%～50% 的肿瘤患者会出现腹水，有些肿瘤更易出现腹水，如卵巢癌约 30% 的患者会出现腹水，死亡时约有 60% 的患者有腹水。各种肿瘤晚期均可引起恶性腹水。

(1)肿瘤浸润腹膜。肿瘤细胞浸润腹膜，使血管内皮细胞受损，增加血管通透性，导致液体渗出增加。

(2)低蛋白血症。

(3)肿瘤压迫血管或阻塞淋巴管。肿瘤压迫门静脉或者下腔静脉导致静脉压力升高，导致从肝窦流出的液体增多；肿瘤侵犯淋巴管，使淋巴液回流受阻，导致水和蛋白质潴留于腹腔。

(4)淋巴管引流障碍、淋巴液漏出。

(5)肿瘤分泌的细胞因子使腹膜通透性增加、腹水的产生增多，或使淋巴引流阻塞、腹水吸收障碍，这也是恶性腹水形成的重要原因。

(6)门静脉或肝静脉血流障碍。伴癌综合征、腹腔间皮瘤及腹腔假黏液瘤等因素，都可以引起恶性腹水。其他如原发性肝癌患者往往有乙肝、肝硬化、门静脉高压的背景，亦能出现肝硬化腹水，应当注意鉴别。

二、恶性腹水的评估

恶性腹水的评估主要包括疾病史询问、体格检查、腹水的分型、腹水的评估、影像学检查及实验室检查。评估的目的是明确诊断，评估疾病的严重程度，决定治疗方案，以及预测患者的预后。

(1)疾病史询问 患者年龄和患病时间；患者自觉症状，如发热、腹痛、腹水、腹部包块等；家族史，特别是肿瘤史。

(2)体格检查 评估患者有无发热、腹痛、腹水，腹部包块大小、生长特点。评估盆腔检查结果，注意肿瘤的部位、大小及性质。

(3)腹水的分型 ①中央型腹水：约占15%，肿瘤浸润肝实质，导致门静脉或淋巴系统受压，常见于肝癌。②周围型腹水：约占50%，在腹膜壁层和脏层之间有癌细胞存在。③混合型腹水：约占15%，肝脏及腹膜均有癌细胞。④乳糜样腹水：肿瘤侵犯腹膜后间隙，使淋巴回流受阻。

(4)腹水的评估 ①少量腹水(300~500ml)时需要超声诊断。②中等量腹水(500~3000ml)时，自觉腹胀，腹部呈膨隆的外形，可用肘膝位叩诊法证实；1000ml以上腹水时，有移动性浊音。③大量腹水(在3000ml以上)时，两侧胁腹膨出如蛙腹，检查可有液波震颤。

(5)影像学检查 ①盆腔超声：诊断卵巢囊肿的可靠方法，可以准确判断腹水的有无，定量与定位。②腹部CT：可以诊断腹水，并且还能了解腹腔内肿物的位置、腹腔淋巴结及周围脏器的情况。③PET-CT：对不明原因腹水性质鉴别诊断和寻找恶性腹水原发灶具有显著的优势。④腹腔镜检查：能在直视下对异常病灶进行活检，能够清晰地观察腹膜的结节、肿块分布，以及肝脏、脾脏表面和盆腔等常见腹水的病变部位。

(6)实验室检查 ①腹水细胞学检查。对腹水者应进行腹部穿刺，所得腹水经离心、浓缩、涂片，进行细胞学检查。②肿瘤标志物测定。

卵巢肿瘤标志物可以在其血清、组织、体液和排泄物中检出，可用来辅助诊断、监测肿瘤治疗疗效、判断预后，对肿瘤的诊断和治疗具有重要意义。③国际腹水协会将顽固性腹水定义为对限制钠盐摄入和大剂量利尿剂治疗3个月以上无效，或药物治疗后4周内再次复发的腹水。根据利尿剂治疗失败的表现，顽固性腹水分为利尿剂抵抗性腹水（对饮食限钠和大剂量利尿剂治疗1周无效）和利尿剂难治性腹水（利尿剂导致的并发症限制了利尿剂有效量的应用，从而使腹水难以控制）。

三、恶性腹水的治疗

初次出现或少量腹水，一般不需要进行专门治疗，只需进行最佳支持治疗以改善患者生活质量，注意水钠的摄入，需卧床休息，低盐饮食（每天食盐量2~4g）。适当限制水的摄入量（每天摄入水量1~1.5L）。出现恶性腹水时的治疗主要包括常规利尿治疗、腹腔灌注化疗、腹腔穿刺置管引流、使用血管内皮生长因子（VEGF）受体抑制剂等，但这些治疗手段均有一定的弊端。

（1）常规利尿治疗　①利尿剂：对恶性腹水治疗效果差。利尿剂常首选螺内酯，或可联用呋塞米，效果不佳时，需要复查肝功能，如是否伴有低蛋白血症等。使用利尿剂时注意监测电解质和肾功能，避免电解质紊乱。应用螺内酯30mg，每天1次、口服或更小剂量，许多患者的腹水可以得到控制。螺内酯可根据利尿效果加量，每天剂量可用到200~800mg。呋塞米每天剂量40~80mg，氢氯噻嗪25~50mg，每天3次。单用螺内酯与螺内酯联合呋塞米及单用呋塞米的3种方案利尿效果与并发症发生率相似。一般推荐选用单用螺内酯或螺内酯联合呋塞米的利尿方案。②米可君：一种口服的肾上腺素α_1受体激动剂，美国食品药品监督管理局（FDA）批准其用于治疗体位性低血压。它通过增加全身和内脏的血压而增加有效循环血流量和肾脏灌注。③普萘洛尔：非选择性β受体阻滞剂在临床上广泛用于控制门静脉压力。常用的非选择性β受体阻滞剂包括普萘洛尔和纳多洛尔，它们是通过抑制内脏血管扩张、减少门静脉血流而有效地降低门脉压的药物。使用非选择性β受体阻滞剂治疗的患者门静脉压力梯度（HVPG）减少>20%或<12mmHg能有效降低曲张静脉出血的风险和改善生存率。同时，对该类药物反应良好的患者的门静脉高压相关并发症（包括腹水、自发性细菌性腹膜炎、肝肾综合征和肝性脑病）的风险明显减少。

（2）腹腔灌注化疗　可以使化疗药物在腹腔内保持相对高的浓度，

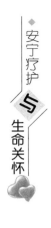

同时药物直接与腹膜接触，可以抑制肿瘤细胞的增殖，但可能出现腹膜炎及腹膜分隔，造成下一步治疗的困境。

(3)腹腔穿刺置管引流　最直接迅速，可快速缓解症状，减轻腹内压力过高的问题，但可能出现液体外渗、腹水增长过快等问题。恶性腹水患者出现腹内压升高症状，如恶心、呕吐、腹胀、腹痛、呼吸困难或端坐呼吸时可行穿刺放液，约90%患者症状可暂时缓解，平均维持10.4天，一般多需反复进行。腹腔穿刺置管引流适用于腹部紧张性疼痛的患者、服用利尿剂效果不好的患者。穿刺的目的是尽可能多地放出腹水。主张使用中心静脉导管置入腹腔，进行保留导管的间断性放水引流大量腹水的患者在放出2000ml左右腹水就有较好的感觉。不同于继发于肝脏疾病的腹水，恶性腹水引流极少引起低血压反应，静脉输液或输注白蛋白是没有必要的。

(4)使用血管内皮生长因子受体抑制剂　在恶性腹水的治疗中占越来越多的比重，临床有一定疗效，但费用相对昂贵。

四、恶性腹水的护理

恶性腹水的护理主要包括病情观察、放腹水的护理、对症护理、心理支持与营养支持等。

(1)病情观察　观察患者的生命体征，注意面色、呼吸、脉搏变化。观察腹水引流的速度，保持引流顺畅。定时测量体重及腹围，记录出入量。

(2)放腹水的护理　操作过程中严密观察患者的反应，如出现头晕、胸闷等症状应停止操作。放腹水时，应控制引流速度，每次放腹水量不超过3000ml。放腹水后，准确记录腹水的量、颜色和性质，观察有无不良反应。

(3)对症护理　安置患者尽量平卧位，以增加肝、肾血流灌注，改善肝细胞营养、提高肾小球滤过率。限制水、钠的摄入，准确记录24小时的液体出入量，定期测量腹围、体重，以观察腹水消退情况。给予低盐或无盐饮食，入水量限制在1000ml/d左右。

(4)心理支持与营养支持　提供心理支持，鼓励患者参与护理活动以维持其独立性及生活自控能力。鼓励患者摄入足够的营养，保证充足休息，进食高蛋白质、高维生素的食物。

第十一节 水 肿

水肿是指过多液体积聚在组织间隙致使全身或局部原有的皮肤皱纹变浅或消失，甚至有液体渗出的现象。全身水肿是指液体弥漫性分布在组织间隙内；局部水肿是指液体在局部组织间隙内积聚。终末期患者所发生的水肿大致可分为淋巴水肿、非淋巴水肿及混合型水肿，其中淋巴水肿是指机体某些部位淋巴液回流受阻而引起的水肿，常为继发性；非淋巴水肿是指由于毛细血管壁通透性及血管与组织间静水压梯度等异常所导致的水肿；混合型水肿常常发生于长期慢性水肿波及淋巴系统时，是疾病晚期患者最常见的水肿类型。

一、水肿的病因

水肿通常是由多种临床因素共同或相继作用的结果，可以分为心源性水肿、肝源性水肿、肾性水肿、营养性水肿、血管性水肿及淋巴性水肿等。此外，还有心脏病、肾病、肝病、高血压、内分泌疾病，以及营养不良、药物过敏等因素可能导致的水肿。

（1）心源性水肿　心脏疾病，如心包炎、心肌炎、心力衰竭等，可导致心脏泵血功能减弱，血液循环不畅，血液积滞于心包腔、胸腔、腹腔等部位，形成水肿。心脏瓣膜病变，如二尖瓣关闭不全、主动脉瓣关闭不全等，可导致血液反流，进一步加重心脏负担，形成水肿。

（2）肝源性水肿　肝病，如肝炎、肝硬化等，可导致肝功能减退，肝脏合成白蛋白的能力减弱，白蛋白减少，血浆胶体渗透压降低，水分从血管内向组织间隙移动，形成水肿。门静脉高压，如肝炎后肝硬化、酒精性肝硬化等，可导致门静脉压力升高，血流量减少，肠道对水分的吸收增加，形成水肿。

（3）肾性水肿　肾脏疾病，如肾炎、肾病综合征、肾衰竭等，可导致肾脏排泄水、钠、钾等离子功能减弱，大量水分滞留在体内，形成水肿。泌尿系统梗阻，如输尿管结石、肾结石、前列腺增生等，可导致尿液排泄受阻，水分在体内积聚，形成水肿。

（4）疾病晚期患者的水肿　其原因可概括为全身性原因和局部性原因。全身性原因有药物因素、低蛋白血症、恶性腹水、贫血、慢性心力衰竭、终末期肾衰竭。局部性原因则包括静脉功能不全、静脉梗阻（癌块压迫浅静脉、深静脉致使血栓形成、下腔静脉梗阻、上腔静脉梗阻等)、淋巴管和静脉淤滞（制动与依赖、瘫痪、截瘫等)、淋巴管闭塞/梗阻(原发性/先天性因素、继发性因素)。

(5)其他因素 ①营养不良：如蛋白质摄入不足等，可导致血浆蛋白质减少，血浆胶体渗透压降低，水分从血管内向组织间隙移动，形成水肿。②药物过敏：如磺胺类药物过敏等，可导致血管内皮细胞受损，通透性增加，大量血液成分渗入组织间隙，形成水肿。③妊娠水肿：如妊娠高血压综合征等，可导致血浆胶体渗透压降低，水分从血管内向组织间隙移动，形成水肿。

二、水肿的评估

水肿的评估是一个系统的过程，主要包括详细询问疾病史、主观评定、体格检查及基于各类测量设备的客观测量。肿胀的程度可以分为轻、中、重三度。评估水肿的部位和程度，对于制订治疗方案和提高患者生活质量具有重要意义。

(1)准确记录24小时液体出入量 密切监测患者尿量变化，若患者尿量小于30ml/h，应及时报告医生；密切观察与记录尿液的颜色、性质等。

(2)密切监测生命体征及症状监测 患者生命体征，尤其是血压；观察有无胸腔积液、腹水和心包积液；观察有无急性左心衰竭及高血压脑病的表现等。查房时采用观察法和按压水肿部位法，对患者水肿情况进行密切监测。

(3)水肿的评估方法 ①臂围测量法：通过测量上肢特定解剖位置的周长，计算出肢体的体积，以判断是否存在肿胀。②水置换测量法：通过测量受试者身体特定部位在注入水后溢出的水量，评估水肿的程度。③Perometer：一种精确的测量工具，能够测量水肿体积和肢体的周长。④生物电阻抗分析设备：通过测量生物组织电阻抗的变化，评估水肿的程度。

(4)肿胀程度的评估 根据水肿的程度可分为轻、中、重三度。①轻度水肿：水肿仅发生于眼睑、眶下软组织、胫骨前及踝部皮下组织，指压后可出组织轻度凹陷，平复较快。②中度水肿：全身疏松组织均有可见性水肿，指压后可出现明显的或较深的组织凹陷，平复缓慢。③重度水肿：全身组织严重水肿，身体低垂部，甚至可有液体渗出，有时可伴胸腔、腹腔、鞘膜腔积液。

(5)实验室及其他检查结果的评估　如尿常规、肾小球滤过率、血尿素氮、血肌酐、血浆蛋白、血电解质等。影像学检查包括胸部摄片（排除其他疾病，如充血性心力衰竭、上腔静脉栓塞或上腔静脉梗阻）、超声检查（确认静脉功能）、CT 或 MRI 检查（确认疾病状态，查明是否存在淋巴结病）。

(6)定期监测体重　每天晨起排尿后或早餐前测量体重。在患者体力和精力允许的情况下，每天在同一时间、着同类服装、用相同体重计测量体重，对其水肿情况进行监测。此外，由于患者存在腹水，应同时每天测量腹围。

(7)评估伴随症状及对患者的影响　有无头晕、乏力、呼吸困难、心率增快、腹胀等症状。

(8)评估诊断、治疗与护理经过　详细了解水肿相应治疗情况，所用药物的种类、剂量、用法、疗程及其效果；重点监测每天饮食、水、钠盐摄入量、输液量、尿量等。

(9)评估心理-社会状态　患者有无精神紧张、焦虑、抑郁等不良情绪。

(10)评估水肿　评估水肿发生的程度、范围及皮肤完整性。

三、水肿的治疗

水肿治疗的目的是尽可能地减轻水肿，使水肿肢体保持在最小的体积，以减少组织内的滞留液体，预防和阻止感染的发生。对于疾病终末期水肿患者而言，多数水肿与原发性疾病进展有关，为不可逆性，治疗非常困难。

(1)对因治疗　积极治疗原发病，减少或控制引起患者水肿的各种病因。

(2)药物治疗　主要是口服利尿剂来消除水肿，常用的药物有氢氯噻嗪、呋塞米、托拉塞米、螺内酯等。通常建议使用小剂量噻嗪类利尿药或呋塞米。患者需定期监测血清电解质，根据具体情况补钾或加用小剂量保钾利尿药物（如螺内酯），同时密切关注电解质和液体消耗的风险。对于可坐起或能走动的患者，密切监测血压，一旦出现低血压，应立即停用利尿药。对于继发性低蛋白血症水肿患者，可输注白蛋白结合利尿药治疗；对于利尿药治疗无效且症状严重的顽固性水肿患者，输注少量高渗盐水加大剂量呋塞米，可显著改善其下肢无力症状和沉重感。虽然这些治疗方法可能有效，但不宜常规使用，仅限于无选择的、有严

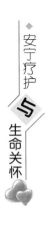

重症状的难治性水肿患者。此外，还可以使用暂时性缓解脑水肿的药物，如甘露醇、巴比妥类药物等。

（3）物理治疗　对于水肿局限于四肢者，可抬高四肢，配合使用弹力绷带或弹力袜进行适当压迫治疗，做好皮肤护理，注意弹力袜末端肢体肿胀情况，减少形成淤滞和压迫性溃疡的风险。抬高患肢时，可适当配合手法按摩，但重度水肿或肿瘤累及皮损区域等特殊情况除外。

（4）手术治疗　适合所有淋巴水肿患者，尤其是那些保守治疗失败或积极寻求其他治疗无果的患者。对于严重的水肿，手术治疗可能是一种必要的手段。

四、水肿的护理

水肿的护理主要包括起居护理、饮食护理、症状护理、水肿肢体和皮肤的护理、用药护理。

（1）起居护理　严重水肿的患者应卧床休息，以增加肾血流量和尿量，缓解水钠潴留。水肿减轻后，患者起床活动，但应避免劳累。慎起居，随天气变化随时增减衣被，避免受凉，防止感冒。

（2）饮食护理　水肿患者饮食宜清淡、易消化、富有营养、低盐或无盐，少食多餐，戒烟酒，忌辛辣、海鲜等食物，以防水肿复起。每天盐摄入量不超过3g，严重水肿者应无盐饮食。补充高生物效价蛋白质，蛋白质摄入量每天每千克体重0.8~1.0g。严密控制入水量，以"量出为入"为原则，每天入水量＝前一天的尿量＋500ml。

（3）症状护理　视诊和触诊水肿的部位、程度，询问有无诱因和进展；护士指导患者出入量记录方法，使用带有刻度的杯子，准确记录出入量，包括饮水量、饭菜量、零食（辅食、水果、饮料等）、尿量等，准确测量体重、血压。水肿常有体重增加及尿量减少，严重水肿有大量胸腔积液、腹水时可引起呼吸困难，持续水肿可导致皮肤溃破和继发感染。水肿局限于下肢且无明显呼吸困难时，可抬高双下肢，以增加静脉回流、减轻水肿抬高肢体时，可应用绵软的枕头或特制的泡沫橡胶；上肢抬举高度应高于心脏水平，下肢抬举高度以舒适为准，同时可配合使用抗栓（弹力）长袜，注意弹力袜末端肢体肿胀情况，做好受压部位、骨突出处皮肤的护理，减少形成淤滞和压迫性溃疡的风险，密切关注患者体位舒适与安全。当患者出现明显呼吸困难或胸腔积液、腹水加重时，可给予高枕卧位或半卧位。由于长期肢体水肿可导致患肢感觉障碍，因此在进行体位护理时要加用床挡，防止坠床。嘱患者起床下地适当活动，防止下肢感觉障碍，避免劳累。

(4) 水肿肢体和皮肤的护理　因为长时间许多蛋白质随着尿液流失，可以引发低蛋白血症，进而造成血浆胶体渗透压降低，从而导致血浆内中的水分通过血管渗入组织间隙，引起水肿。皮肤护理时应保持床褥清洁、柔软、平整、干燥，做好全身皮肤清洁及护理，预防压疮。水肿较重者应注意衣着柔软、宽松，必要时使用气垫床；对于卧床时间较长者，定时协助或指导患者变换体位，膝部及踝部、足跟处可垫软枕以减轻局部压力，预防压疮；必要时协助翻身或用软垫支撑受压部位。水肿部位皮肤菲薄，易发生破损，清洗时勿过分用力，避免损伤。使用便盆时动作轻巧，勿强行推、拉，防止擦伤皮肤。用热水袋保暖时，水温不宜太高，防止烫伤。低蛋白水肿时，身体皮肤弹性降低，营养供给不足，骶尾部皮肤较易发生压疮，应使用减压敷料，如泡沫敷料、水胶体料等，保护局部皮肤。避免接触锐器；避免强光长时间照射；做好会阴部护理，减少大小便的刺激，保持会阴部皮肤清洁和舒适；及时处理破皮肤，防止感染；避免医源性损伤，避免水肿部位的穿刺、注射和输液等操作及水肿肢体测压、体温等。

(5) 用药护理　①输注白蛋白：对于继发于低蛋白血症的水肿患者，应输注白蛋白结合利尿药治疗。②正确使用利尿药：遵医嘱在晨间或日间应用利尿药物，以避免夜间排尿过频而影响患者休息。③注意观察药物疗效及不良反应：噻嗪类利尿药物不良反应有胃部不适、呕吐、腹泻、高血糖、高尿酸血症等。氨苯蝶啶类药物不良反应有胃肠道反应、嗜睡、乏力、皮疹，长期用药可出现高钾血症，尤其是伴肾功能减退时，少尿或无尿者慎用。螺内酯类药物不良反应有嗜睡、运动失调、面部多毛等，肾功能不全及高钾血症者禁用。此外，呋塞米等强效利尿药具有耳毒性，可引起耳鸣、眩晕及听力丧失，应避免与链霉素等具有相同不良反应的氨基糖苷类抗生素同时使用；作为患者的责任护士要详细了解患者所用药物的不良反应，便于观察病情进展情况。

第十二节　呃　逆

呃逆，俗称"打嗝"，由膈肌和其他呼吸肌突发的不自主强有力痉挛性收缩引起，继而出现声门突然关闭而终止，伴发短促而有特征性的"呃、呃"声。这是一种常见的生理现象，也可能是由多种疾病导致的。

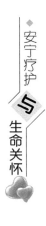

根据呃逆发作的持续时间可以分为短暂性呃逆、持续性呃逆、顽固性呃逆、呃逆性晕厥等。

一、呃逆的病因

引起呃逆的原因主要包括胃部疾病、颅脑疾病、肺部疾病以及纵隔疾病等。胃部疾病如胃炎、胃溃疡等可刺激胃黏膜导致呃逆；颅脑疾病如脑炎、脑积水等可影响脑神经功能引发呃逆；肺部疾病如肺炎、肺气肿等可刺激膈肌导致呃逆；纵隔疾病如纵隔肿瘤、纵隔炎等压迫膈神经也会引起呃逆。在终末期患者中有2%的人会出现呃逆，在消化道疾病导致的晚期患者中发生率更高。

二、呃逆的评估

呃逆的评估主要包括疾病史采集、症状观察、体格检查、心理－社会状况评估和预后判断。

（1）疾病史采集　询问患者的生活习惯、饮食习惯、药物使用情况等，以了解可能的诱因。了解患者的疾病史，特别是消化系统、神经系统、呼吸系统疾病等。

（2）症状观察　观察呃逆的持续时间、声音高低、强弱及伴随症状等。观察患者有无呼吸困难、吞咽困难、发热、咳嗽、喘鸣、声嘶、局部压痛、皮下气肿等症状。

（3）体格检查　了解患者的生命体征，如血压、心率、呼吸等。进行腹部触诊，以了解有无胃肠道疾病的存在。

（4）心理－社会状况评估　了解患者的心理状况，以及其对疾病的认知程度。

（5）预后判断　呃逆轻重不同，预后差别较大。如属单纯性呃逆，偶然发作，大都轻浅，预后良好，多能逐渐自愈，无须特别的护理。

（6）可能引起呃逆的疾病评估　①中枢神经系统病变：颅脑肿瘤、多发性硬化、颅脑外伤、颅内感染等。②头颈部疾病：甲状腺肿大、异物、动脉瘤、咽炎、喉炎等。③胸部疾病：肺部感染、胸膜炎、心包炎、贲门失弛缓、食管狭窄、食管裂孔疝等。④腹部疾病：胃蠕动减慢、胃部浸润压迫、肠梗阻、胃溃疡、胰腺炎、胃食管反流病等。⑤纵隔刺激：如腹水、脓胸、肝大等。⑥迷走神经受刺激：如颈部、肺、纵隔腔的肿瘤；食管炎或食管阻塞；胸腔外科手术等。⑦膈神经受刺激：如纵隔肿瘤、膈下脓肿、心包炎、心肌梗死等。⑧代谢异常：如尿毒症、电解质紊乱(低钾、低钙)糖尿病、败血症等。⑨其他：带状疱疹、肺结核等。

三、呃逆的治疗

(1)药物治疗　①止吐药：如甲氧氯普胺，能够使原本兴奋的膈神经达到抑制状态。②抗胆碱药：如山莨菪碱等，可缓解轻症呃逆，但对恶性肿瘤引起的顽固性呃逆则疗效差。③其他药物：如钙通道阻滞剂盐酸氟桂利嗪、硝苯地平，麻醉剂类如可待因、利多卡因，另外还有抗胆碱类药东莨菪碱、阿托品等。

(2)物理治疗　①深吸气后屏气法：患者可深吸气后屏住呼吸，动脉血中的 CO_2 分压迅速升高，使延髓呼吸中枢兴奋，从而使得迷走神经兴奋性降低，扰乱呃逆的神经反射活动。②神经阻滞疗法：对部分患者也有一定的疗效。

四、呃逆的护理

呃逆的护理主要包括密切观察病情，给予适当的心理护理，以及提供必要的生活照顾。

(1)保持病室空气新鲜，温度、湿度适宜，避免不良因素(如冷、热等)对患者的刺激。

(2)对于偶尔发作的呃逆，可采取分散注意力的方法，如深呼吸、饮水、刺激鼻部、刷牙等。

(3)对于顽固性呃逆，可结合中医针灸治疗，或给予镇静、解痉药物。

(4)如呃逆持续不止，可能提示有膈下脓肿等严重问题，应及时告知医生。

(5)预防呃逆。避免过度焦虑和压力。饮食宜清淡易消化，避免生冷、辛辣、肥腻的食物。避免过度饱食，保持饥饿感也有助于减少呃逆的发生。

第十三节　腹　泻

根据我国2019年版的《慢性腹泻基层诊疗指南》，腹泻定义为排便次数大于每天3次，粪质稀薄，含水量超过85%，可以伴有黏液、脓

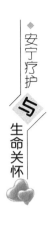

血或未消化的食物。世界卫生组织关于腹泻的定义是大便水分及大便次数异常增加,通常24小时之内3次以上。根据腹泻的病程通常分为3类。①急性腹泻病:病程在2周以内。②迁延性腹泻病:病程在2周至2个月。③慢性腹泻病:病程在2个月以上。热带口炎性腹泻是一种慢性腹泻综合征,伴有吸收不良而逐渐导致营养缺乏,临床上表现为慢性腹泻和吸收不良、消瘦、巨幼细胞贫血等为特征的热带地方性疾病。尿毒症性腹泻是慢性肾功能不全患者的常见症状之一,多为慢性过程,严重腹泻会加重尿毒症患者的病情。若不及时控制腹泻,可造成营养不良、水电解质紊乱、酸碱平衡失调,甚至死亡等不良结局。

一、腹泻的病因

腹泻的病因多种多样,可以从发病机制上将其分为分泌性腹泻、渗透性腹泻、异常的小肠运动等类型。每一类腹泻的病因也有所不同,需要根据具体的症状进行判断和处理。

(1)腹泻的发病机制　①分泌性腹泻:由于跨小肠上皮细胞离子运输异常,导致吸收减少和(或)分泌增加。病因包括感染和细菌肠毒素引起的食物中毒,通便药如蓖麻油、番泻叶,回肠疾病或胆囊切除后结肠内胆汁浓度增加,神经内分泌瘤如类癌综合征、胃泌素瘤、甲状腺髓样瘤,肥大细胞增多症等。②渗透性腹泻:常见于消化不良或吸收不良。③异常的小肠运动:指药物、胃肠手术等导致肠蠕动紊乱。肠内容物过快通过肠腔,与肠黏膜接触时间短,影响消化吸收,发生腹泻。

(2)腹泻的病因分类　①感染性腹泻:肠道的各种感染导致肠道渗出增加,分泌旺盛,粪便中含有渗出物、炎性细胞和血液。②非感染性腹泻:主要是肠腔渗透压增高,肠黏膜通透性异常或胃肠运动加快所致。

(3)肿瘤相关的腹泻　①胃泌素瘤:腹泻的机制与肿瘤持续分泌大量胃泌素刺激胃酸及胃蛋白酶分泌亢进,酸性环境使胰腺消化酶失活,破坏胆汁酸对脂肪的乳化作用;胃泌素刺激肠蠕动并影响肠道对水和电解质的吸收等有关。部分患者出现严重腹泻,表现为大量稀水便,导致脱水和低钾。②嗜铬细胞瘤:15%~20%的此类肿瘤来源于肾上腺外。其胃肠表现为腹泻、恶心、呕吐等症状。致病的机制考虑系血清中高水平的血管活性肠肽、儿茶酚胺和降钙素,激活了腺苷酸环化酶系统,增加了脂解活性,引起腹泻。③淋巴瘤:胃肠道淋巴瘤占全部淋巴瘤的5%,占结外淋巴瘤的30%~45%。主要表现为腹痛、腹部包块、腹泻、便血等症状，小肠原发性恶性淋巴瘤患者约占半数，腹泻的机制可能是肠黏膜受到炎症、溃疡等病变的破坏，导致分泌增加，引起腹泻。同时，肠吸收不良和肠道蠕动增强在腹泻发病中起重要作用。④肝癌：慢性腹泻是肝癌患者的常见症状，少数患者以腹泻为首发症状。腹泻特点为大便性状多为黄色稀水样便，每天3~10次不等，发病机制尚不完全清楚。肝癌引起的腹泻与副肿瘤综合征有关，肝癌患者中胃泌素、血管活性肠肽和前列腺素的产生增多，并且用这些物质的拮抗剂治疗后腹泻症状可消失；此外还包括肝癌伴门静脉高压或门静脉癌栓致肠壁瘀血水肿，消化吸收和分泌功能紊乱；肠道感染和菌群紊乱也是导致肝癌患者发生腹泻的原因。⑤结肠癌：腹泻是部分结肠癌患者最早出现的症状，病灶越靠近肠道的远端，腹泻症状越明显。结肠癌发生腹泻的机制是肠道肿瘤对肠壁的刺激、肿瘤溃烂及肠道感染。

（4）与治疗相关的腹泻　①外科手术：结肠手术、胃切除、迷走神经切断术。常见于广泛的肠切除术后，肠道的切除妨碍了肠道对营养物质、水及电解质的吸收，导致腹泻。另外，肠道消化液的丢失也可能改变肠道的生理功能，如肠道的运动、消化吸收等，进而引起腹泻。其临床特征取决于肠道损失的程度和剩余肠道的代偿能力。对胃部肿瘤进行胃大部切除或胃全切后可导致营养不良，引起倾倒综合征，进而引发腹泻。②化疗相关性腹泻：腹泻是化疗较常见的不良反应之一，特别是包含5-氟尿嘧啶和伊立替康的化疗方案。化疗相关性腹泻被认为是消化道黏膜炎症的一种形式。消化道黏膜炎症是由肠道微生物群和黏蛋白分泌的改变而引起的，并且是化疗相关性腹泻发展的极可能的促成因素。化疗药物能引起小肠黏膜损伤，如上皮细胞脱落、浅表坏死和炎症及刷状缘酶活性抑制等，造成吸收与分泌失衡，小肠产生的大量液体和电解质超过结肠的吸收能力，引起腹泻。③放射治疗：放射性肠炎可发生于肠道的任何节段，发生率为5%~13%，而接受过盆腔放射治疗者可达20%。由于细胞代谢率较高，肠黏膜比附近其他结构更容易受到辐射损伤。腹泻的机制考虑为辐射导致的肠蠕动增强、小肠细菌过度生长、肠道伪膜和溃疡形成、胆汁盐吸收不良等。临床表现为腹痛、腹泻、里急后重、便血等。

二、腹泻的评估

腹泻的评估主要包括疾病史评估、临床症状评估、实验室检查及特殊检查。

(1) 疾病史评估　了解患者的既往史，如用药史、感染人类免疫缺陷病毒的危险因素、其他全身性疾病、既往手术史、饮酒史等。了解患者的年龄与性别，因为腹泻因性别和年龄有差异。了解患者的起病情况，如是否有不洁进食、旅行、聚餐等因素。了解腹泻的次数、粪便性状及量。了解患者有无伴随症状，如是否伴有腹痛、呕吐、里急后重、发热、眩晕等。

(2) 临床症状评估　了解患者的生命体征，其他状况如体温、脉搏、血压、心律等状况；神志、营养状况，有无失水表现等。了解患者的精神状态，有无疲乏无力，有无焦虑、抑郁及其程度。

(3) 实验室检查　①一般检查：检测血常规、红细胞沉降率、肝功能、肾功能及电解质等项目。②粪便常规检查：包括粪隐血试验；镜检红细胞、白细胞、巨噬细胞、脂肪、肠黏膜上皮细胞、肿瘤细胞、寄生虫及虫卵；涂片查肠道球菌与杆菌的比例；粪培养鉴定致病菌；艰难梭状芽孢杆菌毒素测定等。

(4) 特殊检查　①腹部 X 线片：应该作为常规检查，除外梗阻等。②主要针对病因进行检查：应根据疾病史、体征确定相关的检查项目，如血浆叶酸和维生素 B_{12} 浓度、抗麦胶蛋白的免疫球蛋白、抗肌内膜 IgA、抗组织型谷氨酰胺转移酶 IgA 阳性、血浆激素和介质（如 5-羟色胺、P 物质、组胺、前列腺素、甲状腺功能等）测定可利于腹泻病因诊断及患者整体评估。

三、腹泻的治疗

腹泻的治疗分为对因治疗和对症治疗。此外还包括饮食调整、物理治疗等方式。

(1) 对因治疗　腹泻是一种症状，应针对病因进行治疗。但相当部分的腹泻要根据其病理生理特点给予对症和支持治疗，即纠正腹泻引起的水电解质紊乱和酸碱平衡失调。①胃肠道癌肿：若身体条件允许，宜争取手术切除肿块，缓解甚至消除腹泻。②感染性腹泻：抗菌药物可选用小檗碱、庆大霉素、诺氟沙星、左氧氟沙星等，对肠球菌、肠杆菌、志贺杆菌、螺杆菌、霍乱弧菌等有较好的作用。③非感染性腹泻：一般不需要使用抗菌药物。世界卫生组织提出，90%的腹泻不需抗菌药物治疗。脂肪吸收不良者可考虑使用胰酶，餐前可给予 H_2 受体拮抗剂，如西咪替丁 150mg，每天 3 次。胆盐重吸收障碍引起的腹泻可用考来烯胺吸附胆汁酸以止泻；胆汁酸缺乏所致的脂肪泻，可用中链脂肪代替日常食用的长链脂肪等。④放射治疗、化疗：针对性增加肠道营养（谷氨酰胺制剂），促进肠黏膜修复，尽快改善腹泻症状，待症状缓解后，方可重新考虑恢复治疗。

（2）对症治疗　①阿片酊、复方樟脑酊：主要用于重度功能性腹泻。②盐酸洛哌丁胺胶囊、复方苯乙哌啶片、蒙脱石散：主要通过减少和吸收肠道分泌液体而起止泻作用。

（3）饮食调整　如停用高渗性药物，减少食物中纤维素含量。

（4）物理治疗　如使用热水浴治疗腹泻。

四、腹泻的护理

（1）基础护理　①保持休息：减少肠道蠕动，减少体力消耗，同时应注意腹部保暖。②保持清洁：每次便后用软纸轻擦肛门，温水清洗，并在肛门周围涂专门护肤油膏以保护局部皮肤。

（2）饮食护理　①饮食调整：腹泻期间，进食清淡流质或半流质食物，如面汤、米汤、稀粥、果汁等；持续严重腹泻时，酌情暂时停止进食，通过肠道外给予营养；腹泻停止后，短期内进食软食，如软米饭、鸡蛋羹、菜泥等，避免刺激性、油腻、高纤维素食物。②饮食卫生：注意饮食卫生，调整饮食结构，避免吃易产气的食物如豆类、洋白菜、碳酸饮料；腹泻时忌吃辛辣、肥腻、煎炸、全谷、多酱料的食物或者带皮、籽的水果。可饮清汤、吃烤面包、饼干等。

（3）药物护理　①按医嘱给予止泻剂。②口服补液盐或静脉输液，补充水和电解质。

（4）心理护理　①加强心理护理，给予患者精神上的安慰和理解，消除焦虑不安情绪。②了解有关腹泻的知识，平日注意饮食卫生、家居卫生，养成良好的卫生习惯。

（5）终末期患者的营养支持　腹泻者应进食易消化、质软少渣、无刺激的食物。利用少食多餐增加全天热量，并可减少胃肠负担。

第十四节　便　秘

便秘是一种临床症状，主要表现为排便次数减少、粪便干硬、排便困难。具体的定义因国家和地区的医学界定而异，但一般都涉及排便次数和粪便性质的改变。2017 年，世界胃肠病组织对便秘的定义是排便

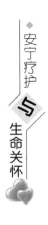

量不足或者排便不畅的状态。便秘在终末期患者中的发生率很高，在安宁疗护病房中约50%的患者有便秘的表现。

一、便秘的病因

便秘的病因多种多样，主要可以分为药物因素、不良饮食习惯、内分泌紊乱、胃肠调节肽的影响、系统性疾病等。此外，大肠肛门疾病、肠外疾病、不良生活习惯以及社会与精神因素也可能会导致便秘。

（1）药物因素　阿片类生物碱可刺激胃肠的收缩，增加胃肠的张力，增强肠腔内压，甚至是引起胃肠痉挛，导致胃肠推进性运动减弱，肠内容物不易通过大肠而致便秘。

（2）不良饮食习惯　①不良饮食习惯，包括偏食、挑食、过多摄入高脂肪、高糖、高盐、高热量、高胆固醇的食物，以及过少摄入植物食品、生鲜食品、膳食纤维、水，都可能引发便秘。②偏食、挑食是导致便秘的常见原因，因为这些习惯可能导致膳食纤维摄入不足，使肠道蠕动缓慢，排便不畅导致便秘。过度节食、暴饮暴食，破坏肠道正常运转，也会引起排便障碍。③过多摄入高脂肪、高糖、高盐、高热量、高胆固醇的食物，会破坏肠道的正常运转，引起排便障碍。④健康食物摄入不足，膳食纤维在蔬菜、水果、粗粮和小麦、玉米、大豆等种子外皮中含量较多，在精米白面中含量很少。⑤进食量过少、饮水量少、过食辛辣食物，以及食物过于精细、食物热量高、食用蔬菜和水果少等因素，均会导致肠道刺激不足而引起便秘症。

（3）内分泌紊乱　患者血清孕酮浓度升高能使胃肠平滑肌舒张，推进性蠕动减弱，肠内容物传输缓慢。

（4）胃肠调节肽的影响　便秘相关的调节肽主要包括阿片肽、血管活性肠肽、一氧化氮、生长抑素等，多为抑制性神经递质，可以通过改变肠道平滑肌功能状态而产生便秘。

（5）系统性疾病　系统性疾病如皮肌炎、系统性硬化症等均可以使肠道传输功能迟缓，导致便秘发生；慢性功能性便秘的特点是结肠传输减慢，其发病机制尚不明确，究其原因主要是胃肠道功能受到了影响，而肠道动力学改变、肠道菌群失调、内环境改变、肠道蠕动反射都可能成为便秘的影响因素。

（6）大肠肛门疾病　①先天性巨结肠。②肠道肿瘤、肠道吻合术后瘢痕所致等肠腔狭窄。③直肠套叠、会阴下降、直肠前突等出口性梗阻。

（7）肠外疾病　①神经与精神疾病，如脑梗死、截瘫、抑郁症、厌食症等。②内分泌与代谢性疾病，如甲状腺功能减退、糖尿病、铝中毒等。③盆腔病，如前列腺癌和子宫癌等。④药源性原因，如过量服用刺激性泻药、麻醉药、抗抑郁症药物等引起的肠应激性下降。⑤肌病，如皮肌炎、硬皮病等。

（8）不良生活习惯　①缺乏运动：运动量太少，老年人、因病卧床或坐轮椅的患者，身体缺乏运动，肠道肌肉收缩无力，肠蠕动减弱，排便的力量变小，容易发生便秘。工作紧张、久坐、运动不足、卧床，使肠动力缺乏。②不良排便习惯：没有定时的排便习惯，通常会抑制消化液的分泌和肠蠕动，引起消化不良，导致便秘。如厕时间过久，会导致排便注意力分散，造成排便时间过长，可引起肛肠淤血、痔疮形成，而痔疮与便秘互为因果，恶性循环导致痔疮和便秘逐渐加重。③精神紧张：长期精神紧张、过度劳累会抑制消化液的分泌和肠蠕动，引起消化不良，导致便秘。人际关系紧张、家庭不和睦、心情长期处于压抑状态，都可使自主神经功能紊乱，引起肠蠕动抑制或亢进。

二、便秘的评估

便秘的评估主要包括疾病史采集、体格检查、引起便秘的疾病、功能性便秘诊断标准和阿片类药物相关性便秘（OIC）的诊断标准。

（1）疾病史采集　包括症状特点、便秘病程、排便描述、排便次数、大便性状、当前用药（OTC泻剂或处方药）、健康状况等。

（2）体格检查　特别是直肠指诊，重点检查肛周抓痕、皮肤赘状瘢痕，是否存在痔疮、肛裂、直肠脱垂、脱肛等情况。

（3）引起便秘的疾病　①肠道疾病，如肿瘤、结核等。②脊髓受压。③内分泌和代谢性疾病，如糖尿病、高钙血症、甲状腺功能减退等。④神经系统疾病，如帕金森病等退变性疾病。⑤其他疾病，如痔疮、肛裂等。

（4）功能性便秘诊断标准　病程至少6个月，且近3个月内还须符合以下标准：至少25%的排便感到费力；至少25%的排便为干球粪或硬粪；至少25%的排便不尽感；至少25%的排便有肛门直肠梗阻感或堵塞感；至少25%的排便需要手法辅助（如用手协助排便、盆底支持等）；每周排便少于3次。

（5）阿片类药物相关性便秘的诊断标准　阿片类药物治疗1周以上；肠蠕动减弱致每周自发排便少于3次；排便费力、不尽感及便硬。

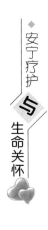

《老年人慢性便秘的评估与处理专家共识（2017）》中提出：对治疗抵抗的便秘患者，可进行特定的检查，通常可以发现病因，并指导治疗；如果治疗失败，继续进行特定的检查；更积极地使用通便药治疗慢传输型便秘。

三、便秘的治疗

治疗便秘不仅有药物疗法，还有饮食、药膳、运动、生物反馈、心理治疗等。便秘的治疗需要根据便秘的严重程度和个体差异进行选择，不能滥用泻药，更不能依赖药物。

（1）膳食调整　增加饮食中的纤维摄入，如纤维素和水分，以及乳果糖。

（2）增加液体摄入　保证充足的水分摄入，有助于缓解便秘。

（3）加强体育锻炼　适当的锻炼有助于促进肠道蠕动，缓解便秘。

（4）培养规律排便习惯　如多数肠道功能正常的人群常在每天同一时间排便，建议患者尝试每天2次排便，时间在饭后半小时左右。

（5）容积性泻剂　如硫酸镁、乳果糖等。

（6）渗透性泻剂　如聚乙二醇。

（7）刺激性泻剂　如比沙可啶、番泻叶、鲁比前列酮、匹可硫酸钠等。

（8）促动力药物　如普芦卡必利。

（9）心理治疗　对功能性便秘的患者，根据病情程度、便秘类型，结合以往的治疗及其反应，制订治疗方案。

（10）生物反馈治疗、结肠水疗、手术治疗　对于中、西药物治疗难以取得明显或肯定的长期疗效的难治性或顽固性便秘，通过生物反馈、结肠水疗、心理疗法、手术治疗等非药物疗法治疗，可取得患者满意的良好疗效。

四、便秘的护理

便秘的护理主要包括饮食调整、增加运动、定时排便、腹部按摩、药物治疗等方面的措施。

（1）饮食调整　增加膳食纤维的摄入，多吃新鲜蔬菜和水果，如芹菜、香蕉、梨子、草莓、猕猴桃等。

（2）增加运动　适当的运动有助于促进肠胃蠕动，改善便秘。可以选择适合的运动，如散步、打太极拳、做操、慢跑等。

(3)定时排便 养成定时排便的习惯,以坐厕为好,不可蹲厕过久。

(4)腹部按摩 以肚脐为中心顺时针方向,每天3次按摩腹部,有助于排便。

(5)药物治疗 在必要时,可以在医生指导下使用开塞露和缓泻药。

(6)老年人 老年人由于活动减少,肠蠕动减慢,容易发生便秘。对伴有睡眠障碍、焦虑抑郁等情绪问题的晚期患者,在经验治疗不能缓解便秘时,应关注患者精神心理、睡眠状态和社会支持情况的评估,判断心理因素与便秘的关系。

(7)粪嵌塞的处理 干硬粪便堵塞在直肠或乙状结肠内无法排出造成粪嵌塞。终末期患者出现不能沟通,或者直肠感觉减退,延误粪嵌塞的发现,可造成乙状结肠扭转、肠梗阻、继发巨结肠、溃疡或穿孔、心脑血管急性事件、痴呆患者激惹等后果,还可以引起尿潴留,是需要紧急处理的问题。临床表现为腹胀、腹绞痛、发热、呕吐。进行立位腹部X线片检查可见低位肠梗阻表现。

第十五节 癌性肠梗阻

癌性肠梗阻,又称恶性肠梗阻,是指原发性或转移性恶性肿瘤造成的肠道梗阻。这种疾病是胃肠道肿瘤和盆腔肿瘤晚期的常见并发症之一,最常见并发肠梗阻的原发肿瘤为卵巢癌、结直肠癌和胃癌。小肠梗阻较大肠梗阻更为常见,超过20%的患者大肠和小肠同时受累。癌性肠梗阻病情危重,预后差,给患者带来了极大的生理痛苦和经济负担。

一、癌性肠梗阻的病因

癌性肠梗阻的病因主要包括肿瘤的直接侵犯、转移或治疗后并发症等因素。

(1)原发性肿瘤(如结肠肿瘤)的进展 使肠管被部分或完全堵塞,导致肠梗阻。

(2)转移性肿瘤(如小肠肿瘤)侵犯肠壁 使肠壁血运出现障碍,部分血栓形成,导致肠梗阻。

(3)肿瘤的转移 肿瘤扩散,如小肠梗阻常见于肿瘤扩散,结肠梗阻常见于原发肿瘤。

(4) 治疗后并发症　①术后或放射治疗后，肠道可能会出现粘连、狭窄或腹内疝，导致肠梗阻。②肿瘤及治疗所致的纤维化，可能导致肠梗阻。③电解质紊乱，如低钾可能导致肠梗阻。④肠道动力异常、肠道分泌降低、肠道菌群失调等因素，也可能导致肠梗阻。

二、癌性肠梗阻的评估

癌性肠梗阻的评估主要包括疾病史、体格检查、影像学检查及实验室检查。这些评估有助于确定梗阻的程度、类型及可能的病因，从而制订合适的治疗方案。

(1) 疾病史　评估患者的一般情况，包括年龄、性别，发病前有无体位不当、饮食不当、饱餐后剧烈活动等诱因；既往有无腹部手术及外伤史、各种急性或慢性肠道疾病史及个人卫生情况。

(2) 体格检查　评估腹痛、腹胀、呕吐、停止排气排便的程度，有无进行性加重；呕吐物、排泄物、胃肠减压抽出液的量及性状；有无腹膜刺激征及其范围，评估梗阻的类型。

(3) 腹部CT扫描　可评估肠梗阻部位及程度，还可能评估肿瘤病变范围，以决定进一步治疗方案。推荐在有条件的情况下，作为肠梗阻影像学诊断的首选方法。

(4) 腹部X线片　诊断肠梗阻的常用检查方法。可以显示肠梗阻的一些征象，如肠曲胀气扩大、肠内液气平面。结合临床表现，可以诊断肠梗阻及梗阻部位。

(5) 胃肠造影　上段小肠梗阻（口服造影）和结直肠梗阻（灌肠造影）有助于确定梗阻的位置和范围及伴随的胃肠运动异常。

(6) 经直肠腔内超声　推荐直肠腔内超声或内镜超声检查为中低位直肠癌诊断及分期的常规检查。

(7) 症状评估　①肿瘤晚期患者常因肿瘤近端干结粪便堆积，而引发肠梗阻，出现间歇性腹痛、腹胀、恶心、呕吐等症状，伴或不伴肛门排气或排便。②因肠道局部肿瘤引起肠套叠。此时，临床体征多较典型，腹部体格检查可见肠型、腹部压痛、肠鸣音亢进或消失，易诊。③腹内疝、闭袢性肠梗阻的血运障碍及病理改变隐匿时有已发生肠坏死而无典型症状及腹膜炎体征的案例，应特别予以重视。④梗阻肠段可局限一处，也可为多处、多节段、多平面。每一个节段的梗阻都可能是功能性的或器质性的或二者兼有，腹部CT检查或X线摄片可见肠腔明显扩张和多个液平面。梗阻可以发生在从胃十二指肠结合部到直肠肛门的肠道的任何一个节段。⑤在终末期患者中胃出口（如胃窦癌）和小肠的梗阻会伴随出现大量频繁的呕吐；结肠部位的梗阻呕吐发生在一天晚些时候。⑥晚期复发转移肿瘤常使小肠、结肠一处或多处受累，形成多平面多节段梗阻的复杂梗阻情况。广泛致密的粘连不仅导致解剖分离困难，有时识别判断肠道近远端梗阻也异常困难。⑦晚期癌性肠梗阻往往合并有小肠麻痹，因此患者的主要表现并不是剧烈腹痛，而是腹胀、呕吐和消化液丢失。⑧终末期肿瘤患者常因腹膜播散而引起肠梗阻，腹膜转移在各种恶性肿瘤尤其晚期患者中的发生率极高。

三、癌性肠梗阻的治疗

癌性肠梗阻的治疗主要包括药物治疗、介入治疗、灌肠治疗和手术治疗等多种方式。具体选择哪种治疗方式，需要根据患者的具体情况和医生的建议来决定。

（1）药物治疗　在使用或不使用胃肠减压装置的同时，控制恶心、呕吐、腹痛和腹胀等症状。其剂量和给药途径需个体化，主要包括止痛药（主要为阿片类镇痛药）、止吐药。大多数癌性肠梗阻患者不能口服给药，静脉给药最好经中心静脉置管给药，可选择皮下注射、经直肠或舌下途径给药。①奥曲肽：恶性肠梗阻的诊断一旦确定，就可以开始使用奥曲肽，可有效控制癌性肠梗阻的恶心、呕吐症状，其作用优于抗胆碱类药。开始剂量可选择150mg，皮下注射，每天2次，最大剂量可达300mg，每天2次；长效奥曲肽需单次肌内注射，每月1次，用药后的血浆药物浓度持续稳定克服了奥曲肽作用时间短，必须每天注射，注射间期药物浓度波动的缺点，可更有效地持续控制癌性肠梗阻症状，增强患者用药的依从性。对于丁溴东莨菪碱治疗失败的上部肠道梗阻，奥曲肽仍然有效。同时早期联用甲氧氯普胺，不仅可缓解症状，而且可协同促进运动功能快速恢复，逆转肠梗阻。如果保守治疗3~5天无效，可以间断使用皮质激素。②阿片类药物：适当选用阿片类药物（如吗啡、芬太尼等）；可根据病情选择吗啡、芬太尼等强阿片类镇痛药；对于无法口服用药的患者，首选芬太尼透皮贴剂，或吗啡皮下注射、静脉注射；强阿片类药治疗时，应重视个体化滴定用药剂量，防止恶心、呕吐、便秘等药物不良反应；对于未明确病因的肠梗阻患者，应注意使用阿片类药可能影响病情观察。③甲氧氯普胺：适用于肠梗阻早期、不完全性梗阻；因促动力类止吐药可能会引发腹部绞痛，故不推荐用于完全性机械性肠梗阻。④中枢止吐药物：根据病情选择神经安定类药物或抗组胺药，如氟哌啶醇、氯丙嗪和丙氯拉嗪等。⑤抗组胺药：如茶苯海明、塞克利嗪。⑥抗胆碱类药：包括氢溴酸东莨菪碱、山莨菪碱等，可用于阿片类药单药控制不佳的腹部绞痛。相对于抑制平滑肌的蠕动作用，抗胆碱类药对胃肠道腺体分泌的抑制作用较弱，由于抗胆碱类药具有抑制消化液分泌的作用，因此即使无腹部绞痛的恶性肠梗阻（MBO）也可以选择使用。抗胆碱类药物可引起口腔干燥、口渴等不良反应。

（2）介入治疗　①内镜下支架置入：结肠支架常被用于治疗左半结肠癌伴肠梗阻；急性左半结肠癌伴肠梗阻的患者，结肠支架置入操作成功率达70%左右，从而使多数急性完全性癌性肠梗阻症状得以缓解；应用结肠支架能有效降低结肠造口的概率，降低吻合口漏发生率；植入支架存在一定风险，穿孔发生率为5.9%，支架移位和再次堵塞的发生率为2.1%，这与内镜医师的技术操作水平、肠道肿瘤环周侵犯情况及术后饮食控制等因素相关；支架植入与急诊手术相比，近端梗阻扩张肠管的恢复和水肿消退相对缓慢，与肠道肿瘤狭窄部支架管径受限有关。应给予患者流食或无渣饮食，以保持支架通畅。②减压管的放置：禁食、胃肠减压等方法是治疗肠梗阻的常规手段，胃肠减压有效率极低，如有条件，尽可能放置十二指肠管；常规胃管安置通常不能有效引流梗阻近端蓄积的肠内容物。长时间留置鼻胃管可能引起患者严重不适；为减少大量消化液丢失对内稳态的影响，应使用生长抑素减少消化液分泌，同时尽早向梗阻近端肠腔内放置小肠减压管进行有效的肠腔内减压，阻断肠梗阻的病理生理改变。与鼻胃管相比，采用小肠减压管进行有效的胃肠减压能够避免由于梗阻近端肠管扩张而导致的肠缺血和坏死。对于普通的粘连性肠梗阻来说，使用小肠减压管进行小肠减压除了可以有效消除肠管扩张外，还能够减轻腹胀，避免腹腔高压和扩张肠管对梗阻远端小肠的压迫，有利于解除肠梗阻，其梗阻缓解率甚至可以高达90%。

（3）灌肠治疗　通过灌肠增加局部的药物浓度，可相应提高疗效。灌肠治疗可以促进肠功能恢复，缩短恢复时间。

（4）手术治疗　手术是较传统的癌性肠梗阻治疗手段，也是主要治疗方式之一，主要有姑息切除术、根治性切除术、肠造口术、短路手术等。部分患者还可采用微创的方式实施手术减少创伤和应激。

由于患者自身营养状况等因素，传统的积极抗肿瘤治疗可能并不会延长患者的生存期，保守治疗仍然是恶性肠梗阻患者的主要治疗方式。

四、癌性肠梗阻的护理

癌性肠梗阻护理的措施包括密切观察病情、合理使用药物、保持良好的体位、保持导管的通畅、提供合理的饮食、加强营养支持,以及进行必要的心理疏导。

(1)术前护理　①心理护理:癌性肠梗阻患者往往存在焦虑和恐惧,应耐心细致地做好心理疏导与解释工作,增强患者信心,促使其配合治疗。②观察病情:定时测量体温、脉搏、呼吸和血压,观察腹痛、腹胀和呕吐等症状。③体位:取半卧位,减轻腹肌紧张,有利于患者的呼吸。④禁食:术前通常需要禁食。

(2)术后护理　①体位:全身麻醉术后予以平卧位,头偏向一侧;血压平稳后给予半卧位。②饮食:术后暂禁食,禁食期间给予静脉补液。待肠蠕动恢复,肛门排气后可开始进少量流质饮食,逐步过渡至半流质饮食。③补液护理:禁食期间应给予补液,保持水、电解质及酸碱平衡。④活动:手术后的早期活动有利于机体和胃肠道功能的恢复。如病情平稳,术后24小时即可开始下床活动。⑤观察病情:术后应严密观察生命体征,腹部有无胀痛,有无呕吐。

(3)并发症护理　①肠梗阻:表现为恶心、呕吐、腹痛、腹胀、排便排气停止等,遵医嘱予禁食、胃肠减压、抗感染等,必要时手术治疗。②腹腔内脓肿:表现为发热、腹痛等,局部可触及包块。一旦发生,应协助医生行脓肿穿刺引流术,遵医嘱予抗感染治疗等。

(4)营养支持与心理护理　①肠梗阻会引起营养缺乏,因此需要给予合理的营养支持。②对患者的心理状态进行评估,提供必要的心理疏导和支持,帮助他们缓解焦虑和恐惧。

(5)每天补液量　对于癌性肠梗阻患者,必须注意权衡补液疗效和补液可能导致的不良反应。每天肠外补液量>1000ml,可显著减轻恶心症状。但是补液过多可能导致胃肠道分泌量增加,一般每天补液量为1000~1500ml。由于摄入的液体减少患者会感到口干和口渴,可以每30分钟饮用10ml的液体。同时,积极的口腔护理也是必要的。

第十六节　恶病质

恶病质是一种复杂的综合征,最初由罗马内科医师 Tesimone 描述:

由于慢性、严重、致死疾病引起的与消瘦和萎靡不振相关症状的一种状态。欧洲姑息治疗研究协会(EPCRC)将恶病质定义为：恶病质是一种多因素作用的综合征，为进行性发展的骨骼肌量减少(伴或不伴脂肪量减少)，常规营养支持治疗无法完全逆转，并出现进行性功能障碍的疾病。恶病质可见于多种疾病，包括肿瘤、获得性免疫缺陷综合征、严重创伤、手术后、吸收不良及严重的败血症等，其中以肿瘤伴发的恶病质最为常见，称为肿瘤恶病质。

一、恶病质的病因

(1)肿瘤过度过快生长　肿瘤细胞过度增殖，消耗大量的热量和蛋白质，特别在有出血、发热和继发感染时，这种消耗会成倍增加。肿瘤细胞可产生细胞生长因子抑制剂，这些物质可以促进肿瘤细胞生长，影响体内正常细胞的代谢，降低人体功能，导致贫血、发热、感染、恶病质、焦虑等。

(2)摄入热量与营养物质不足　肿瘤晚期患者摄入热量与营养物质不足甚至完全不能进食，导致机体严重缺乏营养。患者出现疼痛、发热和维生素缺乏，造成食欲明显下降，若为食管癌和胃癌，则会出现吞咽困难和呕吐，患者不能摄取足够的能量和营养物质，甚至完全不能进食，造成机体所需能量的严重不足。

恶病质的发病机制仍不清楚，一般认为是由肿瘤因素、机体因素及疾病与机体的相互作用等多因素共同作用的结果：①个体免疫系统和神经内分泌发生异常导致机体代谢紊乱引起的肌肉消耗、脂肪消耗及体重下降，从而引起恶病质。②机体肿瘤的生长，在蛋白水解诱导因子(PIF)和脂质动员因子(LMF)及炎症细胞因子作用下引起代谢异常，从而导致机体的肌肉消耗、脂肪消耗和体重下降，最终发生恶病质。

二、恶病质的评估

恶病质是一种复杂且多因素的疾病，其评估结果可以帮助医生了解患者的病情严重程度，制订针对性的治疗方案。

(1)主要表现　①体重下降：特别是骨骼肌量的减少，可能出现在进食下降之前。②营养不良：食欲减退、食物摄入量减少、营养素摄入不足。③炎症反应：如C反应蛋白浓度≥10mg/L。④生活质量下降：如疲劳、痛苦等。

(2)疾病史　①身体症状因素：是否存在没有控制或控制不佳的疼

痛、呼吸困难、恶心、呕吐、腹泻、嗅觉丧失、味觉改变、疲劳等其他不适。②机械因素：是否存在口腔卫生差，或咀嚼困难、胃排空延迟或肠梗阻等。③精神因素：是否存在抑郁症、精神病、痴呆或谵妄等。④社会-心理因素：是否存在贫困或缺乏照顾者。

(3) 体格检查 ①体重的检查，与之前的体重比较，监测体重的变化。②人体的测量，评估肌肉的萎缩和皮下脂肪消耗的程度。③肌肉力量和四肢的活动能力。④外周组织的消耗。⑤口腔和牙齿的检查，是否存在口腔疾病。⑥腹部的检查，是否存在肠梗阻、肝大、脾大等潜在影响因素。

(4) 实验室检查 实验室检查包括身体成分测量、生物电阻抗(BEI)、全血计数(CBC)、电解质、尿素/肌酐、促甲状腺激素、白蛋白、睾酮、皮质醇、炎症标志物(C反应蛋白和血沉)和间接测量测定。

(5) FACT-G 美国西北大学转归研究与教育中心的Cela等研制的肿瘤治疗功能评价系统(FACT)，是由一个测量肿瘤患者生存质量共性部分的一般量表〔也称共性模块(FACT-G)〕和一些特定肿瘤的特异条目(特异模块)构成的量表群。FACT是在美国用于测评生存质量的主要量表，其可信度、反应度及可行性亦可作为我国恶性肿瘤患者生存质量的测评工具。

(6) 厌食症/恶病质治疗的功能性评估表 由FACT-G和12个针对食欲缺乏恶病质的特异条目构成，专门用于癌性厌食-恶病质综合征(CACS)患者的生命质量测定。

(7) 患者的主观自我评估 患者的主观自我评估主要集中在患者整体营养状况主观评估量表上。该量表由美国学者于1994年提出，是专门为肿瘤患者设计的营养状况评估方法。它被美国膳食协会推荐为恶性肿瘤患者营养评价的标准，同时被中国肿瘤营养治疗专家委员会作为Ⅰ类证据推荐为恶性肿瘤患者营养筛查的理想方法。

(8) 住院患者营养风险筛查NRS-2002评估表 2003年被欧洲肠外肠内营养学会推荐为营养风险初筛工具，2005年我国中华医学会肠外肠内营养学分会将其引入我国，推荐使用并作为首选工具。

(9) 恶病质的分期 ①国际标准将恶病质分为恶病质前期、恶病质期和难治性恶病质期三期。②CASCO可以将恶病质进行分期评估，了解患者的体重下降情况、炎症/代谢紊乱/免疫抑制状态、体能状况、厌食及生活质量的状况。

(10) 恶病质的分类 ①Bozzetti和Mariani提出将肿瘤恶病质定义为

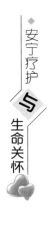

体重丢失≥10%，伴有或不伴有下列情况之一，如食欲缺乏、早期畏食和疲劳。②Fearon 教授 2011 年在肿瘤恶病质国际共识中提出的定义是以持续性骨骼肌丢失（伴有或不伴有脂肪组织丢失）为特征，不能被常规营养支持完全缓解，逐步导致多器官功能损伤的多因素综合征。③Bozzetti 和 Mariani 等将肿瘤恶病质分为四个阶段，即阶段Ⅰ为体重丢失＜10%，无症状；阶段Ⅱ为体重丢失＜10%，伴一个或多个症状；阶段Ⅲ为体重丢失≥10%，无症状；阶段Ⅳ为体重丢失≥10%，伴有一个或多个症状。

三、恶病质的治疗

进食量减少普遍存在于恶病质的患者，疾病本身和治疗方式都有可能影响进食的质和量。虽然肠内和肠外的营养治疗可以增加热量的摄取，甚至可以增加患者的体重，但是只有少数个案能真正因此而改善患者的生活质量及整体治疗效果。因此终末期患者营养治疗的目的是改善或维持患者的生活质量，并避免延长死亡期。

（1）改变饮食习惯　对于食欲不佳的患者，应少食多餐，增加膳食吸引力，允许患者任何时间想吃就吃，取消饮食限制，但同时应避免强烈的气味及调味料，避免热食。

（2）营养支持治疗　恶病质患者常合并厌食，能量及营养底物摄入减少，进行性体重下降和营养不良。营养支持治疗在临床上分为胃肠内的治疗和胃肠外的营养治疗。给予营养治疗前应考虑以下几个方面：①症状控制。②生理障碍和营养给予途径。③患者的期望和信念。④营养的状态和需求等。应遵循中国抗癌协会肿瘤营养与支持治疗专业委员会提供的营养不良五阶梯治疗原则进行补充。第一阶梯为饮食＋营养教育；第二阶梯为饮食＋口服营养补充；第三阶梯为全肠内营养；第四阶梯为部分肠内营养＋部分肠外营养；第五阶梯为全肠外营养。当下一阶梯无法满足患者 60% 的目标需要量 3~5 天时，应选择上一阶梯来治疗。

肠内营养：对口咽、食管的梗阻性病变或慢性神经系统疾病导致吞咽困难的患者，可用胃肠道插管提供营养支持，分为经鼻饲管营养支持和非经口肠内营养支持——经皮内镜下造口管。根据患者的营养评估结果按 $25\sim30\text{kcal}/(\text{kg}\cdot\text{d})$ 给予能量，蛋白质 $1.2\sim1.5\text{g}/(\text{kg}\cdot\text{d})$，热氮比 120∶1 营养补充。

肠外营养：目前没有证据表明全肠外营养对终末期患者有益，却与显著的病死率有关。其主要并发症为感染和过度输液。研究表明,仅有恶性肠梗阻患者接受全肠外营养有一定程度的好处。因此除了极少数例外,全肠外营养不适用于终末期患者。选择患者的标准是预期生存期大于2~3个月,功能状态卡氏(KPS)评分>50分,无严重器官功能障碍者。提供足够的水分,能量为30~35kcal/(kg·d)以维持患者的营养需求。

(3)药物治疗　ESPEN和NCCN推荐应同时给予食欲刺激药物,该类药物能够改善代谢紊乱,减少炎性反应,增进食欲,降低静息能耗,增加体重,与营养支持同时应用有协同作用。①醋酸甲地孕酮:一种合成的孕激素,其主要作用机制是直接作用于下丘脑,抑制细胞因子的释放,增加食欲。最佳剂量是480~800mg/d,由于剂量<480mg无明显作用,且存在显著剂量依赖性的不良反应,如高血压、高血糖及肾上腺抑制等,建议开始剂量为160mg/d,根据患者耐受性增加剂量。②皮质激素:通常应用于恶性肿瘤晚期患者,主要作用机制是通过抑制肿瘤坏死因子及肿瘤本身代谢产物的释放,也可通过止吐和镇痛作用间接改善食欲。推荐剂量为地塞米松4~8mg/d、泼尼松20~40mg/d。该药物作为食欲刺激剂对终末期患者有一定疗效,但其效果缺乏持久性,考虑此类药物的毒性(易发生口腔念珠菌病、水肿、类库欣综合征、消化不良等),仅限用于寿命较短(通常少于6周)的患者。③甲氧氯普胺:可增加食管下端括约肌压力和增加胃排空的速度,缓解消化不良引起的症状,如腹胀、嗳气、恶心等。临床上用法为三餐前+睡前服用,每次10mg。④氧甲氢龙:促蛋白合成激素,可增加体重,在数项研究中被证明可增加肌肉含量,同时在功能状态上有改善。⑤非甾体抗炎药:大部分参与恶病质的发病机制的异常与炎性介质有关,布洛芬、阿司匹林是最常见的该类药物,可抑制前列腺素所致的炎症反应。⑥褪黑素:可降低肿瘤坏死因子的浓度抑制细胞因子活性,数项研究表明每晚20mg的剂量给药可减轻患者的恶病质和乏力。⑦沙利度胺:一种肿瘤坏死因子-α的抑制剂,具备免疫调节作用及抗炎症因子的作用,可抑制促炎因子及肿瘤血管新生。

(4)运动干预　根据患者的体力状态和乏力状况给予抗阻训练和有氧锻炼相结合,可选择散步、床上肢体活动等方式,每次20分钟,每天2~3次,但避免剧烈运动。

(5)心理干预　由于患者处于疾病的终末期,终末期患者常常会对治疗失去信心,面对死亡处于焦虑、恐惧、抑郁的精神心理状态,应以

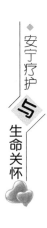

全人-全程-全家-全队-全社区的"五全"理念为患者进行心理疏导、社会支持，可以改善患者的心理状态，使其更加积极地面对疾病、面对治疗、面对家人、面对自己，从而提高就医依从性。

四、恶病质的护理

（1）心理护理　护理人员应通过多种方式主动与患者交谈，鼓励患者表达不适、协助和指导患者以最佳的方式应对不适。护理人员应运用交谈法、冥想法，或经过专家的心理咨询，减轻患者的焦急和抑郁情绪，改善疲乏症状。及时解答患者提出的相关问题，从而满足患者心理需求。多花时间陪伴患者，让患者无痛苦、无遗憾、有尊严地走完人生的最后路程。护士应以友善、真诚、热情的态度对待每一位患者，尊重患者的隐私和权利，尊重患者的宗教信仰，积极鼓励患者说出心理愿望，并与患者家属有效配合。可使用音乐疗法、放松疗法等转移患者的注意力，保持情绪稳定，最大限度地让患者心理处于舒适状态。

（2）营养管理　营养管理策略包括早期筛查及评估、全程营养管理、多学科多手段联合干预。提供高热量、高蛋白质、高维生素饮食，依据病情不同采取口喂、鼻饲、静脉补充营养。

经口进食：对于可自行经口进食的患者，应鼓励患者经口进食；应用小盘上餐的方式给予患者心理暗示，即能吃完饭的成就感；允许患者想吃什么就吃什么，想何时吃就何时吃，取消饮食限制，如低盐；根据患者的实际消化能力调整饮食，保证营养供应。

肠内营养：①鼻饲进食。对于不能自己进食的终末期患者，可以给予鼻饲以帮助改善患者营养不良的状况。可给予患者鼻饲豆浆、牛奶、蔗糖营养液、鸡蛋等热量高食物，帮助维护患者胃肠的正常防御功能及纠正负氮平衡。在输注鼻饲液时，患者应取卧位，首先确认胃管在胃内且通畅，输注前后注以30~50ml温开水冲管，每次鼻饲量不超200ml，间隔>2小时，温度以38~40℃为宜，输注完毕后应嘱患者维持原卧位20~30分钟，注意防止食物反流和胃管的脱落。②胃肠造瘘管进食。根据患者病理生理特点，应注意营养液的温度、速度，避免因输注的营养液的温度不适或速度过快导致呕吐、恶心、腹胀等情况发生。建议营养液的温度控制在38~40℃，输注速度应遵循先慢后适当加快，并控制在30~120ml为宜。每次输注前后需用30~50ml温开水冲洗营养管，以保持营养管通畅。输注后应观察患者是否存在感染、漏液等情况发生，同时应保持造口附近皮肤和造口的清洁，管饲过程中注意无菌操作。妥善固定鼻肠营养管,防止滑脱、移动、扭曲,防止脱落,对烦躁不安患者应适当约束,以防自行拔管。在翻身活动时,用手轻扶肠内营养管,防止脱落。管饲过程中和管饲后给患者采取半坐卧位,防止胃内容物反流而致误吸。若出现粪便干结、便秘,则可适当增加纤维素含量,服用乳果糖等药物辅助治疗。

肠外营养:临床上常用的营养支持成分包括能量(碳水化合物、脂肪乳剂)、氮源(蛋白质、氨基酸)、维生素、矿物质等。肠外营养液应现配现用,室温中24小时内输注完毕,每24小时更换输注器和输注装置,操作过程中严格遵守无菌操作原则,妥善处理血管通路的导管接头处,观察局部皮肤,穿刺点有无红肿、破溃和脓性分泌物等。输液过程中加强巡视,注意输液速度是否通畅,开始时缓慢,逐渐增加滴速,保持输液速度均匀,一般首日输液速度为60ml/h,次日80ml/h,第3日100ml/h,输液的速度及浓度可根据患者年龄及耐受情况加以调节。观察肠外营养液输注过程中有无不良反应,及时处理并发症并记录。

(3)康复护理 应针对原发病灶和转移病灶进行护理,包括注意饮食,加强营养,改善患者营养不良及贫血等;注意患者在日常生活中的保护,避免摔伤或其他意外造成的病理性骨折。鼓励和指导患者维持药物治疗、造口护理、癌性伤口护理等。告知恶病质患者运动对改善血液循环和预防压疮的重要性,并与患者、家属共同制订关于恶病质患者的运动方案。有氧训练为每周2次,抗阻训练为第1周床上过头推举、双下肢抬腿训练,3次/天,10~15分钟/次,每周进行3天;第2周及以后进行床上或床下锻炼,如双上肢和双下肢抗阻训练(单臂和双臂间断1kg重物弯举),20分钟/次,3次/天,3天/周;对于极度消瘦、水肿、疲乏、肌力减退甚至丧失的患者,应注意防止压疮的发生。

(4)生活护理 大部分患者在晚期会出现恶病质、极度疲劳、长期卧床等,应尽可能地体贴患者,生活上多给予照顾,加强交流。建立翻身卡,定时翻身,避免局部长期受压,促进血液循环,防止压疮发生。对于大小便失禁患者,注意会阴、肛门周围的皮肤清洁,保持干燥,必要时留置导尿管;大量出汗时,应及时擦洗干净,勤换衣裤,并保持床单位清洁、干燥平整、无渣屑。在晨起、餐后和睡前协助患者漱口,保持口腔清洁,不仅能使患者感到舒适,而且能增强患者食欲;口唇干裂者可涂液状石蜡;有溃疡或真菌感染者酌情涂药;口唇干燥者可适量喂水,也可用湿棉签湿润口唇或湿纱布覆盖口唇。对口腔卫生状况较差的并且感觉明显疼痛的患者,可用稀释的利多卡因和氯己定含漱剂清洗口

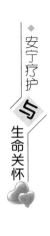

腔。患者四肢冰冷不适时，应加强保暖，必要时给予热水袋，水温应低于50℃，防止烫伤。可使用气垫床分散身体与支撑面之间的压力，增加患者的舒适感。侧卧位时背部放一软枕或一45°斜坡物品，以起支撑固定作用。建立翻身巡视卡，掌握好翻身时间，一般不得超过2小时；翻身后按摩受压部位，两腿之间以棉垫或毛巾被隔开，以防两膝之间相互压破皮肤；对出汗多、尿失禁拒绝留置导尿管的患者，及时以温水擦洗被汗液、尿液浸湿的皮肤，及时更换床单、尿垫、尿裤、内衣等，保持床铺、衣物干燥舒适。

第十七节 营养不良

终末期患者的营养不良主要由肿瘤导致的机体代谢功能紊乱所造成。

一、终末期患者营养不良的病因

终末期患者营养不良的病因主要是由于营养物质摄入不足和代谢异常导致的。具体原因包括食欲缺乏、味觉改变、恶心、呕吐、肠道动力低下、小肠长度减少、肠道菌群过度增殖且失调、肝脏合成代谢功能下降等。

(1) 营养物质摄入不足　食欲缺乏和厌食是终末期患者的突出症状，进食后疼痛、不适或有消化道梗阻症状，可使患者产生畏食心理。味觉改变、恶心、呕吐等症状，导致摄入的食物总量减少。肠道动力低下，有效小肠长度减少，肠道菌群过度增殖、失调。

(2) 代谢异常　肝脏合成代谢功能下降，肝脏甘油三酯廓清能力下降，胆盐排泄减少，脂类吸收障碍。肿瘤治疗、肿瘤并发症、水电解质紊乱、心理因素等也可能导致代谢异常。

(3) 其他原因　肿瘤患者在应激状态和肿瘤侵袭双重作用下，往往呈现出明显的异常代谢状态。手术、化疗、放射治疗等治疗可能影响患者的食欲和摄取量，导致营养不良。

二、营养不良的评估

营养不良的评估主要包括营养筛查和营养评估。评估方法通常包括患者的疾病史、体格检查、实验室检查等。营养评估的结果可以用于指导营养治疗的实施。

（1）筛查和评估　推荐对所有肿瘤患者都应进行营养不良风险筛查与营养评估。营养筛查和营养评估方法与普通患者相似。经筛查为摄入量减少的患者，需要通过量化营养摄入、营养相关的症状和体征，以及进食或体重丢失相关的心理-社会压力等维度来评估营养状况。常用营养筛查工具 NRS2002 进行营养风险筛查。NRS2002 评分≥3 分为有营养风险，<3 分则无营养风险。营养筛查同时对患者进行主观整体评估，评估工具采用国际上推荐的患者主观整体评估（PG-SGA），根据 PG-SGA 评分标准，营养状况分为以下几种。①营养良好：0~1 分。②可疑营养不良：2~3 分。③中度营养不良：4~8 分。④重度营养不良：≥9 分。

（2）营养评定可以使用的指标　①疾病史、饮食史、药物史。②其他伴随症状，如体重指数（BMI）、食欲、胃肠道症状。③实验室检查，如血红蛋白、白蛋白、前白蛋白、电解质、肌酐的检查。④功能评定。肌肉（BIA）、运动能力、ADL/IADL 终末期患者（生存期以周计）没有使用筛查工具的必要，也不建议进行频繁的营养评定。

（3）营养不良的炎症评分（MIS）　这是专门针对终末期慢性肾脏疾病血液透析患者的一种评价方法。得分越高提示患者的营养不良及炎症程度越重。

三、营养不良的治疗

（1）营养治疗　对于营养治疗，推荐对预期生存 3 个月以上的患者，只要满足以下条件之一就应开始营养治疗：①患者已经存在营养不良。②预计患者无法进食超过 7 天。③预计患者进食量低于需要量 60% 以上超过 7 天。

（2）营养支持治疗　推荐对终末期恶性肿瘤患者给予营养支持治疗。可以提高终末期恶性肿瘤患者生活质量，积极营养治疗为抗肿瘤治疗提供时间和机会，两者联合应有益于生存质量提高和生存期延长。

（3）营养干预　①完成营养筛查、评估及综合评定后，结合患者情况制订个性化干预方案：根据 ESPEN 2017 年指南建议，按照 25~30kcal/(kg·d) 来计算患者目标能量推荐摄入量；目标蛋白质推荐摄入量为 1.2g/(kg·d)。②NRS2002<3 分及 PG-SGA 0~3 分患者给予饮食指导。③NRS2002≥3 分或 PG-SCA≥4 分的患者，参照肠外与肠内营养的"营养不良的五阶梯治疗"，首先选择营养教育，若营养教育不

能达到目标需要量，则选择饮食＋口服营养补充（ONS）。④若饮食＋口服营养补充不能达到目标需要量或者一些饮食存在障碍情况下，如吞咽困难、胃瘫、不全梗阻等，则选择全肠内营养（TEN）。⑤若选择全肠内营养不能达到目标需要量或患者不愿接受 TEN，则可选择部分肠内营养（PEN）＋部分肠外营养（PPN），如肠道完全不能使用则选择全肠外营养（TPN）。

（4）食欲刺激药物的使用　如甲地孕酮、甲羟孕酮、地塞米松等，可以改善食欲和增加摄食量。

四、营养不良的护理

（1）营养支持　终末期患者营养不良护理的主要手段，包括肠内营养和肠外营养。营养支持的目标是根据患者的具体情况，提供适量的能量和蛋白质，以改善患者的营养状况。

（2）心理支持　终末期患者常发生厌食和营养不良，主要是肿瘤导致的机体代谢功能紊乱，也有肿瘤治疗的影响，或心理因素造成。心理支持是终末期患者营养不良护理的重要环节，包括减轻患者的心理压力，帮助患者和家属接受厌食等。

（3）并发症处理　①胃肠道并发症最常见的为恶心、呕吐、腹胀、腹泻、肠道痉挛。发生恶心时，可减慢滴注速度，降低营养液渗透压，关注有无心理因素。发生腹泻时，可减少脂肪量，降低营养液渗透压，改善胃肠道障碍。②代谢性并发症表现为水分过多或脱水、电解质异常和微量元素失衡及维生素缺乏，进行相应检测后均可纠正。③机械性并发症有黏膜损伤、出血和穿孔，感染、溃疡形成，声带水肿，吸入性肺炎，食管瘘形成，以及胃造瘘口、空肠造瘘口的局部感染或坏死等，均应注意预防和及时治疗。④感染性并发症。实施肠内营养时主要是要防止吸入性肺炎，防止胃内容物潴留及反流；实施肠外营养时主要是要防止导管相关的感染，一旦发生要拔管。⑤再喂养综合征，指在长期饥饿后提供再喂养（包括经口摄食、肠内或肠外营养）所引起的、与代谢异常相关的一组表现，包括严重水电解质失衡、葡萄糖耐受性下降和维生素缺乏等。可表现为心律失常、谵妄、幻觉、腹泻、便秘、低血压、休克、呼吸困难、呼吸衰竭等。预防措施：营养液应当先少后多、先慢后快、逐步过渡。及时纠正机体水电解质紊乱和补充维生素 B_1，1周后再逐渐达到目标量。

第十八节 焦 虑

焦虑是一种复杂而普遍的心理体验，它伴随着对未来不确定性的担忧、恐惧，以及对当前情境的过度反应。25%的终末期患者会出现焦虑，并且焦虑与抑郁通常会合并出现。焦虑障碍分为持续性焦虑障碍和发作性焦虑障碍两种：前者称为广泛性焦虑；后者则为惊恐障碍。肿瘤患者焦虑的特点是中度或重度不安、担心、忧虑持续两周以上，或一天一半的时间都有这样的表现。

一、焦虑的病因

焦虑的病因复杂，可能涉及多个方面，包括遗传、个性特点、认知过程、不良生活事件、生化反应、躯体疾病等。此外，社会环境因素和个人心理状态也是重要的影响因素。

(1) 个体因素　焦虑症患者在亲族中的发病率较高，这可能与遗传因素有关。患者可能具有自卑、易于紧张、恐惧、对困难估计过分等个性特点。抑郁症患者更倾向于把模棱两可的情况解释成危机的先兆，低估自己对消极事件的控制能力。

(2) 生活事件和环境因素　生活压力、失去亲人、健康问题、经济问题、工作相关问题、不能解决的矛盾和冲突等都可能导致焦虑。生活空间狭窄、生活环境差、工作繁重等都可能成为焦虑的主要根源。

(3) 躯体疾病　某些情况下，甲状腺功能亢进、肾上腺肿瘤等躯体疾病可能引发焦虑症状。在患有其他精神障碍如恐惧症或强迫症的患者中，焦虑的发生率较高。

(4) 心理状态　对于应激事件的反应和处理方式，以及个人对压力的承受能力，都会影响焦虑的发生。心理素质较强的人不易焦虑，而相对较差的人则容易失控，并且失去自控能力。

二、焦虑的评估

焦虑的评估主要包括自评和他评两种方式，常用的评估工具有焦虑自评量表(SAS)、Zung焦虑自我评定量表、汉密尔顿焦虑量表(HAMA)、广泛性焦虑量表(GAD-7)、90项症状清单(SCL-90)、状态-特质焦虑问卷(STAI)、医院焦虑和抑郁量表，以及一般健康问

卷 –30等。

（1）自评量表　①焦虑自评量表：主要应用于评定焦虑老年人的主观感受，是咨询门诊中常用的焦虑症状自评工具。②Zung焦虑自我评定量表：美国杜克大学的W. K. Zung于1971年编制，由20个与焦虑症状有关的条目组成，用于反映有无焦虑症状及其严重程度。

（2）他评量表　①汉密尔顿焦虑量表：为经典的评定量表，主要用于评定神经症和其他老年人的焦虑程度，是临床医师最常用的焦虑量表。②广泛性焦虑量表、90项症状清单、状态 – 特质焦虑问卷、医院焦虑和抑郁量表，以及一般健康问卷 – 30等：这些量表可用于评估焦虑症状的轻重程度及其在治疗过程中变化情况的心理量表。

（3）评估方法　通过常见症状表现（如紧张担心、坐立不安、心悸、手抖、出汗、尿频等）可识别被照护者的焦虑情况。若评估结果为中度及重度焦虑，则建议咨询专科医生。

三、焦虑的治疗

由药物引起的焦虑首先考虑停药或调整用药。安宁疗护人员要与患者进行深入的交流，初步判断患者是否有焦虑和抑郁并及时通知医生，请心理医生会诊。对于轻度的焦虑和抑郁给予耐心细致的护理，教给患者一些放松心情的技巧。无法停服相关药物就需要同时服用抗焦虑药物。对于较严重的焦虑要准确给予药物治疗。

（1）心理治疗　①支持性心理治疗：医患之间应建立良好的治疗性关系，医生通过倾听、解释、指导等方法减轻患者的痛苦，鼓励患者进行自我帮助，以恢复患者的社会功能。②认知行为治疗：该治疗通过改变患者对外界刺激、疾病性质的不合理和歪曲的认识，以及通过行为阻止、时间管理或问题解决等方法，帮助患者缓解焦虑时的躯体不适感。③放松训练：该治疗通过降低肌肉紧张和自主神经兴奋来帮助患者缓解焦虑。

（2）药物治疗　肿瘤患者常用的抗焦虑药物有劳拉西泮、地西泮、氯硝西泮。①劳拉西泮：0.5 ~ 2mg、口服或肌内注射，对代谢影响很小，少数患者可持续静滴。②地西泮：2 ~ 10mg、口服或肌内注射或静脉注射，对广泛持续焦虑有效，老年人或严重患者慎用。③氯硝西泮：0.5 ~ 2mg，口服，对广泛持续焦虑有效。终末期患者的抗焦虑用药需在医生的指导下进行，一般首选短效的苯二氮䓬类受体激动剂。苯二氮䓬类受体激动剂和褪黑激素受体激动剂可以与抗抑郁药联合使用，抑郁障碍伴失眠障碍时优先选择抗抑郁药治疗,同时可添加非苯二氮䓬类药物辅助治疗伴焦虑障碍时,日间加用抗焦虑药物治疗。

(3)注意事项　对焦虑治疗难度和所需时间的估计不足,是治疗失败的一个原因。每个人在面对焦虑时的自我安抚机制不同,心理治疗的一个重要作用是帮助患者探索哪些焦虑可以放一放,哪些需要解决。焦虑的诊治原本就是艰难而漫长的,不能急于求成。

四、焦虑的护理

(1)心理护理　建立信任的护患关系,尊重、同情、关心患者,用和善、真诚、支持和理解的态度对待患者。帮助患者认识焦虑,与其共同探讨相关压力源,协助患者找出引起焦虑的压力源。改善环境对患者的不良影响,尽量排除其他患者的不良干扰,满足患者的合理需求。

(2)生活护理　鼓励患者参加力所能及的活动,如散步、下棋、看电视、聊天等,分散注意力,减轻焦虑情绪。提供安静、无刺激性的环境,减少对患者的不良刺激。教会患者掌握应对焦虑的方法,如放松疗法、肌肉放松技巧、做深呼吸运动等。

(3)其他　向患者提供正确的知识,用患者可以理解的方式讲解相关的医学知识。对于急性焦虑症、惊恐发作的患者,要指出反复发作的原因,往往与患者担心、害怕、焦虑有关,要增强患者的治疗信心。但使用抗焦虑药物时,护士不能代替患者作出决定。

第十九节　抑　郁

抑郁是一种广泛存在的心理障碍,表现为持续的情绪低落、兴趣丧失、自我否定等症状。抑郁可由各种原因引起,以显著而持久的心境低落为主要临床特征,且心境低落与其处境不相称,病程超过两周,同时一天一半以上时间都有不适,其中以兴趣减退、精力减退、情绪低落为核心症状,严重者可出现自杀念头和行为。5%～10%的终末期患者有抑郁症,另10%～20%出现抑郁状态。

一、抑郁的病因

造成患者抑郁的病因复杂,可能涉及生物学因素、心理学因素和社会环境等多个方面。

（1）生物学因素 抑郁症的发生与遗传因素密切相关，亲属同病率远高于一般人群，血缘关系越近发病一致率越高。5-HT、去甲肾上腺素（NE）、多巴胺（DA）等神经递质的失调可能与抑郁症的发生有关。甲状腺功能亢进或低下、艾迪生病、库欣病等内分泌疾病可能与抑郁症有关。

（2）心理学因素 社会压力、人际关系紧张、失业、婚姻破裂、丧失亲人等事件可能引发抑郁。童年时期的创伤经历、成长过程中的心理问题等可能影响个体抑郁症的发病。

（3）其他 某些药物如抗高血压药、治疗关节炎或帕金森病的药物可能引发抑郁症。患有慢性疾病（如心脏病、中风、糖尿病、肿瘤与阿尔茨海默病）的患者得抑郁症的概率较高。

二、抑郁的评估

（1）抑郁的特征 显著而持久的情绪低落为主要特征。伴随不同程度的认知和行为改变，如兴趣缺乏、快感缺失，自我价值感过低，睡眠或食欲异常，感到乏力及注意力不集中等。可能伴有幻觉、妄想等。部分抑郁患者，存在自伤、自杀行为，甚至因此而死亡。

（2）抑郁的类型 ①终末期的抑郁：终末期患者出现情绪低落、精神抑郁。②脑卒中后抑郁：脑卒中事件发生后出现的以抑郁症状为主要特点的情绪障碍。③肿瘤患者的抑郁：65%的抑郁是躯体疾病的后果，如各种肿瘤。

（3）抑郁的评估内容 抑郁的评估主要包括躯体功能、心理功能和社会功能的障碍评估。评估方法多样，包括临床表现定性分析、抑郁评定量表定量分析、心理测验等。①躯体功能：患有抑郁的老年人常常伴有不能用躯体疾病解释的多种躯体疾病症状。②心理功能：评估患者是否存在抑郁情绪存在，情绪低落，甚至出现失眠、悲哀、自责、性欲减退等表现。③社会功能：评估患者的社交能力和日常生活能力。

（4）抑郁的评估方法 ①临床表现定性分析：通过询问、观察，综合判断老年人有无抑郁情绪存在。②抑郁评定量表定量分析：国内常用的比较成熟的评定抑郁的量表有抑郁自评量表（SDS）、汉密尔顿抑郁量表（HAMD）、贝克抑郁量表（BDI）等。③心理测验：通过认知偏差问卷、自动思维问卷（ATQ）等心理测验评估患者与抑郁状态有关的不良认知。

（5）常用的抑郁量表 ①自评量表：如抑郁自评量表等。②专业评估量表：如汉密尔顿抑郁量表、贝克抑郁量表等。

三、抑郁的治疗

抑郁的治疗主要包括心理治疗、药物治疗、运动康复等。

（1）心理治疗　心理治疗可以帮助患者发现抑郁背后的原因，找到导致抑郁的症结所在，并促成患者的自我了解及人格完善。心理治疗师（咨询师）会通过提问、澄清、想象等方法，帮助患者识别出自身的自动化思维，尤其是那些与抑郁的情绪有密切关联的对患者个人具有特殊意义的想法或信念。

（2）药物治疗　药物对于抑郁症的治疗具有快速起效的作用。抗抑郁药起效需要一定时间，需逐渐滴定，结合患者生存期考虑用药。①选择性5-羟色胺再摄取抑制剂（SSRI）：一线用药。该类药物包括氟西汀、舍曲林、帕罗西汀、西酞普兰和艾司西酞普兰。这些药物耐受性好，最常见不良反应是恶心、头痛和食欲减退，偶可引起腹泻。治疗过程中有一过性的焦虑。大部分不良反应随着时间会消退。初始剂量要低。当准备停用抗抑郁药时，需逐渐减量。②去甲肾上腺素能和5-羟色胺能的抗抑郁药：米氮平适用于存在体重减轻和失眠症状的抑郁患者。③5-羟色胺-去甲肾上腺素再摄取抑制剂（SNRI）：文拉法辛或度洛西汀治疗抑郁有效，同时缓解神经痛。④三环类药物：针对抑郁治疗同样有效，对神经痛及肌痛也有效。该类药物有抗抑郁及预防抑郁再发的作用，但停药后，患者有更高的抑郁再发风险。阿米替林可增宽QRS和延长QT间期，故在患有房室传导阻滞的患者中禁用该类药物。阿米替林还具有抗乙酰胆碱作用，可引起直立性低血压。⑤精神兴奋剂：哌甲酯用于提高患者的注意力、心境和能量。其特点是起效快，口服10mg早晨、5mg中午。但不建议用于治疗严重抑郁。此类药物能轻微改善抑郁症状和肿瘤相关乏力。⑥非典型抗精神药物：用于缓解精神病性抑郁症中的精神症状，可减少恐惧增强抗抑郁药应答。常用的有奥氮平、喹硫平。

（3）运动康复　对于慢性疾病状况来说，只有药物治疗而无明显精神-社会干预的做法对整个病痛的影响是很有限的。

四、抑郁的护理

抑郁的护理主要包括心理护理、生理护理和生活照料三个方面。生活照料关注患者的日常生活，提高其生活质量。

(1)心理护理　通过交谈让患者倾诉，找出抑郁症的诱发因素，针对性地进行心理疏导。密切观察自杀的先兆症状，如焦虑不安、失眠、沉默少语或心情豁然开朗、在出事地点徘徊、抑郁烦躁、拒餐、卧床不起等。鼓励患者谈论其想法和感受，使其感受到被关心、尊重，提高自我价值感。

(2)生理护理　对于食欲缺乏的患者，提供其喜爱的食物，少食多餐。对于睡眠不足的患者，创造一个舒适安静的入睡环境，确保患者睡眠。与患者建立良好的治疗性人际关系，密切观察自杀的先兆症状，防止意外发生。

(3)生活照料　鼓励患者白天参加多次短暂的文娱活动，如打球、下棋、唱歌、跳舞等，晚上入睡前让患者喝热饮、用热水泡脚或洗热水澡。协助和鼓励患者完成日常生活起居、个人卫生料理等，提高其生活质量。

第二十节　失　眠

失眠是指患者对睡眠时间和(或)质量不满足并影响日间社会功能的一种主观体验。失眠可以表现为入睡困难(入睡时间超过30分钟)、睡眠维持障碍(整夜觉醒次数≥2次)、早醒、睡眠质量下降和总睡眠时间减少(通常少于6小时)，同时伴有日间功能障碍。失眠者都可能表现出入睡困难、夜间频繁醒来、早醒或者早上感到疲倦不堪等症状。疾病晚期和生命末期的患者，反复失眠后往往无法应对身心压力，也难以解决日常生的困难；更容易出现疼痛、食欲减退、消化不良、精神萎靡、活动无耐力等躯体症状，精力下降导致难以处理情绪问题；生理功能和心理功能均受影响。

一、失眠的病因

(1)心理因素　压力、焦虑、抑郁、恐惧、创伤等情绪困扰或心理压力，导致大脑兴奋性增高，难以入睡或睡不安稳。失眠患者的共同心理特征是易疲倦、乏力、抑郁、焦虑，以及过于关心自身的健康、过度敏感等，表明这些人的情绪一直处于慢性唤醒状态。

(2)生活习惯　不规律的作息时间、过度使用电子设备、咖啡因或酒精摄入过多、缺乏运动等，影响人体的生物钟和睡眠质量。

(3)环境因素 噪声或光照干扰睡眠,高温或严寒影响睡眠,如居室矮小,温度不合适(过冷或过热),环境噪声太大,以及光线过强均会干扰睡眠。卧具不适如过硬或者被褥过厚或过薄都影响睡眠,改换睡眠环境如住院或住旅馆也可以引起失眠。同睡者尤其是鼾声大的同睡者也影响睡眠。

(4)疾病晚期患者失眠的相关因素 ①抑郁:与损伤、慢性疼痛、肿瘤对中枢神经系统影响、代谢紊乱或内分泌紊乱有关的重度抑郁。②焦虑:与对疾病、诊疗、疼痛、死亡的恐惧,以及药物和肿瘤对中枢神经系统影响相关的适应障碍或广泛焦虑症。③认知障碍:继发于药物、代谢紊乱及肿瘤直接侵犯中枢神经系统的谵妄。④发热:伴或不伴出汗、寒战。⑤疼痛:与肿瘤直接影响、诊断或治疗有关或非特定的因素。⑥恶心和呕吐:与化疗、药物或原发胃肠道病变有关。⑦呼吸窘迫:起于缺氧和(或)焦虑、阻塞性睡眠呼吸暂停、胸膜痛。⑧药物:兴奋剂、气管扩张剂、激素类、降压药、抗抑郁药;因服用镇静催眠药或其引起的撤退反应或反跳反应。⑨精神生理因素:由条件唤起反应、消极期望和不良的睡眠习惯引起。⑩觉醒节律:与正常节律紊乱、睡眠时间过多、夜间睡眠扰乱相关。⑪环境:光线、温度、湿度、噪声、睡眠被频繁打断、缺乏私密性、周围环境陌生、不安全感、床具和睡眠用品不舒适或不习惯。⑫不宁腿综合征:继发性或周围性神经病变、帕金森病、铁缺乏、抗抑郁药、咖啡因中毒、镇静催眠药撤退反应、贫血、尿毒症、白血病。

二、失眠的评估

(1)疾病史采集 主诉、睡前状况、睡眠-觉醒节律、夜间症状、日间活动和功能、家族史、体格检查、实验室检查和精神检查、其他疾病史。询问失眠的诱发因素、缓解或加重因素、是否存在使失眠加重的环境、应激、疾病或心理因素。询问老年人的睡眠、觉醒周期,包括24小时睡眠和觉醒的具体时间,如老年人开始上床时间和最后起床时间等。

(2)主观评估 ①睡眠日记:以每天(24小时)为单元,记录每小时的活动和睡眠情况,连续记录时间为2周。②量表测评:临床常用量表包括匹兹堡睡眠质量指数(PSQI)、阿森纳失眠量表(AIS)、睡眠障碍评定量表(SDRS)、失眠严重指数量表(ISI)、清晨型-夜晚型量表(MEQ)、睡眠不良信念与态度量表(DBAS)等。

（3）客观评估　①多导睡眠图（PSG）：这是当今睡眠医学中的一项重要新技术，在世界睡眠研究界又被称为诊断睡眠障碍疾病的"金标准"，用于诊治各种睡眠障碍相关疾病。PSG通过多个导联及束带连接分析仪器，由专业的监测人员对患者全夜的睡眠情况连续、同步描记，包括监测脑电、眼电、下颌肌电、口鼻气流和呼吸动度、心电、血氧、鼾声、肢动、体位等十余项指标，仪器自动分析、人工最后核实后得出患者睡眠情况分析结果。PSG是用于记录、评估和诊断失眠的常用方法之一，能够提供睡眠质量尤其是睡眠结构最全面的信息。②多次睡眠潜伏期试验（MSLT）：通过白天多次固定间隔时间对睡眠的监测来判断患者嗜睡程度的一种方法。虽然不推荐用于诊断失眠，但有助于排除其他睡眠障碍，有助于判断失眠患者的失眠原因。③清醒维持试验（MWT）：用于评价患者保持清醒能力的试验，是对患者一定时间内保持清醒能力的有效客观评价。MWT有20分钟和40分钟两个试验方案。④体动记录检查：有助于评估失眠的严重程度。检查所用的体动记录仪由传感器、存储器和数据分析系统组成，应用传感器感知相应电极部位的三维加速运动并将其记录下来。患者通过佩戴手表式装置来监测身体运动情况，用于区分睡眠和清醒周期，并记录昼夜节律。在居家生活环境中的监测将更贴近真实的睡眠－觉醒情况，可作为失眠的诊断依据。装置便携，使用方便，易被患者接受。

（4）心理情绪评估　心理情绪评估包括个人背景、家庭情况、自身性格特征、重要人际关系、近期重要生活事件、对当前疾病或人生困境的认知和理解、目前现实困难和心理困扰、心理痛苦程度、焦虑和抑郁程度、社会支持系统等。

三、失眠的治疗

针对失眠患者的病因处理是治疗的关键。抗癌治疗期间对失眠患者应给予必要的处理，针对不同病因设计不同的干预措施，尽量消除肿瘤及治疗引起的不适症状，以达到恢复社会功能和提高生活质量的治疗目标。未得到有效控制的癌性疼痛是造成晚期癌症患者失眠的重要原因。医护人员应积极评估患者疼痛的部位、程度、时间，准确掌握积极治疗患者疼痛的方法。对于存在焦虑、抑郁情绪或精神心理障碍的患者，应该按精神心理专科原则治疗控制原发疾病，同时治疗失眠症状。

(1)病因治疗　对肿瘤或并发症引起的失眠(如未合理控制癌痛,放射治疗、化疗后的副反应如头晕、恶心、呕吐、乏力导致的失眠),要加强对药物不良反应的处理;尽量避免使用导致失眠的药物,如咖啡因、麻黄碱、氨茶碱等。

(2)环境及生活习惯改变导致的失眠　保持周围环境安静,避免大声喧哗;关闭门窗,拉上窗帘;保持室内温度合适,被子厚度合适;尽量减少白天的睡眠时间;热水泡脚、睡前喝一杯热牛奶。

(3)药物治疗　药物治疗目前在失眠的治疗中占据着主导地位,但是由于药物的不良反应及可能产生的耐受和依赖性,患者对药物治疗有极大的抵触心理。药物应短期使用,从小量开始,逐渐加量,若与阿片类药物同用时,应注意过度镇静等不良反应,应酌情减少剂量。

苯二氮䓬类:短效(半衰期 <5 小时),如咪达唑仑等;中效(半衰期 5~25 小时),如劳拉西泮、阿普唑仑、艾司唑仑等;长效(半衰期 >25 小时),如硝西泮、氯硝西泮、地西泮等。服用苯二氮䓬类药物时应注意以下几点:①呼吸抑制的加重。②老年人较青年人易发生药物中毒情况。③老年人更易出现镇静催眠作用时间延长。④对苯二氮䓬类等镇静催眠药物敏感性高的人群,易出现精神错乱、共济失调等不良反应。⑤禁忌证包括重症肌无力、闭角型青光眼。

非苯二氮䓬类:环吡咯酮类(如佐匹克隆)、咪唑吡啶类(如唑吡坦)。

抗抑郁药:帕罗西汀、米氮平等。

(4)心理治疗　心理治疗主要包括失眠的认知行为治疗(CBT-I),能够有效纠正失眠患者错误的睡眠认知与不恰当的行为因素,有利于消除心理生理性高觉醒,增强入睡驱动力,重建正确的睡眠觉醒认知模式,持续改善失眠患者的临床症状,且没有不良反应。CBT-I 在临床中患者依从性欠佳,应用并不广泛。

(5)非药物治疗　非药物治疗包括刺激限制治疗、睡眠限制治疗、认知治疗、放松治疗、光照疗法、经颅磁刺激、生物反馈治疗、经颅微电流刺激疗法等,但均缺乏令人信服的大样本对照研究,只能作为可选择的补充治疗方式。

四、失眠的护理

(1)患者白天尽量不要躺在床上补觉,大睡要放在晚上。白天的睡眠时间应严格控制在1小时以内，且避免在下午3时后午睡。白天打盹过多会导致夜晚睡眠时间被剥夺。卧床患者白天适当增加活动量，如力所能及的功能锻炼和社交活动，尽量促进自然睡眠，做好晚间护理，协助卧床患者做好睡前准备。

（2）下午锻炼是帮助睡眠的最佳时间，而有规律的身体锻炼能提高夜间睡眠的质量。

（3）安宁疗护护士应态度温和，对新入院患者详细讲解病房的陪护、探视及作息制度，尽量减少患者对环境的陌生感；鼓励家属多陪伴患者，促进与患者的良性沟通，减轻心理压力；及时提供各种诊疗相关信息及注意事项，减轻焦虑和担忧。

（4）合理安排治疗护理操作，尽量不在夜间进行，走路要轻、关门窗操作轻、说话轻，避免各种可能让患者感到不安全的因素。

（5）营造舒适的睡眠环境，减少噪声，保证夜间病房光线柔和，降低医疗护理设备运转音量。病室保持适宜的温度和湿度。卧室温度稍低有助于睡眠。提供柔软、舒适、整洁的床铺，使用水床或气垫床。采取半坐卧位睡觉、定时协助翻身，也有助于睡眠。

（6）积极控制躯体症状，积极关注患者的不适主诉，协助医生查找原因，恰当应用药物治疗，积极控制躯体症状，缓解患者的躯体不适。

（7）睡前1小时播放轻柔背景音乐舒缓情绪，温水足浴、温水洗澡，放松肌肉，进食少量点心和热饮，均可帮助睡眠。

（8）睡前1小时不宜进食过饱，避免刺激性的食物或药物，如咖啡、浓茶；避免剧烈的运动锻炼，可慢速散步。避免睡前精神紧张和情绪激动。睡前不宜看手机超过30分钟，手机的蓝光会影响大脑分泌褪黑色素，妨碍睡眠。

（9）遵医嘱规律使用促进睡眠的药物，避免过量或突然停药，并积极关注者用药情况和药物不良反应。

（10）增加患者对环境和人际的安全感，如让患者知道医护人员在病区守护照顾，陪护人员随时在身边可以协助翻身、拍、按等；房间内可播放轻柔的音乐，或播放连续、均匀的背景白噪声（如风声、海浪声、下雨滴水声、溪河流水声、虫鸣鸟叫声、马达引擎声等），可增加患者的安全感，促进入睡。

（11）定期运用简单易行的睡眠相关量表，为失眠患者进行护理评估，并可作为临床护理失眠患者的评价指引。

第二十一节 谵 妄

谵妄是一种急性发作的脑功能紊乱,以注意力涣散、意识紊乱、定向力障碍为核心症状,伴认知功能损害、言语散乱、感知功能异常等。谵妄具有意识水平紊乱(如对环境觉知的清晰度下降)伴有注意力难以集中、持续或转移。谵妄的发生常导致一系列不良临床结局,包括严重术后并发症。谵妄主要发生在术后早期,特别是术后前3天。根据DSM-5标准,谵妄是在短时间内(通常几小时至几天)出现,严重程度在1天内常有波动。在生命末期阶段谵妄是常见的一种精神症状,通常是一种短暂的、可以恢复的以认知功能损害和意识水平下降为特征的脑器质性综合征,谵妄的发生不仅干扰患者的治疗,还影响患者的生活质量。终末期患者在生命最后几周内出现谵妄的比例可达85%以上。

一、谵妄的病因

谵妄的病因多样,可以由多种因素共同作用导致。

(1)基本因素 颅内病变或神经系统老化。老年人由于颅内病变或神经系统老化,对各种有害因素的抵抗力减弱,容易导致脑功能衰竭。80岁以上的老年人出现谵妄的风险增加。

(2)主要因素 ICU患者常常患有严重的疾病,同时可能经历手术或其他创伤性操作,这些因素可能导致患者出现疼痛和不适,从而增加谵妄的风险。某些药物也可能导致谵妄,如睡眠药物、苯丙胺等。

(3)潜在因素 ①认知功能损害:患有严重躯体疾病或脏器功能失代偿(如感染、心力衰竭、肿瘤、脑血管病)、抑郁症、视听障碍、营养不良、水电解质失衡、药物依赖、酒精依赖等。②多种疾病:恶性肿瘤、感染性疾病、代谢紊乱、心脑血管疾病等都是谵妄的可能病因。③环境变化:环境变化可能导致谵妄的发生。④药物过度使用:可能导致谵妄。

谵妄的病理生理变化复杂,目前尚不完全明确。药物毒性、炎症、急性压力均可能扰乱神经递质传递而导致谵妄。谵妄现象与乙酰胆碱神经系统关系密切,乙酰胆碱在大脑神经突触浓度的变化可直接造成意识混乱与认知功能障碍。当乙酰胆碱浓度偏低时,患者可能出现负向症状,如少动、少言、昏沉等。当乙酰胆碱浓度偏高时,患者可能出现正向症状，如躁动不安、幻觉、妄想、胡言乱语等。

二、谵妄的评估

（1）谵妄患者的表现　意识障碍、感知觉障碍、睡眠-觉醒周期紊乱、精神运动障碍、思维不连贯、注意力不集中、记忆力障碍、情感障碍是谵妄的典型症状。谵妄通常急性发作，起病时短（数小时或数天），各种症状在一天内具有波动性，且有轻重的特点。①意识障碍：是谵妄最为标志性的症状。表现为对周围环境的认知障碍，包括对时间、人物、地点的定向障碍，注意力不集中，思维无逻辑不连贯，记忆力（特别是远期记忆）下降。注意力的集中、保持和转移的能力下降是谵妄的核心特征之一。谵妄患者很容易受环境变化的影响而分散注意力，可能记不住指令而要求对方重复所提出的问题。②知觉障碍：误解看到的事物，甚至产生错觉或幻觉。幻觉是谵妄患者经常出现的症状，尤以幻视最为常见，幻视内容可以从简单的图形、光线、颜色到无生命的物体、动物、植物，以及昆虫、猛兽、鬼怪神魔等，多生动而逼真。有些患者则会出现幻听。谵妄的患者经常会有解构且不连贯的思绪，甚至是出现妄想（如被害妄想），一些患者会伸手去摸拍、搏斗反抗、大声喊叫、与之对话或者试图逃跑。在这些知觉障碍的影响下，患者多伴有紧张、恐惧等情绪反应和相应的兴奋不安、行为冲动，甚至造成外伤或发生意外。③睡眠-觉醒周期紊乱：在谵妄患者中很常见，表现为睡眠减少、睡眠倒错（即白天嗜睡、夜间失眠），甚至彻夜不睡，很多患者还会在夜间失眠时出现躁动不安的表现。当合并意识障碍时，患者可能会发生危险，如坠床、乱拔输液管、自行拔除鼻胃管或尿管等重要管道。④精神运动障碍：既可以是精神运动性兴奋，如大喊大叫、攻击冲动等不协调性兴奋，甚至会出现攀爬、毁物、拔管、冲动伤人、自伤等，又可表现为精神运动性抑制，如嗜睡、少语或退缩行为。无论是知觉障碍还是思维障碍，其症状的内容经常与患者过去的生活经验有极密切的关系，因此偶有照顾者误以为患者是清醒的，而把患者的言语内容当真，导致一些不必要的困扰。

（2）谵妄的分型　①功能亢进型（激越）：与自主神经的过度兴奋有关，特征为存在幻觉和妄想，常伴随颜面潮红、瞳孔散大、结膜充血、心悸、出汗等症状。②功能减退型（嗜睡）：特征为精神错乱和镇静状态。③混合型：特征为激越和嗜睡交替出现。

（3）谵妄的诊断标准　《美国精神障碍诊断与统计手册（第4版）》

(DSM-Ⅳ)对谵妄的诊断标准如下：①意识障碍（如对周围环境的意识清晰度降低），伴有注意力的集中、保持或转移能力的下降。②认知改变（如记忆缺陷、定向不良、言语障碍）或出现知觉障碍，而又不能用原先存在或正在进展的痴呆来解释。③症状在短时期（通常数小时或数天）内发展起来，并在一天中有波动趋势。④疾病史、躯体检查或实验室检查，有证据表明，障碍是躯体情况的直接生理后果。谵妄状态的诊断并不困难，可根据意识模糊、定向力障碍、丰富生动的错觉和幻觉及相应的紧张恐惧情绪和兴奋躁动行为等症状判断，但病因诊断相对困难，需通过疾病史、体格检查和有关实验室检查及器械检查方可明确。对于接近生命终末期的慢性疾病晚期患者，有时并无必要进行实验室及器械检查，故近一半的患者难以明确病因。

（4）谵妄的评估内容　①既往史：详细的既往疾病史，包括从旁系亲属得来的信息，可以帮助确定导致谵妄的躯体疾病。②药物使用情况：对所有谵妄患者，都要详细了解其服用药物的情况，包括所有的处方和非处方药物及最近的服药变化。③环境变化：详细了解患者最近的环境变化，有助于寻找谵妄的病因。④体格检查：进行详细的全身各个系统的体格检查及神经系统查体，以寻找可能引起谵妄的各种疾病的蛛丝马迹，并同时检测各项生命体征。⑤实验室检查：根据患者的临床表现、体格检查、基础疾病及用药情况确定要进行的实验室检查项目。

（5）谵妄的筛查工具　①简易精神状况检查（MMSE）：能够有效地检验认知受损的情况，最为常用，但不能够区分谵妄和痴呆。它主要评价认知功能，包括定向力、记忆力、注意力、计算能力、回忆力和语言能力，其总分范围为0~30分。MMSE简单、易行、易接受，敏感性较理想，但特异性略低，检查结果受年龄和文化程度等因素的影响。②神经行为认知状态测验（NCSE）：目前公认的、具有分测验的、灵敏度较好的第二代认知筛选量表，能区分不同程度的认知功能缺损。NCSE强调独立评估认知功能的三个一般因素（意识水平、集中注意力和定向能力）和认知功能的五个方面（语言能力、结构能力、记忆力、计算能力和推理能力）。③意识障碍评估（CAM）：根据《美国精神障碍诊断与统计手册（第3版）》（DSM-Ⅲ-R）中谵妄的五个操作性诊断标准所制定，用于老年谵妄的临床辅助诊断，具有比较好的信度和效度，需要由受过训练的专业人员使用。④谵妄评定量表（DRS）：用于临床工作者评定躯体疾病患者发生谵妄及其严重程度的量表。DRS的评定基于对患者24小时的观察，因此，所有与患者的访谈、精神状态检查、护士观察和家人报告的有用信息都对 DRS 的评分有帮助。总分范围为 0~32 分，推荐的分界值为 10 分或 12 分，该量表可能更适用于研究而非常规临床应用。⑤谵妄护理筛查量表(Nu-DESC)：只有 5 个条目，中文版 Nu-DESC 诊断阈值取 3 时，以金标准 DSM-Ⅳ作为效标，灵敏度为 0.80、特异度为 0.92、诊断符合率为 90.4%。Nu-DESC 最大的特征是便捷和易用，5 个条目内容非常容易记忆，安宁疗护护士在常规护理操作中利用与患者简单交流得到的信息就能完成评估。

(6)谵妄评估的重要性　①谵妄是一种急性的精神混乱状态，是最常见的老年综合征之一，如果不及时被发现和处理，可能会使病情加重和增加死亡率。②残留的镇静药可能会使谵妄评估升高。

(7)谵妄的鉴别诊断　谵妄和痴呆有时很难区分，故回顾患者的疾病史非常必要。如果患者已经有或曾有幻觉、语言丧失、认知受影响、不稳定的情绪反应，以及记忆、判断或思考方面存在问题，相关症状急性发作，谵妄则是最可能的诊断。抑郁、焦虑、谵妄、痴呆的比较见表6-3。

表 6-3　抑郁、焦虑、谵妄、痴呆的比较

病种	视幻觉	发病进程	失语	意识改变	不稳定的情绪反应	影响记忆、判断和思考	睡眠-觉醒周期
抑郁	-	可能急性	-	-	偶尔	-	正常
焦虑	-	可能急性	-	-	++	-	正常
谵妄	+ ++	急性、可逆（生命最后几小时不可逆）	+	++	+	+	改变
痴呆	-	逐渐发生、进展缓慢、不可逆	+	++	-	+	基本正常

三、谵妄的治疗

谵妄的症状特别令照顾者不安，无论是患者家属或专业人员，难以从患者本人处获得知情同意书，因此须在没有患者参与的情况下决定治疗方案。出现谵妄，虽然患者本人通常没有自知力，一般无心理负担，但因为谵妄的发作常常影响家属亲友与终末期患者进行有效沟通，会给

亲属造成较大心理痛苦，使得患者在生命终末期无法与亲友进行有意义的情感互动，难以完成自己最后的心愿，不能实现生命最后的"四道人生（道谢、道歉、道爱和道别）"。

在姑息性治疗中出现谵妄，尤其是伴有生命终末期躁动，标志着医护人员已不能只是被动地观察，而应当及时采取干预措施。在疾病迅速进展时出现谵妄，可能会更容易加速患者的病情进展、多系统进一步衰竭，此时谵妄逆转更具挑战。终末期患者一旦出现谵妄，病情经常迅速发展到严重的生命终末期躁动。

生命终末期躁动以躁动行为、烦躁不安、情绪激动和认知丧失为特征，属于谵妄的一种变异，往往会使家人或至亲和长期照顾者承受巨大的压力，陷于身体疲惫、精神痛苦和心理压抑的状态之中。一般认为，生命终末期躁动是多病因和多系统衰竭共存的，并有多重用药、身体、情绪、精神和心理上的各种因素，如果不能控制，姑息性镇静往往是唯一有效的治疗选择。

（1）谵妄的治疗需要家属配合，与患者进行恰当的交流；交流中避免争辩或说服，要注意语音、语调，使患者有安全感、恢复定向力；管理好尿、便，尽量减少插管。

（2）药物治疗应在其他治疗无效时进行，且优先考虑非药物治疗。

（3）药物治疗原则包括以下几个方面：①单药治疗比联合药物好，可以减少药物不良反应和药物相互作用。②小剂量开始。③选择抗胆碱能活性低的药物。④尽快停药，症状消失或药物无效时及时停药，避免药物不良反应。⑤持续采取非药物干预措施，主要纠正引起谵妄的诱因。治疗谵妄的常用药物见表6-4。

表6-4 治疗谵妄的常用药物

药名	剂量/mg	使用方法	注意事项
抗精神病药物（逆转认知损害）			
氟哌啶醇	0.5~2.0	口服或肌内注射或静脉注射、4~12小时/次	首选药物，静脉途径是口服作用的2倍，对严重的激越患者可静脉注射或持续静脉滴注，必要时可2小时后重复给药；若病因不可逆，则需维持治疗，24小时给药剂量不超过30mg。常见锥体外系不良反应、迟发性运动障碍、心律失常、急性肌张力障碍等不良反应，使用时应监测心电图

续表

药名	剂量/mg	使用方法	注意事项
奥氮平	2.0~5.0	口服、12~24小时/次	对肿瘤患者有效,镇静作用较强,常见直立性低血压、口干、困倦、躁动及外周水肿等不良反应
喹硫平	12.5~50	口服、12小时/次	合并用药安全,但可能镇静过度,常见直立性低血压、口干、困倦、躁动及外周水肿等不良反应
氯丙嗪	25~100	口服或肌内注射或静脉注射、4~12小时/次	强镇静作用;可持续静脉滴注,需监测血压
利培酮	0.5~2.0	口服、12~24小时/次	对老年患者有效,对严重激越患者无效,常见直立性低血压、口干、困倦、躁动及外周水肿等不良反应
苯二氮䓬类(为难治性、激越性谵妄患者提供镇静,二线用药)			
劳拉西泮	0.5~4.0	口服、4~12小时/次	与抗精神病药一起应用时最有效,单药可能加重谵妄
咪达唑仑	30~100	皮内注射或静脉注射、24小时/次	—
麻醉药(镇静作用)			
丙泊酚	10~50	静脉注射、1小时/次	快速起效,作用时间短,非抗精神病药物,可滴定到镇静水平

(4)病因治疗是谵妄的根本性治疗措施。在支持治疗基础上,积极找寻素质性和诱发因素,针对这些因素采取处理措施非常重要,如电解质紊乱的纠正,感染性疾病的感染控制,药源性谵妄的药物减停等,并防止新的诱发因素出现。

(5)如果致病因素能被矫正,大多数病例的预后良好。谵妄的平均持续期为数天至2周,老年人则相对较长。

四、谵妄的护理

在安宁疗护病房,护理重点是要寻找谵妄的可逆转性原因,最常见的原因是药物的不良反应(通常是阿片类和抗组胺类)和代谢失衡等。

末期谵妄应该考虑是否存在药物的戒断状态。寻找谵妄潜在的可逆转原因，一般都受到限制。与急性疾病引起的谵妄相反，末期谵妄较缓慢地发生，绝大多数由多因素引起，几乎不可能完全缓解。

（1）环境改善　保持环境安静、空气流通、温度适宜，声音、动作轻柔，尽量减少对老年人的刺激。白天尽量不让患者睡觉，拉开窗帘，适当沐浴阳光；而到了晚上则要减少活动与灯光。夜间灯光应柔和暗淡，尽量减少人员走动，减少噪声，确保患者睡眠充足，以促进大脑功能恢复，尽量保证正常的睡眠-觉醒周期。安宁疗护护士夜间巡视时，要密切观患者的病情，同时可以尝试以下措施避免惊扰患者：有计划地关上所有的门；最大限度地降低各种监护仪报警声量；在晚上11时至早晨5时，尽量协调和限制各种护理操作，避免用光直接照射；轻声说话，不宜使用电话、对讲器大声说话，看电视，听收音机。

（2）安全护理　谵妄患者常有恐怖性的幻视，伴有恐惧、焦虑情绪，也可出现暴力行为，因此护士应预防意外伤害，注意环境的安全，尽量减少室内的家具，提供一对一的护理观察，并不断重复指导。密切观察病情变化，如谵妄患者的症状变化快，要善于观察患者细微的病情改变。若患者从活动过少突然转至活动过多，突发冲动，逃离行为、无目的地兴奋走动等要及时给予干预。

（3）心理护理　护理服务人员应耐心予以喂食，保证患者的营养供给。对谵妄老年人在护理时，要轻柔，态度亲切，使患者有安全感。熟练掌握与患者沟通的技巧，尽量满足其合理要求，避免一切激惹因素稳定患者情绪；认真对待和解决患者恐惧或焦虑的感受，对患者的诉说与提问予以回应和回答，适当共情倾听，耐心安慰解释；每次遇见患者时均简单自我介绍，即便数分钟前刚遇见过，以缓解患者的紧张、茫然和心理阻抗。向家属解释病情变化的原因，说明医护人员当前提供的治疗护理措施，重复解释重要和有帮助的信息；对患者和家属强调谵妄患者并非精神心理疾病或性格脾气问题，谵妄患者可间歇性清醒，建议患者和家属保持及时有效的沟通。

（4）尽早处理谵妄患者的症状　谵妄病程波动，朝轻暮重，必要时遵医嘱予药物催眠。谵妄在晚期肿瘤和慢性疾病末期阶段中发病率高。预防谵妄的发生是谵妄管理的首要任务。谵妄一旦出现，应尽早采取非药物干预及药物治疗的方式处理。非药物干预可以快速改善谵妄患者的症状，促进认知好转。单独使用非药物治疗或支持疗法对控制谵妄症状时是无效的，必要时需要联合使用抗精神病类药物治疗。

(5)对于思维紊乱的患者 鼓励进行适当的智力游戏和平常喜爱的生活活动,如打扑克、下棋、织毛衣、包饺子等,通过手脑并用的刺激促进改善思维混乱;提供充足均衡的营养饮食;进行有效的胃肠道及大小便管理策略;监控液体入量,补充水分选择经口饮入含盐液体,如汤、运动饮料、蔬菜汁;如若谵妄由尿潴留或疼痛引起,应及时管理排泄与疼痛。

(6)对严重的谵妄患者 医护人员应该承认并接受患者当前的痛苦,并可运用共情技巧来回应对方,如"我感受到你现在的情绪有点恼火,心里有股莫名其妙的烦躁不知道怎样表达",同时可以邀请患者回到病房和(或)病床,以便进一步讨论交流。

(7)对因治疗主要是纠正可逆因素 如伴有颅内压增高,应予以脱水、地塞米松治疗;若存在感染和代谢性疾病,给予抗感染、吸氧、改善肝功能和肾功能、纠正酸碱平衡和电解质紊乱等;若是药物性因素,停用或减少引起意识混乱的药物,如类固醇激素,必要时考虑将吗啡改用羟考酮等。如果怀疑尼古丁的戒断症状,鼓励吸烟或给予医用尼古丁产品。

(8)濒死患者 濒死患者偶尔仍会变得严重谵妄,有必要向家属说明谵妄是死亡临近的标志。少数严重病例,在生命的最后几天或几个小时,兴奋躁动、神志错乱的情况比较严重,暴躁不安,痛苦异常、不断,这种情形下需要进行末期镇静,此乃标准的姑息照护措施之一,但应与家属充分沟通并知情同意。生命最后48小时镇静药及抗精神病药物的使用剂量详见表6-5。

表6-5 生命最后48小时镇静药及抗精神病药物的使用剂量

药物	平均剂量/(mg/d)	中位剂量/(mg/d)	有报道的剂量/(mg/d)
咪达唑仑	22~70	30~45	3~1200
氟哌啶醇	5	4	5~50
氯丙嗪	21	50	13~900
左美丙嗪	64	100	25~250
苯巴比妥	—	800~1600	200~2500
异丙酚	1100	500	400~9600

第二十二节 乏 力

乏力是一种主观感受，表现为体力下降，有虚弱、疲乏、疲惫感，可伴有记忆力减退、困倦等各种症状。生理性乏力常见于过度劳累、睡眠不足、情绪低落、低血糖等原因。病理性乏力可能是疾病的一种早期症状或预警信号，如肿瘤等。国际疾病分类标准将肿瘤相关性乏力描述为非特异性乏力、虚弱、全身衰退、嗜睡或失眠、疲劳、精力不集中、悲伤感、易怒、肢体沉重感、行动缓慢、无力、焦虑等症状。有研究表明，肿瘤患者认为疲劳对他们的生活质量的干扰超过恶心、抑郁和疼痛的总和。对于已经出现远处转移的晚期肿瘤患者，乏力发生率超过75%，以中、重度疲劳为主。

一、终末期患者乏力的病因

乏力的病因多种多样，包括生理性原因和病理性原因。生理性原因主要包括劳累、精神压力、睡眠不足、时差等，而病理性原因则涉及多个系统和疾病，如内分泌失调、心肌缺血、贫血等。

（1）生理性乏力的原因　①劳累过度：过度的体力劳动，使得肌肉过度疲劳，从而引发乏力。②精神压力过大：精神压力过大，会导致大脑皮层功能紊乱，影响身体的正常运转，引发乏力。

（2）病理性乏力的原因　①内分泌失调：临产后，产妇体内缩宫素、前列腺素等合成与分泌不足，缩宫素受体量少，造成子宫收缩乏力。②心肌缺血：心电图可提示心肌缺血，导致缺氧，进而引发乏力。③贫血：乏力与贫血是密切相关的。贫血会导致血液中氧含量减少，引发乏力。

（3）终末期患者乏力的病因　①肿瘤直接影响。肿瘤通过各种途径使机体代谢发生改变，机体不能从外界吸收营养物质。肿瘤细胞还会从人体固有的脂肪、蛋白质中夺取营养物质。机体长期处于营养不良的状态，疲劳感就会随之加重。晚期肿瘤患者还会因为严重的营养不良出现病情恶化，导致乏力。例如，食管癌、胃癌、结肠癌等会影响食物的摄入及营养物质的吸收，导致机体所需的热量和电解质等不足，引发乏力。②骨肿瘤或肿瘤发生骨转移，常会发生高血钙等典型肿瘤急症，特征是疲劳、反胃、口渴、频尿等。③肿瘤本身和治疗引起的神经精神功

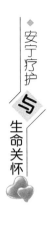

能紊乱，能量代谢失衡，免疫功能紊乱，细胞因子及内分泌功能失调，肿瘤组织通过无氧供能，能量消耗大，肿瘤患者的能量需求明显高于正常人的能量需求。④肿瘤和治疗带来的厌食、胃肠功能减退、胰岛素抵抗使机体组织不能获得足够的能量，能量代谢的负平衡影响各个器官的系统功能使患者产生乏力的感觉。⑤晚期肿瘤患者经常出现恶病质，疲劳也是恶病质的重要表现之一。恶病质患者能量储备和蛋白储备都发生渐进性消耗。同时能量代谢异常、肌肉容积异常降低了肿瘤患者的机体活动能量是引起乏力的重要因素，多种原因共同所致，贯穿于肿瘤发生、发展、治疗和预后等全过程。⑥乳酸堆积，肿瘤组织主要依靠碳水化合物获取能量，葡萄糖的利用率上升，乳酸生成增加。正常人乳酸循环占葡萄糖转换的20%，而肿瘤患者的乳酸循环增加至50%，乳酸的堆积易导致患者乏力。⑦年龄、性别和焦虑情绪是癌因性疲乏（CRF）的危险因素，家庭月收入、血红蛋白水平和白细胞计数为保护性因素。⑧肾上腺皮质的功能状态在癌因性疲乏的发病机制中也起到一定的作用。

二、乏力的评估

乏力的评估是一个复杂的过程，需要综合考虑患者的疾病史、治疗经过、症状严重程度及可能的其他原因。常用的评估方法包括量化的评估工具、详细的问诊、体格检查及运动耐量的评估。

（1）详细的问诊和体格检查　可以帮助全科医生客观地评估患者乏力的程度。通过问诊，进行乏力初期评估，初步确认现患问题，包括临床、心理、家庭问题。

（2）运动耐量的评估　包括世界卫生组织的功能分级、六分钟步行试验（6MWT）和心肺运动试验等。

（3）肿瘤患者疲乏症状的评估　包括病因的排查、症状的详细记录和分析、心理状态的评估及生活质量的监测。评估工具的选择应根据患者的具体情况进行。肿瘤疲乏量表（CFS）、疲乏数字等级量评估表及肺癌患者生存质量调查测定量表（FACT－L量表）中文版（包括生理状况、社会/家庭状况、情感状况、功能状况、附加的关注情况等五个部分）可用于肿瘤患者疲乏症状的评估。①病因的排查：引起肿瘤相关乏力的病因包括恶性肿瘤本身对躯体和心理的影响、抗肿瘤治疗、除恶性疾病之外的其他并发症、药物等。临床医生应考虑所有潜在因素。美国国立综合癌症网络（NCCN）指南建议，肿瘤相关性乏力应注意排查的病因主要有恶性疾病病情变化（如疾病进展）、疼痛、情绪压抑、贫血、睡眠障碍、营养缺乏、功能状态下降、药物及其不良反应、并发症。②症状的详细记录和分析：乏力是一种非特异性主观症状，是恶性肿瘤最常见的并发症之一。与恶性肿瘤相关的乏力表现为全身无力、注意力及记忆力降低、少动、参加日常活动的兴趣减退等，这种乏力与体力消耗无关，且休息不能缓解。③心理状态的评估：肿瘤患者常合并焦虑和抑郁等精神障碍，这种精神障碍需要重点干预。④生活质量的监测：肿瘤患者乏力的评估是综合全面的，不仅要综合考虑患者的肿瘤疾病史、治疗经过，还要与其他科室，诸如心血管科、内分泌科进行及时沟通与合作，以明确乏力的原因。

三、乏力的治疗

乏力的治疗需要综合考虑多种因素，包括病因、患者的具体情况、疾病的阶段等。乏力的治疗方法主要包括非药物治疗和药物治疗两种。

（1）非药物治疗　①增加活动：适当增加活动，如散步、水中运动等，可以有效改善乏力。②康复治疗：康复治疗也是改善乏力的有效方法。③认知行为治疗：认知行为治疗可以帮助患者全面提升应对疾病的认知与应激能力。④营养咨询：营养咨询可以帮助患者改善营养状况，从而改善乏力。⑤睡眠治疗：改善患者的睡眠质量可以有效缓解乏力。⑥家庭支持与心理治疗：家庭支持与心理治疗可以帮助患者缓解压力，从而改善乏力。

（2）药物治疗　①莫达非尼：莫达非尼可能有效改善原发性胆汁性肝硬化（PBC）患者的乏力。②中枢兴奋剂：中枢兴奋剂可以兴奋中枢神经系统，从而改善乏力。③乏力相关因素治疗药物：抗抑郁、止痛、纠正贫血等药物可以有效改善因这些因素引起的乏力。④糖皮质激素：糖皮质激素可以改善因炎症引起的乏力。

（3）其他方法　①筛查—评估—干预—再评估：通过动态评估，不断改进治疗，有效处理乏力症状。②运动锻炼：运动是对于乏力最有效、证据最充分的干预措施。

（4）癌性乏力的处理　当出现以下症状，如肿瘤疼痛、抑郁、睡眠障碍、贫血、营养不良、运动水平下降及其他并发症影响患者生活质量，可进行康复治疗、认知行为治疗、睡眠干预治疗、营养支持治疗、社会干预等，必要时进行药物治疗。①癌痛"三阶梯"治疗方案的实施能够有效地消除癌症患者的疼痛，并提高肿瘤患者的生活质量。②抑郁是肿瘤患者常见的情绪障碍，与癌因性疲乏有关。但是，抑郁与癌因性疲乏之间关系复杂。有研究表明，癌因性疲乏和抑郁是各自独立的，它们之间的关系模式随时间不同而变化。③哌甲酯（利他林）为中枢神经兴奋剂，是一种较温和的大脑皮层兴奋剂，通过促进多巴胺和去甲肾上腺素的释放并抑制其回收，提高中枢神经系统的觉醒水平，达到兴奋精神、消除抑制与抑郁、消除疲劳感的作用。哌甲酯口服吸收迅速且完全，一次给药可维持4小时，体内分布广泛，代谢快。哌甲酯每次口服10~40mg，每天2~3次。进餐前服用效果较好。不良反应与剂量有关，一日剂量在30mg以内不良反应很少。④对终末期肿瘤患者给予类固醇皮质激素，可以通过改善食欲、活动及诸如虚弱、疼痛、抑郁等症状，从而提高生活质量。⑤贫血、白细胞低下、血清肌酐、人血白蛋白对疲乏的影响很大。在化疗后血红蛋白水平低于120g/L的肿瘤患者中，血红蛋白水平与疲乏的发生率与疲乏的程度呈明显的正相关。纠正贫血可以改善癌因性疲乏，并且应特别重视中度贫血的处理。治疗贫血可以根据患者的饮食习惯，以及血常规报告的结果，判断缺铁性小细胞低色素贫血、叶酸缺乏性巨幼细胞贫血、维生素B_{12}缺乏性巨幼细胞贫血、失血性贫血、营养不良性贫血等。根据不同的原因，针对性地纠正贫血，如补充铁剂、补充叶酸、改变饮食结构，甚至药物干预。

四、乏力的护理

（1）一般护理　保持环境安静、整洁、舒适，避免紧张和劳累，充足休息，保证患者的睡眠。规律生活，劳逸结合，适当功能锻炼。

（2）饮食护理　给予低盐、低脂、富含维生素、优质蛋白质饮食，少量多餐，禁烟、酒。

（3）用药护理　遵医嘱使用保肝、降酶、抗病毒药物。

（4）心理护理　加强与患者沟通，增强战胜疾病的信心。提供心理支持，减少焦虑与恐惧。

（5）特殊检查护理　进行卧立位试验、生理盐水负荷试验、卡托普利试验等特殊检查护理。

第二十三节　贫　血

贫血是指人体外周血红细胞数量或血红蛋白量低于正常范围的一种

常见临床症状。在我国海平面地区，成年男性血红蛋白浓度＜120g/L，成年女性(非妊娠)血红蛋白浓度＜110g/L，孕妇血红蛋白浓度＜100g/L，即为贫血。肿瘤相关性贫血(CRA)主要是指肿瘤患者在肿瘤发展及治疗过程中发生的贫血。肿瘤相关性贫血是恶性肿瘤常见的伴随疾病之一，其对患者生活质量可产生较大影响，如疲乏、抑郁、活动能力减退、工作能力降低等。肿瘤相关性贫血患者的治疗率较低，即使中、重度贫血患者也有近半数没有得到治疗。2017 年，美国国立综合癌症网络指南提出，30%～90%的肿瘤患者合并贫血。肿瘤相关性贫血会影响患者的预后，不同肿瘤类型患者肿瘤相关性贫血的发生率不同，其中消化系统肿瘤和肺癌肿瘤相关性贫血的发生率较其他恶性肿瘤高。

一、贫血的病因

贫血的病因多种多样，主要包括红细胞生成减少、红细胞丢失或破坏增加。

(1)红细胞生成减少　①营养不良：主要为造血原料不足所致，多见于缺铁及叶酸。②造血障碍：多见于血液系统疾病。③慢性疾病：如肺结核、类风湿关节炎等，由于骨髓对促红细胞生成素(EPO)反应不足而发生贫血。

(2)红细胞丢失或破坏增加　①失血：有外伤性失血、女性生理性失血，也有肿瘤性失血等。②溶血性贫血：包括红细胞内在缺陷、红细胞形态异常、红细胞酶缺乏等遗传性疾病，外来因素导致红细胞破坏，包括机械性因素、免疫性因素和物理性因素等。

(3)生活因素　生活不规律、盲目减肥等可能造成贫血。

(4)肿瘤相关性贫血的原因　①肿瘤相关的出血。失血可能是由于急性出血或肿瘤相关凝血障碍(如弥散性血管内凝血)。在肿瘤患者中，多种因素如缺铁、维生素 B_{12} 或叶酸生成减少都可以导致外周红细胞生成减少。②肿瘤侵犯骨髓。肿瘤细胞渗入骨髓，可影响红细胞生成，肿瘤细胞还可以产生促炎细胞因子和自由基，破坏红系祖细胞，从而影响红细胞生成。③肿瘤引起的营养不良。④肾脏功能损伤。⑤细胞因子和网状内皮系统的细胞可引起铁稳态、红系祖细胞的增殖、促红细胞生成素的产生和红细胞寿命的改变。⑥红细胞生成不足可能是由于产生促红细胞生成素细胞的缺陷、血红蛋白合成障碍、骨髓抑制或肾衰竭而引起。⑦红细胞破坏源于许多因素，包括内在因素(如酶缺陷)或肿瘤化疗药物(如抗代谢药物)、恶性肿瘤本身刺激自身免疫性溶血(如慢性淋巴细胞白血病)或肿瘤产生的炎性细胞因子(如肿瘤坏死因子)等。⑧干扰素 γ(INF - γ)、脂多糖和肿瘤坏死因子 - α 通过上调二价金属离子转运体(DMT1)的表达,增加铁在活化巨噬细胞中的摄取,通过下调铁调素的表达,阻断巨噬细胞内铁的释放。铁调素通过减少十二指肠对铁的吸收和阻断巨噬细胞释放铁的途径改变其转运。脂多糖和白介素 - 6 能诱导铁调素的表达,铁稳态的失衡抑制了红系祖细胞对铁利用的有效性从而使血红素合成受到影响,进而导致贫血的产生。

二、贫血的评估

贫血的评估主要包括患者症状、实验室检查、骨髓检查等。实验室检查是明确贫血的性质和原因的主要方法。

(1)患者症状　头晕、乏力、困倦是最早出现的症状,最突出的体征是面色苍白。病程较长或病情严重时还可出现头痛、失眠、多梦、记忆力减退、皮肤黄染、心律失常、心功能不全、月经异常、少尿、无尿、急性肾衰竭等症状。

(2)实验室检查　①全血细胞计数,包括血红蛋白浓度、红细胞指标〔包括平均红细胞体积(MCV)、平均红细胞血红蛋白量(MCH)、平均血红蛋白浓度(MCHC)〕、白细胞计数和分类、血小板计数。②网织红细胞计数。③铁储备和铁利用指标,包括血清铁蛋白浓度、转铁蛋白饱和度。④维生素 B_{12}、叶酸、骨髓穿刺、粪便隐血等项目的检查。

(3)骨髓检查　骨髓检查是明确贫血的性质和原因的常规方法。骨髓可染铁检查对评判贫血的性质和原因极其重要。

(4)肿瘤相关性贫血的分类　肿瘤相关性贫血的分类有两种方式。一是按照贫血严重程度分级,目前国际上贫血的诊断标准主要有两个,分别是美国国立肿瘤研究所(NCI)和世界卫生组织贫血分级标准。二是按照肿瘤相关性贫血的形成原因分类。①非化疗导致的肿瘤相关性贫血:肿瘤相关的出血、肿瘤侵犯骨髓、肿瘤引起的营养不良、铁代谢异常、肾脏功能损伤,以及肿瘤相关的各细胞因子对骨髓造血功能的影响都会引起肿瘤相关性贫血。②化疗导致的肿瘤相关性贫血:化疗药物能直接损害骨髓造血系统,破坏红细胞的合成,从而导致贫血的发生;另外,某些细胞毒性药物,如铂类药物能造成肾脏损害,导致内源性促红细胞生成素减少而引起贫血。

三、贫血的治疗

(1)消除病因 首先要消除导致贫血的病因。例如:缺乏造血原料所致的贫血,需积极补充造血原料;药物性贫血,应立即停药;其他系统疾病所致贫血,应积极治疗原发病。

(2)饮食调整 食用含有丰富的铁、叶酸、维生素 B_{12} 的食物,可以增加健康红细胞的生成量。

(3)药物治疗 对于不同原因出血引起的贫血,应采取相应的治疗措施。促红细胞生成素是一种调控血红细胞制造的糖蛋白质激素,是骨髓中血红细胞前驱的细胞因子。补充铁剂可分为口服铁剂及注射铁剂两种。口服铁剂包括硫酸亚铁、右旋糖酐铁、富马酸亚铁等,餐后服用胃肠道反应小且易耐受。

(4)输血 对急性大量失血引起的贫血应积极输血。输血治疗是临床治疗肿瘤相关性贫血的主要方法,优点为可以迅速升高血红蛋白浓度,可用于严重贫血或急性出血引发贫血的肿瘤患者。

(5)手术治疗 骨髓移植主要用于重型再生障碍性贫血及重症 β 地中海贫血。

四、贫血的护理

(1)休息与活动 贫血患者需要适当休息,以减少氧的消耗。轻度贫血患者应适度活动,避免过度劳累。中度贫血者应增加卧床休息时间,保证每天至少 8 小时以上,活动以不引起症状为度。重度贫血者应卧床,限制活动,采取舒适体位,避免突然改变体位后发生晕厥。贫血伴心悸气促时应给予吸氧,卧床休息,限制活动,避免突然改变体位后发生晕厥。

(2)饮食护理 贫血患者应给予高热量、高蛋白质、高维生素类食物,如瘦肉、猪肝、豆类、新鲜蔬菜等,注意色、香、味烹调,以促进食欲。缺铁性贫血者应多吃动物的内脏如心、肝、肾,以及牛肉、鸡蛋黄、大豆、菠菜、大枣、黑木耳等。保证蛋白质的有效利用,必须给予糖类、脂肪以补充热量,因此在补铁的同时需给予高蛋白质和高热量的食物。消化不良者,应少量多餐。

(3)病情观察 密切监测体温,观察贫血症状,如面色、结膜、口唇、甲床苍白程度,注意有无头昏眼花、耳鸣、困倦等中枢缺氧症状,注意有无心悸、气促、心前区疼痛等贫血性心脏病症状。

(4)其他 保持室内空气新鲜,有充足的阳光照射,注意防寒保暖。患有溶血性贫血的患者应注意禁服能引起溶血的药物或食物,减少溶血的发生。适当休息以减少氧的消耗,活动量以患者不感到疲劳或不加重病情为宜。

第二十四节 膀胱症状

膀胱癌晚期患者的膀胱症状主要包括以下几个方面。①膀胱刺激症状:膀胱癌晚期患者常见膀胱刺激症状,如尿频、尿急、尿痛等,这主要是由于肿瘤坏死、溃疡和合并感染所致。②排尿困难及尿潴留:当肿瘤增大堵塞膀胱出口时可发生排尿困难,甚至引起急性尿潴留。③转移症状:膀胱癌晚期当肿瘤广泛浸润膀胱并侵及盆腔时,可出现下腹部肿块、腰骶部疼痛、下肢水肿。晚期可有贫血、消瘦等恶病质表现。④其他症状:肿瘤侵入输尿管口时,可造成该侧输尿管扩张及肾积水。⑤肿瘤症状加重:肿瘤晚期,随着肿瘤的不断增大和扩散,症状会越来越严重,包括严重的血尿、疼痛,甚至可能出现肾积水、腰酸、腰痛等症状。

一、膀胱症状的病因

膀胱癌晚期的膀胱症状主要由肿瘤的侵犯、坏死、溃疡及合并感染等因素引起。具体来说,这些症状包括以下几个方面。

(1)排尿困难 肿瘤较大,当其发生在膀胱颈部或有血块形成时,可造成尿流阻塞,出现排尿困难或尿潴留。肿瘤在膀胱内的广泛种植可出现尿频、尿急等膀胱刺激症状。

(2)尿道阴道瘘 肿瘤产生溃疡或合并感染时,膀胱刺激症状更明显。

(3)肾盂及输尿管扩张积水 肿瘤侵及输尿管口时,可引起肾盂及输尿管扩张积水,甚至感染,出现腰酸、腰痛、发热等症状。肿瘤浸润输尿管口可产生不同程度的症状,如腰酸、腰痛、发热等。如双侧输尿管口受侵犯,可发生急性肾衰竭症状。

二、膀胱症状的评估

(1)局部症状 ①血尿:大多数膀胱肿瘤以无痛性肉眼血尿或显微

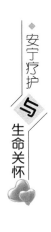

镜下血尿为首发症状。②膀胱刺激症状：一般不是膀胱癌的特异症状，需排除泌尿系统感染的可能。③排尿困难：因肿瘤较大，若在膀胱颈部或形成血块，可造成阻塞，致尿液排出困难。④尿潴留：膀胱癌晚期的常见症状。

（2）远处转移　①肾积水：肿瘤侵及输尿管口时，会引起肾盂及输尿管积水，甚至感染。②肝功能受损：转移至肝脏，可表现为肝肿块、肝功能受损等。③肺功能受损：转移至肺，可表现为咳嗽、咳痰、咯血等症状。④骨功能受损：转移至骨，可表现为骨痛、骨质疏松等症状。

三、膀胱症状的治疗

肿瘤晚期患者的膀胱症状治疗主要包括放射治疗、化疗和手术。具体的治疗方式会根据患者的具体情况和肿瘤的类型、分期等因素来决定。

（1）放射治疗　晚期膀胱癌患者的治疗主要是缓解肿瘤转移导致的疼痛，控制肿瘤引起的出血，从而提高患者生活质量。放射治疗是局限性肌层浸润性膀胱癌的治疗方式之一，单纯放射治疗肿瘤完全消除率约为40%，5年生存率约为25%。

（2）化疗　晚期膀胱癌患者的一种治疗方式，尤其是对于手术不能切除或已经转移的膀胱癌患者。术后应常规行膀胱灌注化疗，并定期复查膀胱镜。

（3）手术治疗　晚期膀胱癌患者的首选治疗方式，尤其是对于早期的膀胱肿瘤，经手术治疗后是可以临床治愈的。对于切除困难的局部晚期或盆腔淋巴结转移的患者在术前同步放射治疗、化疗有可能使肿瘤缩小并降期，争取手术机会。

四、膀胱症状的护理

晚期膀胱癌患者的症状护理主要包括针对肿瘤本身和相关并发症的护理，此外应注意患者的营养和心理支持。

（1）针对肿瘤本身和相关并发症的护理　①无痛性肉眼血尿是晚期膀胱癌最常见的症状，护理时应保持会阴部清洁，定期更换内裤，避免感染。②膀胱刺激症状，如尿频、尿急、尿痛，护理时应鼓励患者多喝水，冲洗膀胱，减轻症状。③排尿困难或尿潴留，护理时应保持导尿管通畅，定期更换尿袋，防止感染。④上尿路阻塞症状，如腰酸、腰痛、发热，护理时应观察病情，及时告知医生，以便采取相应治疗措施。

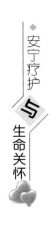

（2）患者的营养和心理支持　①晚期膀胱癌患者往往伴有营养不良，护理时应提供高蛋白质、高热量、高维生素的食物，提高患者的抵抗力。②晚期膀胱癌患者的心理压力较大，护理时应关注患者的心理状态，给予适当的心理疏导和支持。③晚期膀胱癌患者的并发症较多，护理时应严密观察病情变化，及时采取相应护理措施，防止并发症的发生。

第七章　终末期患者生命关怀

终末期患者的生命关怀旨在提高患者的生活质量，控制痛苦和不适症状，帮助患者在有限的时间内，享有较高的生活质量，有尊严地走完人生最后一段旅程。终末期患者通常会有很多不适症状，如谵妄、疼痛、无法进食、恶心、体温升高等，如何帮助患者减少痛苦、增加舒适是摆在护士面前的首要任务。

第一节　临终关怀的内容和原则

临终关怀是一种针对即将死亡的患者的全面关怀服务。临终关怀源于拉丁文"hospitals"和"hospitium"，意为主人对客人关爱和关照的场所。世界卫生组织定义临终关怀为：当疾病已无法治愈时，对患者进行积极而又完整的照顾，控制疼痛与其他症状，尤其关注对病患精神、社会和灵性问题的处理。临终关怀的目标提升患者与其家庭的最佳生活品质。

一、临终关怀的内容

（1）"全人"服务　兼顾身、心、社、灵的全面关注。
（2）全家服务　对患者及其家属的关怀。
（3）全队服务　临终关怀由专业队伍来完成，包括医护人员、社会工作者、志愿者等。
（4）全程服务　对患者生前与去世后的整个过程给予照顾。

二、临终关怀的目标

（1）缓解患者的痛苦，维持其尊严，提高临终阶段的生命质量。
（2）为减轻其家属的失落和悲哀给予支持和鼓励，使临终的患者及其家属能够心平气和地迎接死亡。

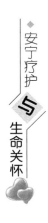

(3)控制疼痛和其他症状,帮助临终患者获得平和、安慰和尊严。

三、临终关怀的原则

临终关怀的原则主要包括以照护为主,注重心理、适当治疗、关心家属等,同时,临终关怀强调尊重和尊严、沟通、提高生命质量、共同面对死亡、适度治疗等重要原则。

(1)基本的照护 ①以照护为主:对临终患者来说,治愈希望已变得十分渺茫,而最需要的是身体舒适、控制疼痛、生活护理和心理支持,因此,目标以由治疗为主转为以对症处理和护理照顾为主。②保持尊严:临终患者尽管处于临终阶段,但个人尊严不应该因生命活力降低而递减,个人权利也不可因身体衰竭而被剥夺,只要未进入昏迷阶段,仍具有思想和感情,医护人员应维护和支持其个人权利。

(2)心理和精神的支持 ①注重心理:关注临终患者的心理需求,尊重他们的选择,帮助他们面对和接受死亡的到来。②沟通:提供有效的沟通技巧对于照顾即将步入生命终点的人是至关重要的。需要给这个人机会分享他们的想法、恐惧和希望,倾听他们的担忧。

(3)其他原则 ①提高生命质量:临终关怀认为,临终也是生活,是一种特殊类型的生活。所以正确认识和尊重患者最后生活的价值,提高其生活质量是对临终患者最有效的服务。②共同面对死亡:只有工作人员首先建立正确的生死观,才能坦然地指导患者面对死亡、接受死亡,珍惜即将结束的生命的价值;同时应与临终患者一起共同面对死亡,将他们的经历视为自己的体验,要有恰当的移情,站在他们的角度去想和处理一些事情。③适度治疗:控制疼痛和病症是第一位的。有尊严地去世意味着临终患者有权接受尽可能缓解疼痛和折磨的药物治疗和服务。

第二节 终末期患者的临床表现

终末期患者的表现主要包括身体症状、心理症状。

一、身体症状

终末期患者的身体症状主要包括肌肉张力丧失、循环功能减退、胃肠道蠕动减弱、呼吸功能减退、感知觉和意识改变、疼痛等。这些症状会严重影响患者的生活质量，甚至危及生命。

(1)肌肉张力丧失　表现为大小便失禁，吞咽困难，无法维持良好舒适的功能，肢体软弱无力，不能进行自主躯体活动。肌肉张力丧失还会导致希氏面容，即面肌消瘦、面部呈铅灰色、下颌下垂、嘴微张、眼眶凹陷、双眼半睁、目光呆滞。

(2)循环功能减退　表现为皮肤苍白、湿冷，大量出汗，体表发凉，四肢发绀、斑点，脉搏弱而快，不规则或测不出，血压降低或测不出。循环功能减退还会导致心律出现紊乱。

(3)胃肠道蠕动减弱　表现为恶心、呕吐、食欲下降、腹胀、便秘或腹泻、口干、脱水、体重减轻。胃肠道蠕动减弱还会导致厌食和营养不良。

(4)呼吸功能减退　表现为呼吸频率不规则，呼吸深度由深变浅，出现鼻翼呼吸、经口呼吸、潮式呼吸。呼吸功能减退还会导致由于分泌物无法或无力咳出，出现痰鸣音或鼾声呼吸。

(5)感知觉和意识改变　表现为视觉逐渐减退，由视觉模糊发展到只有光感，最后视力消失。感知觉和意识改变还会导致听觉常是人体最后消失的一个感觉。

(6)疼痛　是终末期患者备受折磨的最严重的症状，尤其是晚期癌症患者。疼痛还会导致患者出现烦躁不安、血压及心率改变、呼吸变快或变慢、瞳孔散大、大声呻吟，出现疼痛面容，即五官扭曲、眉头紧锁、眼睛睁大或紧闭、双眼无神、咬牙等。

二、心理症状

终末期患者的心理症状可能会影响患者的生活质量，使他们无法正常生活，甚至导致自伤、自杀等危险行为。因此，对于终末期患者，除了给予症状控制、舒适照顾，还需要给予社会支持及精神的慰藉。

(1)焦虑、抑郁、恐惧、愤怒，患者在面对死亡时，可能会产生这些情绪，尤其是当他们对疾病所致的功能缺失所产生的急性情绪反应，以及对此疾病经历的长期慢性反应。

(2)否认。患者在经过积极治疗后仍无生存希望，可能会选择否认这一事实。

(3)悲伤、哀痛。患者可能会经历悲伤和哀痛的情绪，这是对疾病所致的功能缺失的急性情绪反应，以及对此疾病经历的长期慢性反应。

(4)易激惹或情绪不稳定、情感高涨或欣快、情感淡漠或漠不关心。

(5)妄想、幻觉、激越或攻击。

(6)疲乏,一种持续劳累无力或感觉精力不足的主观症状。

(7)厌食,一种因食欲下降或消失而导致进食量下降和体重减轻的临床症状。患者进食和饮水明显减少或完全丧失兴趣;偶尔喝水,可以出现连续1周不进食、饮水。吞咽药物困难,无力吞咽药物片剂,甚至液体类的药物也无法服用。

(8)其他症状有注意力集中极度困难;意识状态欠佳,需大声呼之才有反应。

第三节　终末期患者的生命关怀方案

终末期患者的生命关怀是对临终老年人及其家属提供全面照护,实施包括医疗、护理、心理、伦理和社会等各方面的关怀和护理,使终末期患者在生命末路可以得到所需要的关怀。

一、终末期患者生命关怀方案的原则

(1)以照顾为主的原则　主要以提高患者末期生命质量为目的,尽量按照患者及其家属的希望来照护,而不是设法延长患者的生存时间。

(2)全方位照护原则　为患者及其家属提供24小时全天候照护,包括对终末期患者生理、心理、社会、精神等方面的照护与关怀。

二、终末期患者生命关怀方案的实施

(1)终末期患者的生命关怀方案主要由医生、护士、志愿者、社会工作者、理疗师及心理咨询师等多学科团队实施。

(2)医师在充分、详细了解患者病情后制订最佳治疗方案,评估患者预后状态,并根据患者的承受力和自控力,选择适当时机和方法告知患者病情和预期结果。告知患者死亡来临的预期时间,维护其人格尊严,保护其隐私权,告知患者有机会选择包括家在内的死亡地点,是否捐献自己的器官,以及选择与谁分享最后的时光,告知患者有权减轻痛苦和缓解其他症状,获得精神和情感上的支持,患者应得到身、心方面的人文关怀,针对患者及其家属的哀伤教育等。

(3)评估当前所使用的药物,停用不必要的药物。

(4)停止不恰当的临床干预,包括血液学检查、静脉输液等。

(5)死亡教育。指导患者及其家属树立正确的死亡观。综合考虑患者对待死亡的态度及其他影响因素,包括对患者生活地域、种族、语言、经济条件、文化程度及生活经历等进行初步评估,分析患者面临死亡的承受情况。对患者实施不同的教育方式,制定个体化的教育策略并发放死亡教育资料,帮助患者适应病情变化。

(6)确认患者和家属对患者状况的了解和反应。对患者和家属解释治疗方案并与其进行讨论交流,告知复苏抢救对终末期患者没有必要。

(7)家属应在专业护理人员指导下学会相关的各种护理技术。

(8)晚期肿瘤患者都会存在较严重的焦虑、抑郁、恐惧、绝望等心理问题,因此,心理护理也是临终关怀护理的关键环节。护理人员需要主动与患者交流和沟通,了解其内心情绪及需求,针对性给予心理疏导。

第四节　终末期患者的急症处理

终末期患者的急症处理需要根据患者的具体病情进行个性化的治疗,主要包括症状缓解、生活质量提升和心理关怀等方面。同时,医务人员需要与患者或代理人进行充分的沟通,尊重患者的意愿和选择。

一、急症处理的原则

(1)症状缓解　疼痛缓解是终末期患者急症处理的重要环节,包括疼痛评估、药物治疗和物理治疗等。对于其他症状,如呼吸困难、低血糖昏迷、高钙血症等,也需要及时进行对症处理。

(2)生活质量提升　改善患者的营养状况,提供必要的营养支持,以提高患者的生活质量。适当应用镇静药降低患者的意识水平以缓解痛苦,但不会缩短患者生存期。

(3)心理关怀　与患者或家属进行充分的沟通,了解患者的治疗意愿和选择。提供心理支持,帮助患者和家属渡过难关。

(4)尊重患者的意愿　在患者病情紧急且意愿不明的情况下,心肺复苏一定是安排在谈话之前的,这其实也为做选择争取时间。尽早启动晚期意向书的谈话,掌握他们对治疗的态度和意愿,在后期临终关怀治疗方案制订中就能更游刃有余。

二、急症处理的方法

除外呼吸道梗阻和出血,生命最后几天的急症虽然少见,然而急症一旦出现则可能是致命的。

(1)脱水 终末期患者脱水的处理需要根据患者的具体情况制订个性化的治疗方案,包括补充水和电解质,使用血液净化治疗,以及提供舒适护理等。①补充水和电解质:在生命的最后几天,大多数患者停止喝水,口渴和口干可以通过口腔护理得以缓解,轻度脱水者可口服补液盐,输液有可能会引起四肢水肿。纠正水、电解质失衡用药时,要充分地评估此种干预带给患者的影响。如果临床获益,输液继续;但若有液体超载、水肿加重等迹象则停止水化。②使用血液净化治疗:对于终末期恶性肿瘤患者,是否给予营养支持治疗不仅仅是一个医学问题,还更多地涉及伦理、患者及其家属意愿的层面。接近生命终点时或生命体征不稳和多脏器衰竭者一般不建议使用血液净化治疗。③舒适护理:临终阶段的患者经常出现饮水和进食困难,一般不建议管饲或人工水化。对于临终阶段患者,可以通过提供少量食物和液体来减轻饥饿和口渴症状,可经静脉途径给予少量输液,以助于避免脱水引起的神志不清。

(2)高钙血症 近1/3的肿瘤患者在其疾病过程中的某一时刻会经历高钙血症,其中乳腺癌、肺癌或多发性骨髓瘤患者的风险最大。终末期患者高钙血症的处理主要包括补充液体,利尿,使用双膦酸盐,激素治疗和透析等。具体的治疗方案应根据患者的具体情况和血钙水平进行调整。恶性肿瘤高钙血症最常见的原因是甲状旁腺激素(PTH)相关蛋白分泌。这种蛋白质功能与 PTH 相似,导致骨质吸收和肾排钙减少。恶性高钙血症的症状或体征包括恶心、嗜睡和神志不清。高钙危象是内科急症之一,需紧急处理,包括严格限制钙剂的摄入,一些药物(如噻嗪类利尿剂)可以增加钙的再吸收,应停用一切可导致高钙血症的药物,充分水化治疗,并可应用鲑鱼降钙素等。

(3)高黏滞性血症 当血液中 γ 球蛋白升高,循环血液黏度增加,血管剪切应力增加时,就会发生高黏滞血症。巨球蛋白血症或多发性骨髓瘤患者最易发生此种现象。黏膜出血如鼻出血是常见的症状或体征。患者也可发生视力变化,如视力模糊或复视,严重时还会发生视网膜中央静脉阻塞或视网膜脱离。其他症状可能有眩晕、耳鸣和共济失调。高黏滞血症还会导致癫痫发作、中风和昏迷。肠缺血也可能发生,原因可能是微血管损伤和小血栓形成而导致的肠系膜灌注减少。此外,循环容积增大可以导致心力衰竭。终末期患者高黏滞性血症可能的处理方式有对症治疗、抗凝治疗、血浆置换、化疗和其他综合措施。

(4)上腔静脉综合征　当肿瘤压迫上腔静脉,血液回流心脏受阻时,就会发生上腔静脉综合征。最常见的原因是肺癌和淋巴瘤,血栓和放射后纤维化也是潜在的原因。最常见的症状或体征是气促和面部肿胀。上腔静脉综合征可能会导致气道受压、喉头水肿、胸腔积液和脑水肿。如果随着时间的推移,受到压迫的上腔静脉出现侧支血流,一些患者的症状可能会减轻。若没有侧支血流,且上腔静脉压迫发展迅速,则可能出现严重的气道水肿。终末期患者上腔静脉综合征的处理方式有对症治疗和特殊治疗。对症治疗是为了尽量减轻症状,减少并发症,如出现胸痛、呼吸困难致烦躁与焦虑,可适当使用镇痛药、镇静药。特殊治疗可采用放射治疗。放射治疗是治疗上腔静脉综合征的有效方法,常需放射治疗科会诊协助治疗。

第五节　肿瘤晚期患者的舒适护理

我国肿瘤患者人数在不断增长,预计到 2030 年,我国将有 360 万患者因肿瘤死亡,约占全球肿瘤死亡总人数的 1/3。恶性肿瘤进入晚期阶段,患者已丧失手术治疗的机会,只能通过保守治疗来控制恶性肿瘤的进展速度,延长患者的生存期。但是,在此阶段,随着死亡的逼近,患者将会面临剧烈疼痛、失眠等多种躯体不适症状,并且会产生极度的恐惧、抑郁、焦虑等心理应激反应,生理、心理均承受着巨大的痛苦与折磨,生命质量不断下降。随着缓和医疗模式的发展,对于生命进入终末期的患者,临床强调以舒适护理为主,弱化治疗。舒适护理的概念是20 世纪 90 年代提出的,属于个性化的护理模式,强调以促进患者心理、生理方面达到愉悦、舒适状态,降低患者不愉快程度为目标,与常规护理相比,它更注重"以人为本""以患者为中心"的理念。个体需求层次理论由马斯洛在 1943 年所提出,将个体需求像阶梯一样从低到高按层次分为生理、安全、社交、尊重、自我实现五种,该理论对护理领域起到指导意义,可帮助护士识别患者未被满足的需求,并合理确定护理计划的优先顺序。基于个体需求层次的舒适护理不仅能满足患者低层次需求,更注重满足患者高层次需求,使患者从生理、心理、社会获得全面舒适护理。

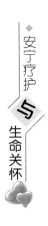

一、肿瘤晚期患者的舒适护理原则

肿瘤终末期患者的舒适护理主要包括疼痛控制、症状管理、心理支持、生活质量提升及环境和护理优化等方面。

(1) 疼痛控制　有效缓解疼痛和其他身体症状，减少患者的痛苦。对于呼吸困难患者，可采取端坐位，给予持续低流量吸氧，必要时使用吗啡和抗焦虑剂。

(2) 症状管理　①管理排泄：保持大小便通畅，适量饮水，便秘者应给予灌肠或药物通便。对于大小便失禁的患者要给予保护垫使用，及时清除污物，保持床单清洁、干燥。②皮肤、黏膜的护理：对于长期卧床的终末期患者，可使用气垫床，帮助患者保持舒适体位，并且要经常更换体位。对于有口腔溃疡患者，每天应进行口腔护理。

(3) 心理支持　帮助肿瘤终末期患者有尊严地度过人生的最后阶段，处理好患者及其家属在心理、社会和心灵上的问题。护士要通过护理帮助患者及其家属接受厌食的现实。

(4) 生活质量提升　肿瘤科护理人员要通过指导各种功能锻炼方法，再造器官自理训练等，使肿瘤患者恢复正常自理能力，帮助其重新适应在家庭、社会中的角色。营养治疗，使终末期患者的营养状况得到改善，生活质量得到提高。

(5) 环境和护理优化　提供优美安静舒适的环境，可使患者的心情愉悦。医务人员应做到"操作轻、关门轻、走路轻、说话轻"，避免给患者增加不良刺激。精心照护终末期患者，尽可能维持其舒适状态，使患者在舒适的环境中度过剩余时光。

二、舒适护理方案

(1) 满足生理需求　保持病室内干净整洁，定期开窗通风、更换床单。依据患者喜好，护理人员为患者制订以高蛋白质、高维生素、低脂肪为主的合理饮食方案。护理人员鼓励患者家属每天陪同患者散步30分钟，满足患者活动的需求。对于入睡困难患者，可在睡前泡脚、听舒缓音乐等，放松心情，帮助入眠。当患者疼痛视觉模拟评分法（VAS）评分≤3分时，护理人员为患者进行穴位按摩、热敷，协助患者取舒适卧位，并鼓励患者听音乐、看电影放松，喝热牛奶，以达到缓解疼痛的目的；当视觉模拟评分法评分＞3分时，遵医嘱使用止痛药物、实施疼痛护理，以达到夜间无痛睡眠、日间活动无痛的目的。对于长期卧床患者，使用气垫床，护理人员每2小时协助患者翻身，更换床单，预防压力性损伤。护理人员每次巡视病房，要检查患者引流管情况，防止引流管脱漏、折叠等。对于排痰困难患者，护理人员要通过叩背、吸痰等方式帮助其排痰。

（2）满足安全需求　护理操作时，严格遵循"三查八对"原则，动作柔和，定期检查仪器设备，为患者提供安全医疗环境。随时关注患者是否有跌倒、坠床风险，可使用床挡，以及患者离床活动有人陪护等防止发生跌倒/坠床；保持病室地面干燥清洁，有防滑标识，床旁及通道无障碍，防止患者意外跌倒。多与患者交流，鼓励患者发泄情绪。监测患者并发症情况，一旦发现异常，立即通知医生。

（3）满足心理需求　护理人员应注重患者心理诉求，加强情绪疏导，积极与患者沟通，语言安慰患者，给予患者心理支持；延长家属探视时间，鼓励家属与患者的沟通；多陪伴患者让患者有安全感和信任感。组建病友交流会，鼓励患者与病友交谈，建立友谊。

（4）满足尊重需求　护理中应注重患者隐私保护，减少暴露，以免伤害患者自尊；对可能残留污迹的患者，及时对皮肤进行清洁；尊重与理解不同地域患者的行为与思想；患者积极表达需求时，护理人员不打断患者，并耐心倾听，及时予以问题解决方案。

（5）满足自我实现需求　开展"死亡教育"讲座，鼓励患者直面疾病，坦然地接受死亡，要用乐观的态度对待生命剩余的时间。护理人员在与患者沟通过程中，引导患者重新审视自己的人生，发现自我价值。组织病友会，鼓励患者互相安慰，彼此帮助，寻找自我价值。引导家属在与患者交流时，一起回顾患者过去的成就，重新体会成就感。

第六节　终末期患者的哀伤辅导

哀伤辅导是一种心理治疗方法，主要协助丧亲者在合理的时间内面对和应对失去亲人的悲伤情绪，帮助他们逐步走出丧亲的阴影，重新找到生活的方向。哀伤辅导可以帮助丧亲者降低由哀伤带来的心理压力和不良反应，帮助其接受与适应重大应激事件。恶性肿瘤是造成人们死亡的主要原因之一。恶性肿瘤终末期患者的家属在患者离世后的近期或远期内都存在不同程度的心理压力和健康问题，包括焦虑、抑郁、恐惧和身体不适。哀伤辅导就是协助人们在合理时间内引发正常的悲伤情绪，让他们正常地经历悲伤并从悲伤中恢复，从而促进人们重新开始正常的生活。

一、哀伤辅导在国内外的发展过程

哀伤辅导的发展与临终关怀的兴起与发展有着密切的关系，其形式多样，包括个人心理治疗、团体辅导、网络辅导等。

（1）国外哀伤辅导的发展　西方学者从 20 世纪初期就开始了对哀伤心理的探索，如今他们的理论成果已较为成熟。研究证明，在患者临终期间直到死亡后，对患者家属进行连续性的哀伤辅导是有意义的。国外哀伤辅导的形式主要有个人心理治疗、同伴支持干预、团体支持干预、在线干预等。提供辅导的人员可根据丧亲者的哀伤风险进行选择，可以是亲友、经过培训的志愿者、社区团队，也可以是医生、护士、心理咨询师等医疗保健专业人员。开展地点可以在医院、社区、疗养院等，也可以进行线上网络干预。

（2）国内哀伤辅导的发展　我国对哀伤辅导的研究起步较晚，20 世纪 80 年代香港的天主教医院开办临终关怀服务，为临终患者提供善终服务，也将临终关怀服务发展到为丧亲者提供善别辅导，也就是哀伤辅导服务。我国的哀伤辅导模式主要有心理动力模式、认知行为模式、家庭系统模式等，大多以症状的治疗和伤痛的愈合为视角。在我国，哀伤辅导为临终关怀的一部分，在国内的应用主要有班级咨询和小组咨询，而团体辅导在哀伤辅导中有明显的效果。

二、哀伤辅导的基础理论

哀伤辅导的基础理论主要包括弗洛伊德的哀伤过程理论、威廉·华尔顿博士的哀伤辅导原则理论、约翰·鲍尔比的哀伤阶段理论等。这些理论强调了对失去亲人的接受和适应，通过情感表达和认知重建来处理哀伤。

（1）弗洛伊德的哀伤过程理论　弗洛伊德认为，哀伤过程是"当事人的一系列认知过程，包括直面丧亲、回顾去世前后的事件、在心理上逐步与逝者分离的过程"。

（2）威廉·华尔顿博士的哀伤辅导原则理论　哀伤辅导原则包括强化丧失的真实感、鼓励悲伤者适度地表达悲伤情绪、从短期危机处理到长期哀伤疗程、辨认"正常"与"病态"的悲伤行为、心理治疗师不要用老生常谈来抚慰哀伤者包括容忍痛苦等技术。哀伤辅导的终极目标是帮助生者适应失去逝者的事实，并有能力在这个基础上开始新的生活。

(3) 约翰·鲍尔比的哀伤阶段理论　约翰·鲍尔比提出了哀伤辅导的阶段理论，将个体经历哀伤的过程分成了接受丧失、经历痛苦、重新适应、重建关系四个阶段。这个理论强调，每个个体的哀伤期长短和强度都不同，如果能获得合适的支持性环境，人就能发挥其内在修复能力。

三、哀伤辅导的目标

哀伤辅导的目标是协助丧亲者对丧亲的适应并继续自己的生活，通过确定个体的哀伤风险级别给予相应的干预，从而阻止正常哀伤向非正常哀伤演变。

(1) 改善肿瘤终末期患者的生活质量。帮助患者和家属接受现实，减轻恐惧和痛苦。

(2) 帮助家属度过困难时期。协助生者面对失落；协助生者处理已表达的或潜在的情感，鼓励生者以正向的方式向逝者告别，并坦然地将情感投入新的关系里。

(3) 哀伤辅导强调，当事人不能沉溺于痛苦中，而应让自己感受和经历痛苦，通过哭泣等方式发泄情感，消除罪恶感、羞耻感、孤独感，进而接纳事实，找到生命的意义。

四、哀伤辅导的内容

哀伤辅导的内容主要包括帮助丧亲者接受丧亲的事实、处理哀伤痛苦、适应一个没有逝者的世界以及在继续人生旅程的过程中找到一种方式来纪念逝者。具体实施过程中，哀伤辅导会采用各种技术和方法，如讲述、支持、认知/情感上的处理、对死亡的接受、持续性的黏合关系以及制造意义等。

(1) 哀伤辅导的实施　强调当事人不能沉溺于痛苦中，而应让自己感受和经历痛苦，通过哭泣等方式发泄情感，消除罪恶感、羞耻感、孤独感，进而接纳事实，找到生命的意义。哀伤辅导的初级阶段的主要内容应由浅入深，在干预时要注意每个人哀伤的表现都是独特的，干预者要避免为哀伤者的哀伤预设太多的标准和常模，要做到不领导、不随从、重陪伴。

(2) 哀伤辅导的技术和方法　哀伤辅导主要基于哀伤的六大治疗要素进行，即讲述、支持、认知／情感上的处理、对死亡的接受、持续性

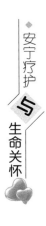

的黏合关系以及制造意义。在具体服务过程中，干预手段则主要包括手工制作、交谈、建立应对技巧、身体的运动、心理教育和写作等。

五、哀伤辅导的积极作用

（1）哀伤辅导有利于减轻患者家属的压力　恶性肿瘤是患者及其家庭生活中重大的不良事件，高昂的治疗费用使患者家属面临巨大的经济压力；同时长期的照护使家属倍感身心疲惫，极易出现睡眠障碍、负性情绪等问题。此外，部分家属为了减轻患者的心理负担，选择对患者隐瞒病情，独自承受即将面临失去亲人的压力。诸多原因极易造成家属出现明显的知觉压力，严重影响其生活质量。因此，对恶性肿瘤患者的家属实施身心健康的维护也是安宁疗护的重点。患者家属的压力主要是对患者病情的担忧和对即将逝去亲人的不舍，哀伤辅导通过"生死教育""勇敢面对"等主题教育，让家属逐步学会"放下"、学会接受人生必然经历的死亡过程，同时经过心理专家、志愿者的安抚与互动，负性情绪得到一定程度的释放。音乐疗法和芳香疗法等减压方式，使家属情绪放松，减少心理应激反应，因此家属的知觉压力得到明显缓解。

（2）哀伤辅导有利于缓解家属的负性情绪　丧亲是一种严重的心理应激源。研究表明，6%~25%的家属在丧亲6个月内出现哀伤延长障碍，7%~42%的患者家属出现中度甚至重度的抑郁情绪，且40%的家属在亲人逝去的半年内仍无法重新回到正常的生活状态。肿瘤终末期患者家属的哀伤反应具有特殊性，医护人员应重视家属的心理感受，采取针对性的干预措施，帮助其提高情绪应对能力。哀伤辅导干预通过开展生死教育主题活动及个别访谈，医护人员认真倾听家属的心声，为家属进行情绪的疏导，可帮助家属将压抑、悲痛的负性情绪释放出来。另外，舒缓的音乐和淡雅的芳香精油嗅吸，可以分散人的注意力，在一定程度上缓解患者癌因性疼痛的同时，也让逝者家属得到了有效的放松，多数家属反映，在芳香疗法和音乐疗法过程中，家属能暂时忘却痛苦的现实，身体得到片刻的休息，内心的悲伤情绪得到有效缓解。

第八章　癌痛应对

癌痛是由肿瘤本身或肿瘤治疗相关因素引起的不愉快感觉和情感体验。癌痛可分为三类：①肿瘤直接引起的疼痛，如肿瘤引起组织破坏、阻塞、压迫、局部张力增加等。②肿瘤治疗引起的疼痛，如放射性神经炎、口腔炎、皮肤炎，放射性骨坏死，化疗药物渗漏出血管外引起组织坏死等。③肿瘤间接引起的疼痛，如长期卧床产生的褥疮，机体免疫力低下引起局部感染而产生疼痛。癌痛严重影响患者的日常活动、自理能力、交往能力及整体生活质量，甚至会加速肿瘤的发展。癌痛还会影响疾病治疗的实施和效果，部分患者因疼痛未能得到满意控制而失去耐心，甚至会放弃根治肿瘤的机会。

第一节　疼痛的基础知识

根据国际疼痛研究协会（IASP）的定义，疼痛是组织损伤或潜在组织损伤所引起的不愉快感觉和情感体验，这种体验是主观的，常常令人不愉快。

一、疼痛的生物学性质和意义

（1）疼痛的生物学性质　人体的痛觉与触觉、温觉等一样都是机体的一种基本感觉，具有特定的感觉模式。疼痛能单独产生但往往伴有既定的情绪和情感，这种情绪和情感与疼痛交织在一起，共同影响人体。疼痛是人体的一种基本感觉，情绪、情感是所有感觉多会伴有的体验主观意念，并非疼痛所特有。疼痛是本能、原发、先天的，而情绪情感是后天、继发、社会实践中产生的。疼痛的生物学性质包括物理化学性质，疼痛的生物学基础，包括物理学化学基础，是疼痛缓解的理化和生物学基础。疼痛是一种生物学现象，而不是物理化学现象；疼痛是偏离生命相对稳态的一种主观感觉状态，而不是组织损伤破坏造成的物理化学变化产生的机体客观结构异常的状态。

（2）痛觉信息传递　延髓背角的细胞构筑、局部环路及神经递质，对中枢内源性镇痛系统的神经活性物质，向内脏感觉信息传递和调控有关结构的投射及其神经活性物质，中脑边缘镇痛环路等均参与痛觉信息传递。延髓和脊髓背角内含谷氨酸，强啡肽、一氧化碳经钙结合蛋白的神经元向丘脑投射并参与面、口部疼痛信息的传递。痛觉信息传递还包括通过胞内蛋白激酶C的信号传导途径。

（3）疼痛的生物学意义　短时疼痛使人们从有害刺激源退缩，避免进一步伤害。长时疼痛促成退缩、进食或喝水等行为以有助于尽快康复。疼痛的表达是一种社会信号，既警告同类不要步其后尘——这是种系生存的机制之一，又因此要求社会成员的照料行为以增加受伤者的存活概率。

二、疼痛的种类

（1）急性疼痛　急性疼痛指短期（少于2个月）存在，通常发生于伤害性刺激以后的疼痛。急性疼痛的复发也常诊断为疼痛的再次发作。突发性疼痛是一种特殊类型的急性疼痛，通常是指由于疼痛强度突然增加导致接受慢性阿片类药物治疗的患者在原有镇痛水平上出现短暂的疼痛。

（2）慢性疼痛　慢性疼痛的时间界限多认为无明显组织损伤，但持续3个月的疼痛即可定义为慢性疼痛。目前，慢性疼痛的定义为：慢性疼痛导致患者抑郁和焦虑，造成身心极大伤害，并严重影响其生活质量，可能在没有任何确切病因或组织损伤的情况下持续存在。

（3）放射性疼痛　放射性疼痛为神经支配的血管运动功能障碍导致的疼痛，肌肉收缩对伤害感受器产生刺激，所导致的疼痛又加重肌肉收缩，此种疼痛见于神经营养不良综合征（交感神经发射性萎缩）情况。大部分情况下，镇痛药对此类疼痛作用较差。采用局部麻醉药神经阻滞常有较好的治疗效果。

（4）心因性疼痛　心因性疼痛是由心理、情绪或者行为因素引起、加重或者延长的疼痛。这类疼痛在强度上一般不会特别强烈，通常患者可以忍受，如头痛、腰腿痛、肌肉痛，甚至周身疼痛。有时疼痛的位置不固定经常变化。心因性疼痛持续的时间特别长，随着患者的心理状态和情绪的变化而变化，没有特效药，即使用了止痛药也疗效不佳。

（5）躯体疼痛　躯体疼痛可分为体表疼痛（皮肤和黏膜）或深部疼痛

(骨骼、关节、肌肉、肌腱、筋膜)。前者通常比较强烈，容易定位；后者部位较弥散，并常伴随自主神经功能紊乱。

(6)内脏疼痛　内脏疼痛由无髓C纤维传递，定位常不明确，且经常扩散到相应的皮肤区域或形成皮肤痛觉过敏带，典型的内脏痛如胆绞痛，可产生肩胛的牵涉痛。内脏痛是指内脏组织受到牵拉、平滑肌痉挛或化学刺激等引起的疼痛。内脏痛可分为：①真内脏痛，是由于内脏本身的活动状态或病理变化引起的疼痛。②体腔壁痛，是由于内脏炎症扩散等病理改变波及胸壁或腹壁内的浆膜层，使它们受到伤害性刺激而产生的疼痛。这类疼痛定位清楚，痛觉部位常位于疼痛区域的正面。③牵涉痛，内脏中的痛觉纤维分布很稀疏，主要有交感神经中的传入纤维传入中枢，部分内脏器官的痛觉由副交感神经的传入纤维传入中枢。经常有特定区域的体表皮肤产生痛觉。内脏痛与皮肤痛相比较，它具有以下特点：①疼痛发生较缓慢，持续时间往往较长，有时可能非常剧烈。②定位不准确，对刺激的分辨能力差。例如，腹痛时患者常不易明确分辨疼痛发生的确切位置。③内脏痛觉感受器对机械牵拉、痉挛、炎症或局部缺血等刺激敏感，而对锐器切划、烧灼等刺激不敏感。④可能出现牵涉痛。

(7)传入神经阻滞痛　传入神经阻滞痛是因失去与中枢神经系统的连接(如神经或神经束的切断)而产生的疼痛，如幻肢痛。

(8)特发性疼痛　特发性疼痛的诊断标准包括强烈的疼痛至少持续6个月，疼痛与神经系统分布规则不一致；全身彻底检查后有没有相应的病理学发现。这种疼痛常伴有抑郁和失眠，过度疲劳会诱发疼痛，多出现在女性，中年多见。

三、疼痛产生的基本过程

疼痛的产生是一个复杂的过程，主要包括伤害感受器的痛觉传感、痛觉传递、痛觉整合和痛觉调控四个阶段。这个过程涉及多个方面，包括感觉传入、神经传导和中枢处理等过程。当身体受到损伤或刺激时，末梢神经会感知到这些信息并传递到脊髓和大脑皮层进行处理和解释。

(1)伤害感受器的痛觉传感　疼痛刺激源，包括多种炎性致痛物质，刺激了人体的皮肤、肌肉、肌腱、关节、骨膜上的外周痛觉感受器神经末梢。内脏神经受到脏器平滑肌的收缩、膨胀或局部缺血的刺激，产生了痛觉的电信号。

(2)痛觉传递　疼痛信号沿着一定的神经通路传到丘脑和大脑皮

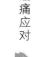

质,再由大脑皮质分析出疼痛的程度与具体部位。疼痛信号经过脊神经节的神经元的传导,先传递到脊髓内叫做背角的地方,然后再传递到丘脑,最后由丘脑传递到大脑皮层的感觉功能区,形成了痛觉。

(3)痛觉整合　来自外界的疼痛信号经初级感觉传入神经进入中枢神经系统以后,从脊髓到大脑各个水平都会受到各级中枢的调节,在中枢神经系统中不仅有痛觉的传导系统,在不同水平上还存在着调制痛觉的神经结构。疼痛信号在皮层(体感Ⅰ和Ⅱ皮层及相关脑结构如扣带皮层、岛叶和前额叶皮层)进行整合,产生与意识相关的多维性的疼痛主观感受和情感体验。大脑皮层活动可以依赖意识,也可以不依赖意识。大脑皮层活动不能拒绝对伤害性感受信号的整合和对疼痛信息的分辨,而意识则可以根据随机状态下不同信息(包括痛信息)对生命生存及保存的意义与价值进行选择。大脑只能本能地适应自然,而意识却能主动地适应自然,并且改造自然、创造自然。两者是生命不同形式的存在。意识是生命最高级形式的存在,即主观形式存在。疼痛是一种主观感觉状态,意识领域才是它的产地、归宿、中枢。大脑皮层及其活动是客观表现。

(4)痛觉调控　当感知疼痛后,机体调动所有的调控机制改变或抑制伤害性刺激的产生和伤害性信号的传递以避免进一步的组织损伤或避免急性疼痛转化为慢性疼痛。此外,治疗疼痛的阿片类药物也会对恶病质患者产生影响。

四、疼痛程度的诊断

(1)对患者的疼痛程度,护理人员和家属应该密切观察,并予以详细记录。观察和记录的内容包括疼痛是否影响患者的工作、活动和日常生活,患者在食欲、睡眠,性功能情绪等方面有什么变化,与亲人之间的关系有何改变等。

(2)当患者因为临终出现疼痛时,在医护人员的指导下,亲属可以紧密地配合医生,给予患者有效的止痛。止痛时首先必须了解其疼痛的轻重程度,才能给予适当的治疗。

(3)疼痛分为0～Ⅲ级。①0级(无痛):就是说患者尚未感受到任何疼痛。②Ⅰ级(轻度疼痛):在这一阶段的患者虽有疼痛,但是尚可以忍受,并不叫喊着自己如何疼痛,或仅仅说自己感到有些疼痛,但算不了什么。这一阶段患者的工作和生活都处于比较正常的状态,睡眠也与正常人一样,并不受干扰。即便有疼痛的时候,服用非阿片类止痛药如阿司匹林、索米痛片或布洛芬均可使疼痛解除。③Ⅱ级（中度疼痛）：到了这一阶段，患者感到自己的疼痛较为明显，已经不是咬着牙忍受可得以过去的了。患者会通过家属向医生要镇痛药吃，以便止住疼痛。此时睡眠会受到干扰，常常睡不好觉，夜间疼痛更为剧烈。此时服用上述非阿片类止痛药已不能使疼痛解除，必须服用弱阿片类止痛药如可待因等药物才可使疼痛解除。④Ⅲ级（重度疼痛）：到了重度疼痛阶段，患者的疼痛已经非常剧烈，不吃药打针的话根本就不能忍受，而且那些对轻度、中度疼痛患者有效的弱阿片类止痛药，对处于此阶段的患者而言已经毫无作用，必须服用或注射强阿片类止痛药如吗啡之类才能使疼痛得以暂时减轻。患者要求服用强镇痛药，而且用药的频率增加。睡眠受到严重干扰，几乎彻夜难眠。由于休息不好，患者可伴有自主神经功能紊乱。

第二节　癌痛的特性与类型

癌痛与普通疼痛相比，具有多个特性，包括疼痛剧烈、持续时间长、对心理变化的影响大、疼痛部位和性质的多样性等。同时，癌痛的类型多样，包括躯体痛、内脏痛、神经痛和溶骨性疼痛等。

一、癌痛的特性

（1）疼痛剧烈　疼痛发作时常较为剧烈，甚至痛不欲生。

（2）持续时间长　癌痛持续时间比较长，是一个反复发生、持续存在、不断加重的过程。

（3）对心理变化的影响大　癌痛患者会更加焦虑、恐惧、抑郁。

（4）疼痛部位和性质的多样性　肿瘤疼痛的社会性是指有亲人来探视的时候，他会觉得疼痛轻一些，当家人离开了，又觉得疼痛很重。所以根据这个特点，我们就鼓励肿瘤患者的家属多来和他交往，关心他，看他。

二、癌痛的类型

根据不同的分类方法，癌痛可以分为多种类型。

（1）按疼痛的部位分类　癌痛可能来自头部、颈部、胸壁、腹部、盆腔、脊柱或四肢等。在进行一些有创治疗时，如体内放射治疗、神经阻滞、经皮椎体成形术、脊髓电刺激植入和鞘内药物输注等，确定癌痛的部位有利于更加精准地实施治疗。①躯体痛：一般表现为急性或慢性，痛的部位明确，性质为针刺样痛、跳痛、刀割样痛等。②内脏痛：多见于腹腔或盆腔器官肿瘤患者，源于肿瘤对空腔性器官或实质性器官的原发性损害或继发性损害。③神经痛：肿瘤可能侵入或压迫外周神经系统，其结果导致显著的疼痛和神经功能缺失。④溶骨性疼痛：骨癌痛动物模型显示，患癌肢体接受非伤害刺激后，P物质受体激活，脊神经中出现 $c-fos$ 基因表达，这些都说明肿瘤诱发骨质破坏，导致传入神经敏感化。

（2）按疼痛的病因分类　许多肿瘤相关的疼痛是由肿瘤自身直接造成的，肿瘤可能扩展到周围组织或直接压迫到不同器官上的伤害性感受器，如神经。当肿瘤在局部侵袭和侵蚀时，可以直接产生组织的破坏。神经病理性疼痛是由神经系统直接或间接的原发损害或功能障碍引起的，通常伴有痛觉传导通路的功能异常。

（3）按疼痛的时间分类　按疼痛出现与时间的关系分类，可分为急性痛和慢性痛。癌痛患者有比较高的爆发痛发生率，且未能有效控制的爆发痛会伴随着明显的不适和身体功能障碍。

（4）按疼痛的机制分类　可以分为伤害感受性疼痛和神经病理性疼痛。有研究指出，31%的癌痛患者既存在伤害感受性疼痛，又存在神经病理性疼痛。

三、疼痛的管理

疼痛管理是一种替代传统的疼痛干预治疗的方案，从心理、生理、社会等方面出发，为患者制订的以有效减轻疼痛为目的的治疗方案。疼痛管理在临床实践中，首先对患者的疼痛程度进行评估，为其提供针对性的缓解疼痛的护理干预措施，最后在干预结束后对患者的疼痛程度进行评估。疼痛管理被视为一个综合多个学科的医学分支，其主要目的是减轻患者的疼痛症状，促进患者生活品质的改善。临床研究发现，疼痛管理的概念贯穿患者疼痛评估到患者疼痛症状得到控制的全过程，涉及给予患者适当的镇痛处理、对患者的疼痛情况进行持续观察及记录等。由此可知，疼痛管理的概念是在患者疼痛的全过程，制订综合了多个学科的科学治疗方案，并由护理人员严格执行的一系列有效的干预措施。

第三节　疼痛评估在安宁疗护中的应用

癌痛的评估是癌痛治疗中的关键环节，其原则是常规、量化、全面、动态。评估的内容包括疼痛的原因、类型、部位、性质、程度、加重或减轻的因素，止痛治疗情况、重要器官功能情况、心理精神情况，家庭及社会支持情况及既往史等。

在疼痛管理中最重要的环节之一是疼痛评估。对患者全面详细的评估结果既可以作为疼痛治疗方案制订的重要参考信息，又能够基于此对患者开展个体化的有效干预措施。针对肿瘤患者进行疼痛管理时，评估和控制疼痛程度至关重要。由于对肿瘤疼痛尚无统一的治疗方法，需对每个患者进行个体化的评估，制定和实施具有适应性和个体化的疼痛管理干预措施。医护人员需在患者每次就诊时对其疼痛情况进行全方位评估，以此为依据制订详细的干预计划，使疼痛得到控制，保证患者在进行功能性、独立生活时疼痛水平可以忍受。护理人员需足够了解疼痛管理和评估的相关知识，才能对患者的疼痛情况进行准确评估，使患者和家属的需求得到充分满足。

肿瘤患者疼痛得到有效控制的前提是全面准确地评估。疼痛评估的原则是常规、全面、量化、动态。主要评估内容包括疼痛部位、疼痛程度、是否有新的疼痛部位出现、疼痛持续时间，还需要对患者的疼痛风险因素、患者心理状态及家属的社会痛苦水平进行评估。如果肿瘤患者为老年人，还需要对疼痛相关的不舒适行为进行严格观察。由于疼痛属于主观感受，进行疼痛评估时不能忽视患者的主诉。

当前，世界上对疼痛进行评估主要有多维度和单维度两个角度。单维度评估量表是对患者主观疼痛强度进行评估，而多维度评估量表既包括主观层面，还包括客观方面。视觉模拟评分法、疼痛数字分级法（NRS）、面部表情疼痛量表（FPS-R）是常用的单维度评估工具。常见的多维度评估工具有简明疼痛评估量表、整体疼痛评估量表（GPS）、行为疼痛量表（BPS）。简明疼痛评估量表主要适用于评估疼痛位置、强度、对日常生活的影响及疼痛干预效果。整体疼痛评估量表可从多个维度评估患者整体疼痛感受，但是不适用于评估疼痛类型和位置。行为疼痛量表适用于评估存在认知障碍、语言表达障碍等不能自行主诉疼痛的患者。对肿瘤患者在临终前会进行安宁疗护，因此简明疼痛评估量表、行为疼痛量表等多维度评估工具更为适用,若患者年龄较大出现语言表达障碍,可采用疼痛数字分级法或行为疼痛量表评估。

一、癌痛评估的原则

(1)常规评估　医护人员主动询问肿瘤患者有无疼痛,常规评估疼痛病情,并进行相应的病历记录。

(2)量化评估　采用疼痛程度评估量表等量化标准来评估患者疼痛主观感受程度。

(3)全面评估　对肿瘤患者的疼痛及相关病情进行全面评估,包括疼痛病因和类型、疼痛发作情况、止痛治疗情况、重要器官功能情况、心理精神情况、家庭及社会支持情况,以及既往史等。

(4)动态评估　持续性、动态地监测、评估癌痛患者的疼痛症状及变化情况,包括疼痛病因、部位、性质、程度变化情况、爆发性疼痛发作情况、疼痛减轻和加重因素、止痛治疗的效果以及不良反应等。

二、癌痛评估的内容

综合评估癌痛的症状是癌痛处理的第一重要环节。在进行癌痛评估时,要相信患者关于疼痛的主诉,详细询问患者的疼痛疾病史,评估患者的心理状态,进行详细的体格检查和神经系统查体等。可以从疼痛疾病史、社会心理因素、医疗史、体格检查和相关实验室及影像学检查等四个方面来评估肿瘤疼痛。

(1)疼痛疾病史　①疼痛发作时间及频率:了解是持续性、间断性发作还是突发性疼痛。②疼痛强度:通常使用的是疼痛数字分级法、面部表情评估量表法及主诉疼痛程度分级法(VRS)。止痛治疗过程中反复评估疼痛程度有助于安全用药。③疼痛部位及范围:了解疼痛发生的部位及范围,有无放射痛及牵涉痛。④疼痛性质:皮肤、肌肉、骨骼的躯体痛常表现为酸痛、刺痛、跳痛和压痛;内脏器官的内脏痛常表现为钝痛、锐痛、咬痛、绞痛、痉挛性痛;神经损伤引起的神经病理性疼痛常表现为刀割样痛、麻木感、封闭痛、枪击痛。⑤疼痛发作相关因素:评估与疼痛发作、加重及缓解的相关因素,有助于进行个体化综合镇痛治疗。⑥疼痛对生活质量的影响:包括疼痛对生理、心理、精神、社会活动和交往的影响。⑦疼痛治疗史:详细了解患者既往及目前的疼痛治疗计划,包括药物治疗和非药物治疗。药物治疗史包括药物种类、剂型、剂量、给药途径、用药间隔、镇痛治疗效果及不良反应等。⑧与疼痛相关的特殊问题：了解疼痛对患者及其家属的影响，询问患者及其家属对疼痛相关知识的了解和看法，了解社会文化对患者疼痛认识的影响，了解患者对疼痛治疗的目标和期望，了解患者对舒适度的要求和功能要求。

（2）社会心理因素　评估患者的心理痛苦水平、目前的精神状况、获得家庭和社会支持的程度；了解疼痛控制不佳的风险因素，如药物滥用史、神经病理性疼痛等。

（3）医疗史　了解患者肿瘤的发病和诊断治疗过程。

（4）体格检查和相关实验室及影像学检查　检查包括神经系统检查和医学影像学检查，以对患者情况进行全面的评估。骨转移是肿瘤疼痛最常见的原因，因此应重视肿瘤患者骨骼系统的检查。

三、癌痛评估的方法

癌痛评估应遵循常规、量化、全面、动态的评估原则。全面评估包括疼痛部位及范围、疼痛性质、程度、发作的相关因素、对生活质量的影响及治疗史。患者的主诉是疼痛评估的主要依据，可采用癌痛量化评估对癌痛进行分级，常用方法有疼痛数字分级法、面部表情评估量表法和主诉疼痛程度分级法。

（1）数字分级法　使用疼痛程度数字评估量表（图8-1）评估患者的疼痛程度。疼痛程度用0~10个数字表示，0表示无疼痛，10表示最剧烈的疼痛。由医护人员根据患者对疼痛的描述选择相应的数字。按照疼痛对应的数字将疼痛程度分为轻度疼痛（1~3）、中度疼痛（4~6）、重度疼痛（7~10）。

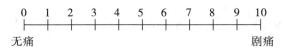

图8-1　疼痛程度数字评估量表

（2）面部表情疼痛评估量表法　由医护人员根据患者疼痛时的面部表情状态，对照面部表情疼痛评分量表（图8-2）进行疼痛评估，适用于表达困难的患者，如儿童、老年人，以及存在语言或文化差异或其他交流障碍的患者。

（3）主诉疼痛程度分级法　根据患者对疼痛的主诉，将疼痛程度分为轻度、中度、重度三类。①轻度疼痛：感到疼痛但可忍受，生活正

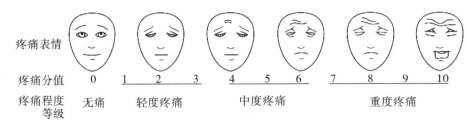

图 8-2 面部表情疼痛评分量表

常,不干扰睡眠。②中度疼痛:疼痛明显,不能忍受,要求服用镇痛药,干扰睡眠。③重度疼痛:不能忍受的剧烈疼痛,需用镇痛药,严重干扰睡眠,常伴自主神经紊乱或被动体位。

准确恰当的疼痛评估是癌痛治疗的关键步骤之一,主要是为了获得准确的诊断,准确的评估可明确疼痛的性质、强度、分类、部位和范围等,为临床进行癌痛治疗提供依据。

四、难治性癌痛的评估

(1)难治性癌痛的评估应该有别于临床常用的癌痛评估方法,需要更为具体,如神经病理性疼痛、内脏痛、爆发痛等评估方法,需要结合临床症状、影像学表现、生理功能检查等方面给予综合评估。

(2)对于不可自我报告疼痛的临终难治性癌痛患者,需要结合多种方法评估,如痴呆患者不适评估(ADD)、非言语疼痛评估指标(CNPI)、神经精神症状问卷(NPI)、晚期老年痴呆症疼痛评估量表(PAINAD)等。

第四节 安宁疗护中的疼痛管理方法

一、疼痛教育

护理人员是疼痛管理的主导者和实施者,在对患者及其家属的疼痛教育中,主要负责纠正其错误的疼痛认知、讲解疼痛治疗药物的类型及作用、指导不同药物的用法与用量、告知药物的不良反应,使患者的用药依从性得到提升。护理人员需要及时组织患者及其家属对疼痛情况进行综合分析,根据患者的个人偏好调整疼痛管理方案。为家属提供舒适环境营造的指导,叮嘱家属注意观察各引流管严防弯折,向患者宣教缓解疼痛的简单方法，如按摩、深呼吸等。加强疼痛辨别教育，确保早发现、早治疗，并及时处理各类不良反应。

二、心理-社会支持

采用多种疗法及应对技巧给予患者心理-社会支持，如心理疗法、认知行为疗法、催眠疗法、支持表达疗法、正念认知疗法、认知行为干预、放松训练等。当前的临床实践证明，认知行为干预、放松技巧、催眠及运动在不同疾病阶段可产生有效的疼痛管理效果，这是因为这些活动可以对患者的自我效能进行调节，并分散患者对疼痛的注意力。此外，要鼓励家属给予患者关爱和支持，增加陪伴时间，耐心倾听患者的想法，及时疏导和调节患者的不良心理，当患者出现不适感时，通过患者感兴趣的话题或视频、音乐等方式转移患者的注意力。

三、药物管理

如果患者的疼痛程度不能通过非药物方法缓解，可基于患者的疼痛性质、程度遵医嘱给予适当的镇痛药，以对疼痛感进行控制和缓解。在对患者进行药物治疗时，必须对药物功效和风险进行全面评估，同时需要适当保持个体化，才能达到有效的镇痛效果。镇痛药在使用一段时间后需对患者的药物反应进行重新评估，如果出现不良反应，或疼痛改善效果不佳，需立即报告医师调整用药方案。长效镇痛药是疼痛治疗的首选药物，阿片类药物易引发患者便秘，需提前制订肠道管理方案。在药物输注过程中，如果患者存在难治性疼痛，需对静脉输注药物的滴速进行严格控制。禁止使用对肾脏、肝脏易造成损伤的药物。在药物管理方面，护理人员需熟练掌握各类药物的功效、适应证与禁忌证、不良反应、成瘾性、使用剂量及滴速等知识。同时，为了使患者的疼痛症状得到更好的缓解，需要使用其他辅助性的疼痛管理方法，并对药物进行持续性监测。

四、疼痛管理在安宁疗护中的应用效果

（1）减轻癌痛、提高生活质量 在晚期肿瘤患者安宁疗护中应用疼痛管理，可使患者的疼痛感明显得到改善，而改善效果比常规护理干预效果更强。疼痛管理的应用，不仅可辅助患者减轻疼痛，而且能促进患者心理、躯体、社会等方面得到改善，从而提升肿瘤患者的生活质量。

（2）提高日常生活能力 疼痛管理的应用可以提升安宁疗护整体效

果，使患者有更强的日常生活能力。

（3）改善患者消极情绪及睡眠质量　疼痛不仅会引发焦虑、抑郁等消极情绪，而且会对睡眠质量产生影响。在肿瘤临终期患者护理中联合应用安宁疗护和疼痛护理，可使焦虑自评量表评分、抑郁自评量表评分显著降低，患者的消极情绪得到良好改善，同时能够进一步改善患者的睡眠质量。

第五节　癌痛的处理方法

安宁疗护是专为不能治愈型疾病的患者服务的照护方式，从心理、身体及精神等方面对患者及其家属提供照护服务，对患者的不良症状进行控制，缓解患者的痛苦，促进患者生命质量的提升。当前，安宁疗护在对肿瘤患者照护过程中引入疼痛管理，尚未出现具有规范性和权威性的疼痛管理方案。加强对肿瘤患者安宁疗护中实施全方位的疼痛管理，可不断改进肿瘤患者的医疗护理工作，提高肿瘤患者的照护效果，促进医疗服务质量的提升。癌痛的处理需要综合运用多种方法，包括药物治疗、介入治疗、物理治疗等，其中药物治疗是主要手段。同时，治疗过程应遵循一定的指导原则，如世界卫生组织的三阶梯镇痛原则、个性化治疗原则、无创治疗原则、综合治疗原则等。

一、癌痛处理的原则

（1）三阶梯镇痛原则　轻度疼痛首选非甾体抗炎药，中度疼痛首选弱阿片类药物，重度疼痛首选强阿片类药物。

（2）个性化治疗原则　因个体对止痛药的剂量、疗效、不良反应差异明显，故要个体化选择药物，个体化滴定药物剂量。

（3）无创治疗原则　首选无创途径给药，包括口服给药和其他无创性途径给药，如透皮贴剂、直肠栓剂、经口鼻黏膜给药等。

（4）综合治疗原则　在开始癌痛治疗前，应对患者及其家属进行癌痛治疗知识的宣教，包括如何选择和使用止痛药物，如何应对药物的不良反应等。

二、癌痛处理的常用方法

（1）药物治疗　癌痛治疗的主流包括非麻醉止痛剂和麻醉止痛剂。

麻醉止痛剂又可分为弱麻醉止痛剂和强麻醉止痛剂。

（2）介入治疗　对于某些阿片类镇痛药效果不佳的疼痛，如癌性神经病理性疼痛、肿瘤导致的肌肉痉挛性疼痛、骨结构破坏导致的事件性癌性爆发痛、伴有爆发痛的内脏痛、肠梗阻痉挛疼痛等，需要联合介入治疗。

（3）物理治疗　物理治疗包括热敷、冷敷、按摩等，可以缓解疼痛。

三、三阶梯镇痛方案

三阶梯镇痛方案是世界卫生组织提出的针对癌性疼痛的治疗原则，主要包括按阶梯给药、口服给药、按时给药、个体化给药及注意具体细节。

（1）口服给药　口服给药为最常见的、首选的无创给药途径。口服给药简单、经济，易为患者所接受，具有稳定的血药浓度，且与静脉注射、皮下注射同样有效，更易于调整剂量，更有自主性，不易成瘾，不易耐药。对不宜口服的患者可考虑给予皮下注射、透皮贴或肛塞等其他途径给药。

（2）按阶梯用药　按阶梯用药指在选用镇痛药时要根据患者的疼痛程度有针对性地选择。①轻度疼痛：选用非甾体抗炎药；②中度疼痛：以弱阿片类药物为主，可联合非甾体抗炎药；③重度疼痛：以强阿片类药物为主，可联合非甾体抗炎药。对于规律服用非甾体抗炎药仍不能很好控制的轻、中度癌痛患者可考虑在不增加患者不良反应的基础上联合第二阶梯药物（如可待因或曲马多，表8-1）。目前，有数据支持轻、中度癌痛在初始治疗时可直接选择第二阶梯药物，但循证级别较低。另外，低剂量第三阶梯药物（如吗啡或羟考酮）也可作为第二阶梯的替代药物。

表8-1　世界卫生组织推荐使用的第二阶梯药物

药物	特点和应用
可待因	仅为第二阶梯阿片类药物：单独或与对乙酰氨基酚联合使用；不推荐日剂量≥360mg
曲马多	仅为第二阶梯阿片类药物：单独或与对乙酰氨基酚联合使用；不推荐日剂量≥400mg
氢可酮	仅为第二阶梯阿片类药物：在某些国家用于替代可待因
羟考酮	低剂量（≤20mg/d）单独或与对乙酰氨基酚联合使用时为第二阶梯阿片类药物

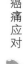

续表

药物	特点和应用
吗啡	低剂量（≤30mg/d）使用时为第二阶梯阿片类药物
氢吗啡酮	低剂量（≤4mg/d）使用时为第二阶梯阿片类药物

癌痛治疗要注意联合用药，可起到协同作用，既可以提高止痛效果，也可减少阿片类药物的使用量。如阿片类药物联合用非甾体抗炎药，能获得不良反应轻、镇痛效果好的疗效，轻度疼痛和中度疼痛也可考虑使用强阿片类药物。当患者存在神经病理性疼痛时，应使用阿片类药物联合三环类抗抑郁药或抗惊厥药等。经过合理使用世界卫生组织三阶梯止痛治疗，80%以上的肿瘤患者能得到有效的疼痛控制，而晚期患者疼痛的控制率也能达到75%。

（3）按时用药　按照药物的使用要求规律地定时给予止痛治疗，如无论当时是否存在疼痛，间隔12小时给药1次，在止痛的基础用药时可给予阿片控缓释制剂，当进行滴定或处理爆发痛时给予即释片。

（4）个体化给药　根据患者疼痛的具体情况和癌痛药物的剂量，制订适合患者具体情况的个体化用药方案，应用癌痛药物时要考虑患者的病情及疼痛的特点，用药要足量，注意联合用药，从而达到缓解患者疼痛的目的。

（5）注意具体细节　①对用镇痛药的患者要注意监护，密切观察其反应，并将药物正确的使用方法、可能出现的不良反应告知患者与家属。②在临床使用过程中，应根据疼痛的不同类型选择辅助用药，或用辅助用药控制个别患者出现的并发症状。

第六节　癌痛的治疗

癌痛的药物治疗提倡的个体化规范治疗是按照世界卫生组织及其他权威协会推荐的疼痛处理原则及方法进行的癌痛治疗。止痛药物的选择应根据肿瘤患者疼痛程度、性质、治疗情况、伴随疾病等因素，合理选药，在调整用药剂量、给药频率、防止不良反应方面采取个体化治疗的原则，以期获得最佳止痛效果，使不良反应发生率降到最低。肿瘤本身及并发症是癌痛的主要病因，对因治疗方法主要包括化学药物治疗、放射治疗和手术治疗等，可通过有效的抗肿瘤治疗来缓解癌性疼痛。

一、药物治疗

（1）非甾体抗炎药　非甾体抗炎药是癌痛治疗的基本药物，具有抗炎和止痛的作用，尤其适合炎性疼痛患者，如急性关节疼痛、慢性关节疼痛、腰背部疼痛及骨转移性疼痛。如何恰当应用非甾体抗炎药仍具有挑战性。患者如果合并存在消化性溃疡、出血倾向、肾功能不全要慎用。如果长期使用非甾体抗炎药，应注意预防性使用胃肠黏膜保护剂，高危人群需检测凝血功能及肾功能。常用的非甾体抗炎药有布洛芬、对乙酰氨基酚、塞来昔布、吲哚美辛和双氯芬酸等。常用药物日限制剂量：布洛芬2400mg/d、对乙酰氨基酚2000mg/d、塞来昔布400mg/d。

（2）阿片类药物　阿片类药物是治疗中、重度癌痛的主要药物，目前NCCN、WHO、ESMO各大指南都建议早期使用阿片类药物。作为中、重度疼痛的首选药物，在临床上根据其作用时间有长效和短效之分。短效阿片类药物有吗啡即释片，长效阿片类药物有盐酸羟考酮缓释剂、硫酸吗啡缓释剂、芬太尼透皮贴剂等（表8-2）。口服吗啡、羟考酮和氢吗啡酮，它们的镇痛效果无明显差异，均可作为第三阶梯阿片类首选药物用于治疗中、重度癌痛。芬太尼透皮贴剂通常用于不能口服止痛或不能耐受口服的癌痛患者，应在患者疼痛有效控制、阿片剂量使用稳定后进行。美沙酮药代动力学复杂，半衰期长，预测较困难，虽然作为第三阶梯药物也可对中、重度癌痛患者的首选药物进行使用，也可进行剂量转化换药，但需由有经验的专科医师指导使用。对于慢性癌痛一般推荐结合不同阿片类药物的特点，进行个体化用药。

表8-2　三种长效阿片类药物的比较

项目	盐酸羟考酮缓释剂	硫酸吗啡缓释剂	芬太尼透皮贴剂
起效时间	1小时之内	2~3小时	8~12小时
剂型	口服片剂	口服片剂	贴剂
剂量滴定	滴定方便	使用中剂量，调整方便	起效慢，不易滴定
结合受体	μ，κ	μ	μ
不良反应	恶心、呕吐、便秘较轻，呼吸抑制轻	恶心、呕吐、便秘，呼吸抑制轻	恶心、呕吐、便秘，有呼吸抑制
适应证	中到重度疼痛	重度癌痛	中到重度疼痛
指南推荐	美国国立综合癌症网络一线首选	重度癌痛金标准	阿片药物耐受的患者

患者在口服吗啡 60mg/d 或口服羟考酮 30mg/d 以上剂量连续 1 周或 1 周以上即为阿片类药物耐受患者。吗啡中毒是一个重要而常见的问题，此时应进行纳洛酮或纳曲酮解救。贴剂在美国国立综合癌症网络指南中作为二线药物推荐选择。

初始剂量滴定：阿片类药物在止痛治疗中的疗效及安全性存在较大的个体差异，调整剂量时要按要求逐渐加量，从而获得最佳给药剂量。该过程称为剂量滴定。最佳剂量是药物在能控制患者疼痛的同时引起不良反应最小的药物剂量。剂量滴定是为了快速有效地控制疼痛。当患者初次使用阿片类药物止痛时，滴定原则如下：使用吗啡即释片或缓释型类药物进行治疗（我国也有应用奥斯康定进行滴定的）；评估疼痛程度，初始给药剂量为 5～15mg，每 4 小时 1 次，如给药后疼痛缓解不达标，于给药后 1 小时对疼痛重新评估后按要求再次给药，并观察疼痛控制情况及不良反应。24 小时后，第二天的药量计算方法：次日总固定量 = 前 24 小时总固定量 + 前日总滴定量，将次日总固定量分 6 次口服即可，次日滴定量一般为前 24 小时总固定量的 10%～20%。可依照此法逐日调整剂量，直至疼痛缓解（即疼痛数字分级法评分为 0～3 分）。如出现不可控的不良反应，疼痛数字分级法评分在 4 分以下，应将剂量下调 25%，并重新评价病情。

对从未使用过阿片类药物的中、重度癌痛患者，初始滴定用药推荐短效制剂，当达到止痛效果及安全剂量水平，可等效剂量转换为长效制剂。已使用阿片类药物止痛治疗的患者，根据疼痛强度，可按照表 8-3 滴定。

表 8-3 剂量滴定增加幅度参考标准

疼痛强度（疼痛数字分级法）	剂量滴定增加幅度
7～10	50%～100%
4～6	25%～50%
2～3	≤25%

疼痛病情控制良好的患者，阿片类缓释剂可作为基础用药，当出现爆发痛时给予短效阿片类药物。

维持用药：常用的长效阿片类药物包括吗啡缓释片、羟考酮缓释片、芬太尼透皮贴剂等。使用长效药物时，要备用短效阿片类药物。当病情变化时，即出现爆发痛或长效止痛药物剂量不足时，用短效阿片类药物进行解救治疗或疼痛剂量滴定。解救剂量为前24小时用药总量的10%~20%。当每天解救给药次数超过3次时,应将此前24小时解救使用的即释药物转换成长效制剂按时给药。爆发痛处理推荐皮下或静脉给药,因肌内注射起效较慢,已不作为推荐使用。持续服用阿片类止痛药物或按时给药时剂量达峰或给药结束后仍不能控制的癌痛需增加阿片类缓释药物的剂量。对已规律使用短效阿片类药物控制疼痛的患者可考虑转换为长效药物止痛。

阿片类药物剂量换算见表8-4。

表8-4 阿片类药物剂量换算表

药物	非胃肠给药	口服/mg	等效剂量
吗啡	10mg	30	非胃肠道:口服=1:3
可待因	130mg	200	非胃肠道:口服=1:1.2 吗啡(口服):可待因(口服)=1:6.5
羟考酮	—	10	吗啡(口服):羟考酮(口服)=1.5:1~2:1
芬太尼透皮贴剂	25μg/h(透皮吸收)	—	芬太尼透皮贴剂(g/h),每72小时1次 剂量=12×口服吗啡(mg/d)剂量

当两种阿片类药物之间相互转换使用时,可参考指南推荐的药物相对镇痛效能比(表8-5)。当镇痛效果不佳或不良反应严重需进行阿片药物转换时,转换后的实际起始剂量最好低于指南推荐的转换剂量,因此转换后需要结合止痛效果调整剂量。

表8-5 阿片类药物转换时相对镇痛效能比

药物	相对镇痛效能比	推荐级别
口服吗啡转换为口服羟考酮	1:1.5	强
口服羟考酮转换为口服氢吗啡酮	1:4	强
口服吗啡转换为口服氢吗啡酮	1:5	弱
口服吗啡转换为丁丙诺啡透皮贴剂☆	1:75	弱
口服吗啡转换为芬太尼透皮贴剂☆☆	1:100	强

☆:60mg口服吗啡相当于35μg/h(0.8mg/24h)丁丙诺啡透皮贴剂;
☆☆:60mg口服吗啡相当于25μg/h(0.6mg/24h)芬太尼透皮贴剂。

当需减量或停用阿片类药物时应逐渐减量,即先减量30%,2天后再减少25%,直到每天药量相当于30mg吗啡的剂量,继续服用2天后可停药。

不良反应的防治：不良反应常出现在治疗初期或药物过量时，个体差异较大。不良反应主要有便秘、恶心、呕吐、头晕、嗜睡、尿潴留、瘙痒、谵妄、认知障碍、呼吸抑制等。除便秘外，其他不良反应大多为暂时性且可耐受。预防和处理阿片类药物不良反应是止痛治疗的重要组成部分。如患者恶心、呕吐、嗜睡、头晕等症状常出现在未使用过阿片类药物患者用药的最初几天。可同时给予甲氧氯普胺等预防恶心、呕吐，如症状缓解，可停药。便秘常会持续于阿片类药物止痛治疗的整个过程，患者常需要使用缓泻剂改善便秘。出现过度镇静、精神异常时减少阿片类药物使用剂量。如发生阿片类药物相关的呼吸抑制，给予9ml生理盐水＋0.4mg纳洛酮，以每分钟1～4ml的速度静脉推注，症状缓解后停止推注，由于吗啡的半衰期较纳洛酮的长，纳洛酮需多次给药。若纳洛酮用后10分钟或纳洛酮总量用至10mg仍无明显改善，则需要考虑该神经症状为其他原因所致。如果不良反应持续存在，需更换阿片类药物。用药时需注意考虑患者肾功能不全、高钙血症、代谢异常、合用精神类药物等情况。

(3) 辅助镇痛药　辅助镇痛药可用于癌痛三阶梯治疗的任何一个阶段，如抗抑郁药、抗惊厥药、类固醇皮质激素、N-甲基-D-天冬氨酸(NMDA)受体通道阻滞剂、抗痉挛药物及肌肉松弛剂等。这类药物可以增强阿片类药物的镇痛作用，减少阿片类药物的毒性反应，改善终末期肿瘤患者的其他症状。

辅助药物和阿片类药物联合使用治疗神经病理性疼痛、骨痛、内脏痛。神经病理性疼痛的常用辅助药物如下。①抗惊厥药：用于神经损伤所致的撕裂痛、放电样疼痛及烧灼痛，常用药物有卡马西平、加巴喷丁(0.1g，每天3次，可增至0.3g，每天3次)、普瑞巴林(75～150mg，每天2～3次，最大剂量600mg/d)。②三环类抗抑郁药：用于中枢性或外周神经损伤所致的麻木样痛、灼痛，也对心情、睡眠有改善作用，常用药物有阿米替林、度洛西汀及文拉法辛等。

(4) 精神科辅助药物治疗　①癌痛的顽固持续存在，使之比其他任何症状更易引起患者的心理障碍和精神障碍，抑郁、焦虑等不良情绪能明显地加重疼痛的感知和体验。②抗抑郁药不仅可以有效处理肿瘤患者的焦虑、抑郁、失眠等精神症状，而且可以作为癌痛的辅助治疗，用于癌痛三阶梯治疗的任何一个阶段。

二、非药物治疗

非药物治疗包括放射性核素 ^{89}Sr 和 ^{153}Sm、^{125}I 放射性粒子植入、放射治疗、手术及其他新疗法。

(1)放射性核素 ^{89}Sr 和 ^{153}Sm　放射性药物导向治疗是一种治疗骨转移有较好疗效的方法。亲骨性的放射性核素或标记物定向聚集至骨转移灶,利用核素发射的射线产生的电离辐射,抑制和杀灭肿瘤细胞,起到治疗作用。该方法对前列腺癌和乳腺癌等肿瘤骨转移有很好的疗效,可提高患者的生存率和生活质量。

(2)^{125}I 放射性粒子植入　^{125}I 放射性粒子植入是一种局部治疗的手段,通过持续释放放射性核素来杀伤肿瘤细胞,用于治疗各类肿瘤。优点是低能量、持续性强、半衰期长、对正常组织无损伤或轻微损伤、不良反应及并发症少。常用于骨转移和肿瘤压迫性疼痛,尤其适用于老年体弱、一般状况差、多部位转移、无手术机会或不能耐受多部位放射治疗的患者。研究发现,应用 ^{125}I 粒子植入联合骨水泥治疗骨转移癌能明显缓解患者疼痛并有利于促进四肢功能的恢复,提高生存率和生活质量。另有报道发现,晚期胰腺癌患者植入 ^{125}I 放射性粒子能改善其疼痛症状,延长生存时间,且并发症发生率低。在肺癌、肝癌、盆腔肿瘤的治疗中,^{125}I 粒子植入术可降低肿瘤负荷,缓解患者癌痛、提高生活质量,显示出较好的疗效。

(3)放射治疗　放射治疗作为一种局部治疗手段,在各种类型的肿瘤治疗中均有作用,放射治疗控制骨转移疼痛的疗效确切。放射治疗通过抑制肿瘤、杀灭癌细胞,增加胶原蛋白合成,产生大量血管纤维基质,促进成骨细胞活性,易于新骨形成。放射治疗作为骨转移疼痛治疗的首选方法,疼痛缓解率为 70%~100%,完全缓解为 50%~75%。此外,放射治疗可以杀灭癌细胞,使肿瘤体积缩小,通过减轻局部压迫来缓解疼痛。

(4)手术　手术是各种肿瘤的首选治疗方法,通过切除原发灶、解除梗阻、压迫来治疗疼痛。如患者因为脊柱转移出现疼痛或截瘫,在一定范围内,选择合适的手术可以改善患者的神经功能、解除疼痛,提高生活质量。

(5)介入治疗　通过神经阻滞缓解患者疼痛,如通过阻滞腹腔神经丛缓解胰腺或上腹部疼痛,阻滞上腹下神经丛缓解下腹部疼痛,如患者疼痛控制不佳,可以阻滞肋间神经或外周神经。可通过局部(硬膜外、鞘内和局部神经丛）输注镇痛药，使镇痛药与脑内受体的结合率降至最低，避免全身给药的不良反应。如考虑患者不能耐受阿片类药物引起的过度镇静、精神错乱或疼痛未充分控制，可通过鞘内给药。神经阻滞可明显缓解各种局部解剖部位（头颈部、上下肢、躯干）的疼痛。通过采用神经损毁术、神经刺激操作、经皮椎体成形术/椎体后凸成形术、骨病灶射频消融可缓解精确定位的疼痛综合征（如椎间小关节病和骶髂关节病导致的背痛；腹盆腔恶性肿瘤导致的内脏痛）。上述技术已在一些病例中取得好的疗效，缓解了疼痛，减少了镇痛药的全身使用剂量。上述操作存在风险，需严格评估风险，把握适应证，由经验丰富的医师操作。

（6）心理治疗　对癌痛的不良体验在晚期肿瘤患者中非常明显，癌痛控制不佳会严重影响患者的食欲、睡眠，对他们的躯体和社会功能造成影响，使生活质量下降，持续癌痛会让患者长期承受心理压力，导致焦虑、抑郁、失眠，这些症状又会进一步加重患者疼痛的感知和体验，影响患者的治疗效果，导致肿瘤复发、转移、恶化等。因此，医务人员进行抗肿瘤治疗、缓解癌痛时也要关注患者的心理、生理问题。医护人员、家人、朋友及社区工作者都应给予患者心理支持，进行心理疏导，缓解患者心理压力，必要时可使用镇静药和抗抑郁药。

（7）难治性疼痛的治疗　对疼痛控制不满意，可给予麻醉或神经外科治疗。氯胺酮是 N–甲基–D–天冬氨酸受体拮抗剂，低剂量可作为难治性疼痛的选择方法，但临床使用数据有限。对终末期患者而言，制订止痛治疗方案时应考虑常规方案可能很难奏效，甚至会出现严重的不良反应，可考虑联合镇静药，如阿片类药物常联合苯二氮䓬类、巴比妥类药物。

第七节　难治性癌痛的治疗

多数癌性疼痛可经规范的镇痛药及辅助治疗手段得以满意控制，但也应看到仍有少部分癌痛患者不能从常规镇痛治疗获益，临床上把此类疼痛称之为"难治性癌痛"或"复杂性癌痛"。难治性癌痛的治疗是一个复杂的临床问题，需要综合运用药物、微创介入等多种手段。

一、难治性癌痛的定义和诊断

难治性癌痛通常指经过规范化药物治疗 1～2 周患者疼痛缓解仍不满意和(或)不良反应不可耐受的癌痛。中国抗癌协会癌症康复与姑息治疗专业委员会(CRPC)难治性癌痛学组在《难治性癌痛专家共识(2017年版)》中,将难治性癌痛定义为"由肿瘤本身或肿瘤治疗相关因素导致的中、重度疼痛,经过规范化药物治疗 1～2 周患者疼痛缓解仍不满意和(或)不良反应不可耐受"。

尽管难治性癌痛仅占癌痛患者的 10%～20%,但镇痛治疗时难治性癌痛对医生的困扰超过其他疼痛的总和,成为医生、患者共同面临的棘手问题。对难治性疼痛的处理水平,能比较客观、真实地反映医生或医疗机构的整体癌痛控制水平。只有熟练掌握难治性疼痛和难治性癌痛的诊断和治疗,才能成为合格的专科医生。

一般认为,难治性疼痛包括四个主要特征:①持续性疼痛。②疼痛程度为重度。③致运动受限。④影响了血压、心率、肾上腺皮质分泌和神经系统功能。在临床评估和诊断时,如患者存在明确的不可祛除或不能治愈的导致疼痛的病因,又同时具备上述四个特征时,方可确立诊断。

在临床上,难治性癌痛至少包括以下两类疼痛:①常规给药途径下,镇痛药治疗有效;但因不能耐受的不良反应导致增量困难,使疼痛不能完全缓解;常需采用中枢(鞘内或硬膜外)给药途径镇痛。②部分神经病理性疼痛(并非全部),多为肿瘤浸润或压迫神经所致的癌性神经病理性疼痛。在癌痛治疗领域,神经病理性疼痛是最常见的难治性癌痛。

二、难治性癌痛的治疗原则

(1)个体化药物选择　选择合适的药物剂型、合适的给药途径、准确的给药剂量、合理的给药时间、必要的联合用药,这些都将影响药物在患者体内发挥的作用。

(2)多学科交叉理念　综合患者评估的结果,在制订个体化方案中,体现出镇痛药的联合应用、镇痛药与微创介入治疗的联合应用、癌痛治疗与抗肿瘤治疗的联合应用。

(3)早期应用有效手段　对于各种手段都无效的终末期患者,可采用临终难治性癌痛的镇静。心因性疼痛可转至精神科。

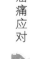

（4）避免药物滥用　癌痛管理的原则是优化的镇痛、优化的日常活动、最小的不良反应和避免药物滥用。

（5）微创介入治疗联合应用　通过学科间的协作，能更有效地缓解癌痛患者的疼痛，改善生理功能，提高生活质量。

三、难治性癌痛的治疗手段

难治性癌痛，如不能有效治疗不仅会让患者饱受痛苦，而且会严重影响生活质量。①对躯体的心血管系统、神经系统和肾上腺皮质激素的分泌产生影响。②导致血压升高、心率加快，增加心血管并发症的患病风险。③肾上腺皮质激素分泌异常可导致免疫功能受抑制、骨丢失、重度乏力、营养不良、肌肉萎缩等不良后果。④异常心理状态很常见，如无望、无助、焦虑和抑郁等，可导致自杀。⑤难治性疼痛确实是一个复杂且棘手的医学问题，它不仅严重影响患者的生活质量，而且可能增加患者的早死概率，缩短生存期。然而，由于这类疼痛涉及伦理、技术、资源等多方面的挑战，设计严密的针对性研究确实存在诸多困难。

（1）药物治疗　所用药物包括调整阿片类药物（包括非肠道给药、阿片类药物轮换、联合用药）、非阿片类药物和辅助镇痛药（包括对乙酰氨基酚、非甾体抗炎药、抗抑郁药、抗惊厥药）、N-甲基-D-天冬氨酸受体拮抗剂、大麻素类药物、利多卡因和糖皮质激素。

（2）微创介入治疗　采用介入技术治疗难治性癌痛时，除了考虑神经传导伤害性刺激通路阻断外，有时还需要对肿瘤给予相应的微创治疗，以达到减少神经损伤、提高镇痛效果、延长镇痛的目的。从总体上看，疗效比较确切的介入治疗技术大致分为以下两种情况。①针对疼痛病因的介入治疗：指对有关神经的阻滞或损毁治疗以及压迫神经的肿瘤病灶进行治疗。近年来，介入治疗已成为治疗疼痛的方法，临床常用的介入治疗包括神经或神经丛的阻滞和损毁治疗、椎体转移病灶的成形技术和放射性粒子植入技术等。尽管这一治疗有效，但也存在局限性。首先，难治性癌痛多见于终末期肿瘤患者，在这一患者人群中能耐受介入治疗的比例较低；其次，介入治疗导致的神经损伤多不可逆，存在较高的手术并发症和疼痛复发率；最后，与一般难治性疼痛患者相比较，难治性癌痛患者的生存预期多比较短；所以欲行介入治疗，还要仔细权衡治疗费用与获益比。②鞘内植入药物输注系统（IDDS）：该系统越来越多地被用于难治性疼痛的治疗。这一治疗方法有效率高、创伤小，避免了神经损毁治疗对神经功能的不可逆性损伤。常用的药物包括吗啡、氢吗啡酮、芬太尼、齐考诺肽、可乐定、苏芬太尼、安非拉酮、罗哌卡因等。鞘内植入药物输注系统不仅可改善难治性癌痛的镇痛效果，提高患者的生活质量，而且可延长生存期。

介入治疗有助于降低患者的阿片类药物及辅助镇痛药的使用剂量，改善镇痛效果。在辅助镇痛药中，抗抑郁药、抗惊厥药常与阿片类药物联合使用。

四、难治性癌痛的治疗难点

难治性癌痛的治疗仍然是一个挑战，其治疗难点主要在于疼痛机制的复杂性、患者的个体差异及对治疗效果的高要求。

(1) 疼痛机制的复杂性　难治性癌痛常涉及多种疼痛机制，如神经病理性疼痛、骨癌痛、爆发痛、肿瘤相关内脏痛及颌面部等特殊部位的癌痛。部分难治性癌痛是由于神经系统受到肿瘤压迫或浸润所致，单纯应用常规镇痛药(阿片类麻醉镇痛药和非甾体抗炎药)疗效不佳。

(2) 患者的个体差异　难治性癌痛的危险因素包括年龄更小、神经病理性疼痛、爆发痛、心理压力、阿片类药物高度耐受、阿片成瘾史、认知功能障碍。患者的痛阈下降，感觉倒错等，也会导致常规镇痛药的效果不佳。

(3) 对治疗效果的高要求　难治性癌痛的治疗目标是最大限度地缓解疼痛，对患者的伤害最小，可以提高患者的生活质量，不会给患者带来新的痛苦或不便。临床上，难治性肿瘤疼痛是治疗的难点和重点，是医生面临的挑战和责任，也是患者和家属对我们治疗的最基本要求。难治性癌痛目前没有非常明确的统一定义，但普遍认为是指用镇痛药采取规范的治疗方案，经过一定的治疗时间镇痛效果不佳或不良反应不能耐受的疼痛。

第九章　中医药在安宁疗护中的应用

中医学十分重视整个医疗过程中的人文性,在有尊严地提高患者生命质量方面有优势。中医药学的"整体观念"不是孤立地看待人患的"病",而是把他们看作一个整体,通过"望、闻、问、切",以外测内归纳为证候,作为临床诊疗的依据,构成中医药因人、因事、因地的个体化诊疗体系,并通过调整机体功能状态达到治疗疾病的目的。癌因性疲乏、肿瘤相关性失眠、阿片类药物相关性便秘、癌性厌食症等症状在晚期恶性肿瘤患者中发生率较高,严重影响了患者的生命质量,中医药治疗具有一定的特色和优势。对于已经不适宜手术、放射治疗和化疗的晚期患者,临床证实应用中医药治疗可以减轻症状,稳定瘤体,延长生存时间。

第一节　概　述

肿瘤的终末期阶段指的是恶性肿瘤已经出现了远处淋巴转移扩散或出现远处器官、组织转移的情况。终末期肿瘤又可称为晚期肿瘤。此阶段以化疗、靶向药物或免疫治疗为主,患者在病痛及治疗药物不良反应下痛苦程度明显上升,因此实施人性化的医疗服务模式对提高患者晚期生活质量、减轻痛苦十分重要。安宁疗护是一种基于多科学合作的人文关怀护理方式,能够改善患者、照顾者的心理、生理问题,帮助患者在接受自身疾病的同时提高主观幸福感。中医特色护理是一种基于传统医学理论,将中医辨证施治与辨证施护相结合的具有中医学特色的护理方式,能够弥补其他护理模式中对生理、心理问题改善不足的情况。

中医药的治疗无论是在手术、放射治疗、化疗前后改善体质,促进饮食,增强骨髓的造血功能,升高白细胞,促使受伤机体较短时间内恢复,还是提高机体的抗病能力,纠正修复病理损害,延长生存期,减轻痛苦症状等方面均存在较大的优势。因此,中医药治疗在恶性肿瘤的姑息性治疗中越来越显示出重要的作用。

癌因性疲乏是一种痛苦的、持续的、主观的乏力感或疲惫感,与活动不成比例,与肿瘤或肿瘤治疗相关,并常伴有功能障碍。患者常表现为全身机能衰退、身体虚弱、精力疲乏、情绪低落、认知能力下降、记忆力减退、疲劳及嗜睡等,这些症状极大地影响了生命质量。2017年版美国国立综合癌症网络《癌因性疲乏临床实践指南》中建议采取的干预措施主要包括患者及其家属的健康教育和咨询、一般性干预措施(节约体能法和分散注意力法)、非药物性干预措施(主要包括运动疗法和心理干预)及药物性干预措施(主要包括中枢兴奋剂和类固醇皮质激素),而这些干预手段临床效果不尽如人意。癌因性疲乏属中医学"虚劳"范畴,以"气血亏虚、脏腑功能衰竭"为主要病机,"虚则补之"是治疗的基本原则。临床研究表明,中医药能明显改善这些患者的临床症状,提升生命质量。益气中药联合化疗相比单纯化疗能显著改善患者疲乏的症状。

癌因性失眠(CRI)是与肿瘤和肿瘤治疗相关的高发生率结果事件。据相关肿瘤症状研究表明,癌因性失眠发生率19%~63%,仅次于癌因性疲乏,严重影响患者的身心健康。治疗癌因性失眠的药物有苯二氮䓬类药物、非苯二氮䓬类药物、抗抑郁药、激素替代类药物等,它们在一定程度上缓解癌因性失眠的同时,药物不良反应及患者对药物的依赖和耐受同样不容忽视。癌因性失眠属中医学"不寐"的范畴,以"阳盛阴衰,阴阳失交"为主要病机,病位主要在心,与肝、脾、肾密切相关,"补虚泻实"是其基本治疗原则。在中医辨证论治理论指导下,根据失眠不同证型选择不同药物,如痰火扰心证可用黄连温胆汤,心肾不交证可用交泰丸,心胆气虚证可用安神定志丸合酸枣仁汤,对改善失眠疗效显著。

阿片类药物是癌性疼痛首选镇痛药。长期服用阿片类药物,相关性便秘(OIC)发生率可高达90%,严重影响患者的生命质量。临床治疗相关性便秘的药物主要有泻剂、促动力药、促分泌药、微生态制剂、阿片受体拮抗剂等,但应用这些药物治疗可能导致腹痛、胃肠胀气、腹泻、电解质紊乱等不良反应。相关性便秘属中医学"便秘"范畴,其基本病机为"大肠传导失常",病位主要在大肠,同时与肺、脾、胃、肝、肾等脏腑功能失调有关。"魄门亦为五脏使",便秘治疗以"恢复大肠传导功能,保持大肠通畅"为原则。中医学理论认为,阿片辛香燥热,易走窜全身,直接损伤津液,而致便秘,临床常见辨证分型为脾虚津亏证、

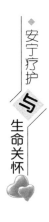

气机郁滞证、脾肾两虚证。内服中药、针灸、中药灌肠、穴位贴敷、穴位按摩等中医治疗方法在相关性便秘治疗上有显著疗效。早在东汉张仲景《伤寒杂病论》中就有用猪胆汁灌肠治疗便秘的记载。中药灌肠是将中药汤剂灌入肠道中,使得药物在肠道中发挥润肠通便、行气导滞的作用。

癌性厌食症(CIA)即癌性厌食-恶病质综合征,是恶性肿瘤患者食欲减退和进行性消瘦综合征,主要表现为厌食、早饱、体重减轻、体脂减少、肌力软弱等。约 1/2 肿瘤患者及 80% 终末期肿瘤患者发生癌性厌食症,是导致肿瘤晚期患者高病死率和生存期缩短的重要因素。甲羟孕酮、甲地孕酮等孕激素药物能在一定程度上改善患者食欲,但存在高血压、血栓、高血糖、类库欣综合征等不良反应。癌性厌食症属于中医学"痞满""纳呆"等范畴,病机总属"中焦气机不利,升降失常"。一项研究对应用于癌性厌食症的中药进行统计,分析显示所用中药主要以补虚、理气、利水渗湿类为主,如参苓白术散、益胃汤或沙参麦冬汤等,这几类中药能够显著改善食欲,增加体重,提高患者生命质量。

肿瘤致死人数占所有死亡人数的 1/6,晚期阶段多数患者会存在肺脏、肝脏、脑组织甚至骨骼等远处器官、组织转移,常伴随发热、贫血、消瘦、衰弱等全身性症状,同时有肝衰竭、肾衰竭等症状,对患者生活影响较大。由于肿瘤晚期患者无法通过手术缓解病情或延长生命,为了缓解患者病痛,提高晚期生活质量,减轻其对死亡的恐惧,医护人员多采用更为人性化的护理模式。安宁疗护是一种专门针对晚期肿瘤患者的护理方式,能够辅助患者建立客观、稳定的情绪,提高生命的意义。在安宁疗护中,医护人员会为患者提供身体、心理、精神等多方面的人文关怀,让患者在最后的生命阶段能够舒适、安详并且有尊严地离开。研究表明,对晚期肿瘤患者实施中医护理后,其睡眠质量、生活质量及护患关系均有所改善。这就说明,中医护理技术在安宁疗护中可以改善终末期肿瘤患者身心状态,使其更加从容地应对死亡。

虽然安宁疗护可提高晚期肿瘤患者生活质量,但其对患者躯体症状改善有限。有学者研究中医特色护理在晚期肿瘤患者疼痛中的应用时发现,晚期肿瘤患者干预后视觉模拟评分法评分降低,睡眠质量与生活质量也得到改善。中医特色护理以中医理论为指导,强调辨证施护,能够运用传统中医药技术针对性改善不同病症患者躯体症状。如五行音乐宫调能通过聆听不同音乐改善不同病灶患者身心状态,通过音乐共振改善心神。艾灸、足浴、吴茱萸粗盐热敷均可实现温经散寒,对穴位起刺激作用,增加机体气血运行,调和血气经络,切实发挥改善躯体病症效果。

第二节 肿瘤常见症状的中医药治疗

中医药在肿瘤治疗中的作用主要是改善患者的症状和体征,抑制或延缓肿瘤生长。中医药在改善症状上也有其独特之处,主要是通过辨证论治、整体观念、扶正祛邪等方法,达到改善症状、提高生活质量、延长生存期的目的。

一、咳嗽和呼吸困难

肿瘤患者咳嗽和呼吸困难的病因病机主要包括正虚邪实、痰凝湿聚、毒热内结、气滞血瘀、气血亏虚等。这些病机既独立又相互关联、相互影响,共同影响着肿瘤的发展。

(一)病因病机

1. 肿瘤患者咳嗽的病因病机

(1)肺虚　肺虚是肿瘤患者咳嗽的主要病因,肺虚不能宣发肺气,导致咳嗽。

(2)痰凝湿聚　痰湿阻肺,肺失宣发,气机不畅,引起咳嗽。

(3)气滞血瘀　气滞血瘀,阻碍肺气,气机不畅,导致咳嗽。

(4)肝火犯肺　肝气郁结,肝火横逆犯肺,引起咳嗽。

(5)癌毒蕴结　肿瘤患者体内癌毒郁积,毒热内结,毒热伤阴,肺气失宣,引起咳嗽。

2. 肿瘤患者呼吸困难的病因病机

(1)邪热壅肺　热邪亢盛,热盛阴伤,肺气失于宣发,出现呼吸困难。

(2)正虚邪实　正气亏虚,邪气侵入,阻肺气机,导致呼吸困难。

(3)痰凝湿聚　痰湿阻肺,肺气失于宣发,导致呼吸困难。

(4)气滞血瘀　气滞血瘀,阻碍肺气,肺气失于宣发,导致呼吸困难。

(5)气血亏虚　气血亏虚,肺气不足,肺失宣发,导致呼吸困难。

(二)辨证施治

1. 热毒壅肺、肺热阴伤证

【证候】咳嗽痰黏色黄,痰中可带血,或咳喘气急,发热汗出,口干舌燥，大便干结，舌质红、苔黄，脉滑数。

【治法】清热解毒，养阴扶正。

【方药】泻白散合沙参麦冬汤加减：南沙参10g，北沙参10g，麦冬10g，百合10g，桑白皮10g，地骨皮10g，炒黄芩10g，白茅根20g，生大黄3g(后下)，杏仁10g，制百部10g，白花蛇舌草15g，炙甘草3g。水煎服。

2. 痰浊犯肺证

【证候】呼吸困难，或伴呛咳，胸闷气短，面目浮肿，痰多色白黏腻，可以伴胸腔积液，舌苔白腻，脉滑。

【治法】祛痰利湿，宣肺平喘。

【方药】葶苈大枣泻肺汤合二陈汤加减：苏子10g，葶苈子6g，桑白皮10g，炙麻黄6g，青皮6g，陈皮6g，制半夏10g，猪苓10g，茯苓10g，桔梗10g，前胡10g，炙甘草3g。水煎服。

3. 脾肾两虚证

【证候】咳嗽痰多，色白而黏，动辄气急，食欲不振，畏寒肢冷，腰酸膝软，头晕目眩，小便清长，大便稀软，舌淡，脉沉细。

【治法】健脾益肾。

【方药】四君子汤合肾气丸加减：党参10g，山药10g，杏仁10g，制百部10g，炙紫菀10g，炙冬花10g，地黄10g，山茱萸10g，菟丝子10g，炙甘草3g。水煎服。

(三) 药膳良方

1. 前桔百杏猪肺汤

前胡10g，桔梗10g，制百部10g，苦杏仁10g，净猪肺半个，调味适量。将以上品种同入锅中，大火烧开，转小火慢炖1小时，饮用汤汁。适用于各类咳嗽、呼吸困难。

2. 二陈百合饮

陈皮6g，炙半夏10g，净百合片30g。将以上品种同入锅中，小火慢炖40分钟即成，饮用汤汁。适用于痰浊犯肺证咳嗽、呼吸困难。

3. 山药蛹虫草汤

怀山药30g，蛹虫草10g。将以上2味同入砂锅中，小火慢炖40分钟即成，饮用汤汁。适用于脾肾两虚证咳嗽、呼吸困难。

4. 蛇舌草枇杷叶饮

白花蛇舌草30g，枇杷叶15g，白茅根15g。将以上3味同入锅中，加水煎煮 30 分钟，去渣取汁，2 次分服。适用于热毒阴伤证咳嗽、呼吸困难。

二、恶心、呕吐

正虚是肿瘤发生的内在因素，而邪气（如痰湿、瘀毒等）是肿瘤形成的直接因素。肿瘤化疗、放射治疗引起的恶心、呕吐属于中医学"呕吐""反胃"范畴。治疗应注重补益气血，提高正气，同时针对病理因素进行对症治疗。

（一）病因病机

1. 正虚邪实

正气亏虚是肿瘤发生发展的基本病理因素，而邪气（如痰、瘀、毒）是直接病理因素。

2. 痰凝湿聚

呕吐是胃失和降、胃气上逆，使胃内容物、痰涎由口中吐出的现象。肿瘤患者化疗后脾失健运，土虚木乘，肝脾不调、胃失和降而出现恶心、呕吐。

3. 气滞血瘀

肿瘤患者平素易情志不舒，引起肝气郁结，横逆犯胃，胃失和降而呕吐，或忧思伤脾，影响运化功能，食停难化，发为呕吐。

4. 肝郁气滞

现代研究证实，焦虑状态下的患者发生恶心、呕吐的机会也会增加。

（二）辨证施治

1. 痰湿困脾证

【证候】化疗后呕吐，呕吐物多为清水痰涎，饮水即吐，口渴不欲饮，脘腹胀满，伴头晕，心悸，纳少，便溏，舌淡红、苔白腻或滑，脉滑。

【治法】温化痰饮，和胃降逆。

【方药】苓桂术甘汤合小半夏汤加减：茯苓 10g，桂枝 6g，白术 10g，制半夏 10g，陈皮 6g，杏仁 10g，制百部 10g，生姜 3 片，炙甘草 3g。水煎服。

【加减】呕吐涎沫者，加干姜、肉桂以温中和胃；脘腹闷胀不适者，加枳实以行气开痞；脾气虚甚者，可加党参、黄芪以益气补脾。

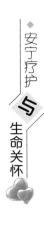

2. 肝气犯胃证

【证候】胃脘胀满,脘腹不舒,胸膈痞塞,嗳气频频,呕吐酸水,多因情志不舒加重,舌暗红、苔薄白,脉沉弦。

【治法】疏肝理气,和胃消痞。

【方药】越鞠丸合四逆散加减:苍术10g,白术10g,川芎10g,香附10g,栀子6g,柴胡6g,白芍10g,枳壳6g,桔梗10g,制百部10g,炙甘草3g。水煎服。

【加减】气郁明显伴两胁胀满疼痛者,加延胡索、川楝子、青皮以舒肝行气止痛;嗳气频频不减者,加沉香、旋覆花以顺气降逆;脘腹胀痛者,加厚朴、枳实以行气开痞。

3. 脾胃湿热证

【证候】恶心、呕吐伴胃脘部灼热疼痛,胃中嘈杂不适,泛酸,口干,渴不喜饮,口苦,口中黏腻不爽,进食甜食则泛吐酸水,纳差,身体困重,四肢倦怠乏力,小便色黄,大便不爽,舌红、苔黄腻,脉滑数。

【治法】清热化湿,理气和中。

【方药】清中汤加减:香附10g,青皮6g,陈皮6g,栀子10g,黄连3g,吴茱萸1g,川楝子10g,黄连3g,炙甘草3g。水煎服。

【加减】气滞腹胀甚者,加厚朴、大腹皮、娑罗子,以行气除满。

4. 痰浊内阻证

【证候】呕吐痰涎,上腹部痞硬、按之不痛,嗳气频频,伴恶心,纳差,舌淡、苔白滑,脉虚弦。

【治法】益气化痰,和胃降逆。

【方药】旋覆代赭汤加减:旋覆花6g(包煎),代赭石15g(先煎),姜半夏10g,人参3g(另煎),草竹茹6g,炙甘草3g,大枣3枚。水煎服。

【治法】加减:脾胃虚弱甚者,重用人参、大枣、炙甘草以健脾补虚,轻用代赭石;恶心、呕吐较甚者,重用代赭石、半夏;脾虚夹痰湿者,加陈皮、苍术以助运化。

5. 脾胃虚寒证

【证候】恶心、呕吐,不思饮食,自觉胃脘部怕冷、喜温喜按,兼见面色㿠白,精神疲惫,懒言少气,大便清稀溏薄,舌质淡、苔薄白,脉沉弱或虚无力。

【治法】温中散寒,降逆止呕。

【方药】理中汤加味：人参3g（另煎），干姜6g，白术10g，砂仁5g（后下），制半夏10g，草竹茹6g，炙甘草2g。水煎服。

【加减】畏寒肢冷者，加肉桂、制附子以温阳散寒；苔厚纳呆者，加苍术、陈皮以助运化；呕吐清水痰涎者，加吴茱萸、生姜以暖肝散寒。

6. 胃阴不足证

【证候】反复呕吐，每次量少，或仅呕吐涎沫，脘痞腹胀，饥不欲食，食后腹胀加重，口咽干燥，口渴喜饮，全身消瘦伴乏力，大便干结，舌红而干或光剥无苔，脉细数。

【治法】养阴益胃，和胃降逆。

【方药】麦门冬汤合益胃汤加减：麦冬10g，生地黄10g，北沙参10g，石斛10g，党参10g，制半夏10g，白芍10g，天花粉10g，芦根15g，炙甘草3g。水煎服。

【加减】饮食积滞者，加六神曲、焦山楂以消食化滞；阴液耗伤较甚者，可加玄参、玉竹、石斛等以生津养胃；伴有潮热盗汗者，可加青蒿、地骨皮以清除虚热；呕吐后气短乏力者，可加太子参、黄芪等益气和中，扶助胃气。

7. 胃虚有热证

【证候】呃逆频频，干呕为主，口干，喜冷饮，不欲饮食，胃脘嘈杂，唇燥咽干，舌红嫩、舌苔少或无苔，脉虚数。

【治法】清热益胃，降逆止呃。

【方药】橘皮竹茹汤加减：橘皮6g，草竹茹6g，生姜3片，太子参10g，大枣3枚，炙甘草3g。水煎服。

【加减】伴反酸胃灼烧者，加瓦楞子、海螵蛸以制酸止痛；口干咽干明显者，加石斛、麦冬、沙参以养阴生津；呕吐气逆明显者，重用橘皮、生姜，加半夏、降香以和胃降逆。

8. 脾胃气虚证

【证候】恶心、呕吐，食入难化，胃部胀满，神疲乏力，少气懒言，舌苔白腻，脉虚弦。

【治法】健脾益气，和胃降逆。

【方药】香砂六君子汤加减：人参3g（另煎），白术10g，茯苓10g，陈皮6g，制半夏10g，木香10g，砂仁5g（后下），生姜3片，炙甘草3g。水煎服。

【加减】腹痛明显者，加吴茱萸、高良姜；呕吐清稀痰涎者，加肉桂、干姜散寒助阳；呕吐泛酸者，加煅瓦楞子、海螵蛸制酸止痛。

9. 气血两虚证

【证候】呕吐反复发作，饥不欲食，口咽干燥，伴少气懒言，全身乏力，自汗，头晕，心悸，失眠，面色淡白或萎黄，舌质淡、苔薄白，脉细弱无力。

【治法】健脾益气，滋阴养血。

【方药】十全大补汤加减：人参3g（另煎），茯苓10g，白术10g，川芎10g，熟地黄10g，炙甘草，肉桂3g（后下），制黄芪15g，当归10g，白芍10g，炙甘草3g。水煎服。

【加减】恶心、纳差明显伴舌苔厚腻者，可去熟地黄之滋腻，加焦山楂、焦神曲、砂仁、豆蔻以化湿和胃；胸闷者，去白芍，加陈皮、枳壳、瓜蒌以宽胸理气；肢冷形寒者，可重用肉桂。

10. 虚实夹杂证

【证候】化疗后呕吐频频，伴脘腹胀满，心下痞塞，口干口苦，肠鸣，纳差，全身乏力，舌淡、苔薄白，脉弦细。

【治法】辛开苦降，降逆止呕。

【方药】半夏泻心汤加减：姜半夏10g，黄芩10g，黄连5g，吴茱萸2g，干姜10g，人参3g（另煎），炙甘草3g。水煎服。

【加减】痞满较重者，去大枣加枳实，以增强行气除痞之力；舌苔白腻甚者，加藿香、佩兰、茯苓以化浊利湿；形寒肢冷者，加肉桂以增强温中祛寒之力。

(三) 药膳良方

1. 二陈汤

陈皮6g，制半夏10g。将以上2味放入杯中，用沸水冲泡，代茶饮用。适用于痰湿困脾、痰浊内阻证恶心、呕吐。

2. 半夏竹茹茶

制半夏10g，草竹茹6g。将以上2味入锅加水煎煮30分钟，代茶饮用。适用于各类恶心、呕吐。

3. 三花茶

玫瑰花3g，绿梅花3g，代代花3g。将以上3味同入杯中，沸水冲泡，当茶频频饮用。适用于肝气犯胃证恶心、呕吐。

4. 参姜红枣茶

人参薄片2g，鲜生姜4片，大枣5枚。将以上3味入锅煎煮30分钟，取汁饮用。适用于脾胃虚寒证恶心、呕吐。

5. 石斛麦冬饮

铁皮石斛 15g，麦冬 10g，陈皮 3g。将以上 3 味入锅煎煮 30 分钟，滤汁饮用。适用于胃阴不足证恶心、呕吐。

6. 生姜红枣桂圆羹

生姜 3 片，大枣 5 枚，龙眼肉 15g，食用淀粉适量。将以上 4 味共同制成稠羹，少量多次服用。适用于气阴两虚证、气血两虚证恶心、呕吐。

三、癌性发热

癌性发热主要包括气血阴阳亏虚、脏腑功能失调、邪实痰瘀阻滞等，可分为实证、虚证和虚实夹杂证 3 种。

（一）病因病机

1. 正气亏虚

气虚而虚阳外越，阴火内生，故发热多于劳累后发生或加重，热势或高或低。阴液亏虚，水不制火，"阴虚则阳病"，虚热内炽，故午后或夜间发热，且伴盗汗、手足心热等。

2. 脏腑功能失调

人体脏腑功能衰退、气血阴阳不足，加之以外邪乘虚而入，可见实证、虚证、虚实夹杂证 3 类。肿瘤对机体的消耗及临床上过用寒凉药物，导致肿瘤患者多为阳虚阴寒内盛。

3. 邪实痰瘀阻滞

瘀血停积，气血壅滞化热，因病在血分，属阴，故发热多在夜间或午后出现，多为低热。湿痰郁久化热，湿热交阻，故身热不扬，汗出热不退。气滞血瘀，瘀血阻滞经络，气血运行不畅，壅遏不通，因而发热，这是瘀血发热的主要病机。

（二）辨证施治

1. 瘀血发热证

【证候】低热，多于夜间或午后出现，口干咽燥而不欲饮，面色黧黑或萎黄，局部有固定痛处或肿块，舌质紫暗或有瘀点、瘀斑，脉涩。

【治法】活血化瘀，凉血解毒。

【方药】桃仁 10g，赤芍 10g，生地黄 10g，牡丹皮 6g，水牛角 30g（先煎 30 分钟），枳壳 6g，柴胡 6g，川芎 10g，延胡索 10g，三七 3g（冲

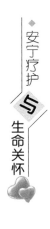

服），炙甘草 3g。水煎服。

2. 湿郁发热证

【证候】身热不扬，汗出热不退，口干不欲饮，纳呆，脘腹痞满，周身困倦，小便短赤，舌质红、苔黄腻或白腻，脉濡数。

【治法】利湿清热。

【方药】苍术 10g，白术 10g，杏仁 10g，薏苡仁 15g，豆蔻仁 4g（后下），滑石 30g（包煎），制半夏 10g，淡竹叶 6g，厚朴 6g，茯苓 15g，桃仁 10g，陈皮 6g，炙甘草 3g。水煎服。

3. 热毒炽盛证

【证候】高热不退，面赤，汗出，口渴饮冷，小便黄赤，大便干结，舌质红、苔黄燥，脉洪数。

【治法】清热泻火。

【方药】黄连 5g，黄芩 10g，栀子 6g，生石膏 30g（先煎），知母 6g，玄参 10g，半枝莲 15g，半边莲 15g，重楼 15g，生地黄 10g，炙甘草 3g。水煎服。

4. 气虚发热证

【证候】发热每于劳累后发生或加剧，热势或高或低，头晕乏力，少气懒言，自汗，易患感冒，食少便溏，舌质淡、苔薄白，脉细弱。

【治法】益气健脾，甘温除热。

【方药】炙黄芪 15g，党参 10g，白术 10g，柴胡 6g，陈皮 6g，茯苓 15g，当归 10g，大枣 5 枚，生姜 3 片，炙甘草 3g。水煎服。

5. 阴虚发热证

【证候】午后或夜间发热，手足心热，或骨蒸潮热，颧红，盗汗，心烦，少寐，口干咽燥，尿短赤，大便干结，舌质红干或有裂纹、无苔或少苔，脉细数。

【治法】滋阴清火，除蒸退热。

【方药】玄参 10g，青蒿 10g，鳖甲 30g（先煎），白薇 10g，知母 6g，生地黄 12g，赤芍 10g，牡丹皮 6g，麦冬 10g，蒲公英 15g，地骨皮 10g，炙甘草 3g。水煎服。

(三) 药膳良方

1. 白花蛇舌草鲜汁

新鲜白花蛇舌草 60g，洗净后捣烂取汁，分 2 次饮用。适用于各类癌性发热。

2. 石斛地骨皮茶

铁皮石斛15g,地骨皮10g。将以上2味碾成粗末,放入杯中,沸水冲泡,代茶饮用。适用于阴虚癌性发热。

3. 参归红枣饮

人参3g,当归10g,大枣5枚。将以上3味碾成粗末,入锅煎煮30分钟,取汁饮用。适用于气虚发热。

4. 鲜地黄蒲公英汁

新鲜地黄30g,鲜蒲公英50g。将以上2味共同捣汁,分2次饮用。适用于阴虚发热证。

5. 蛇舌草二莲饮

白花蛇舌草50g,半枝莲30g,半边莲30g,蜀羊泉15g。将以上4味同入锅中,加水煎煮30分钟,滤汁分2次饮用。适用于热毒炽盛证。

四、癌性腹泻

癌性腹泻的中医病因病机主要与邪毒内蕴、脾胃虚弱、脾肾阳虚、湿毒内攻等因素有关。其病位在脾胃与大肠、小肠,但与肝、肾密切相关,且常可由肝气乘脾或脾肾阳虚所致。

(一)病因病机

1. 病因

(1)邪毒内蕴 肿瘤患者久病失治,脾胃受损,日久伤肾,脾失温煦,运化失常,水湿内停,水谷不化,湿滞内生,易致腹泻。

(2)脾胃虚弱 患病日久,多虚多瘀,脾胃气虚最为普遍。化疗药物使脾胃更加虚弱,脾胃运化无力,升降失常,清浊不分,从而出现泄泻。

(3)脾肾阳虚 正气既虚,癌毒较盛,复因化疗及饮食失当,以致湿浊外侵,引起脾胃运化障碍,久病之后,肾阳损伤,或因年老体衰,阳气不足,命门火衰,不能助脾腐熟水谷,水谷不化,乃发为泄泻。

(4)肝郁脾虚 肿瘤患者情志不畅,肝气不调,复因化疗而伤脾胃,肝木乘土,气机逆乱,升降失司,发为泄泻。

2. 病机

(1)脾胃受损,湿困脾土,肠道功能失司 肿瘤患者病后体虚,脾胃受损,日久伤肾,脾失温煦,运化失常,水湿内停,水谷不化,湿滞内生,易致腹泻。

(2) 脾虚湿盛，发病关键是脾虚湿盛　脾胃虚弱，运化无力，升降失常，清浊不分，从而出现泄泻。

(3) 与肝肾密切相关　肝主疏泄，调节脾运化。肾主命门之火，能暖脾助运、腐熟水谷，且肾司开阖。

（二）辨证施治

1. 脾胃虚弱证

【证候】神疲乏力，胃纳欠佳，大便每天 5～6 次，质稀薄，夹不消化物，伴腹胀或隐痛，舌质淡、苔薄白，脉细。

【治法】益气健脾止泻。

【方药】参苓白术散加减：党参 10g，炒白术 10g，茯苓 10g，薏苡仁 15g，山药 15g，白扁豆 15g，莲子肉 10g，木香 10g，鸡内金 10g，谷芽 30g，麦芽 30g，炙甘草 3g。水煎服。

【加减】精神萎软、自汗不止者加麻黄根 10g；夜寐欠佳加合欢皮 15g；大便水泻不止者加诃子 10g，石榴皮 10g。

2. 癌毒内侵证

【证候】腹胀，腹痛即泻，里急后重，粪色黄褐秽臭，大便夹有黏冻物或血，肛门灼热，伴发热，食欲不振，恶心、呕吐，小便黄赤短少，舌质红、苔黄腻，脉弦。

【治法】清热利湿。

【方药】葛根芩连汤加减：葛根 15g，黄芩 10g，黄连 5g，茯苓 15g，白芍 15g，防风 6g，姜半夏 10g，草竹茹 10g，炒麦芽 30g，滑石 15g（包煎），炙甘草 3g。水煎服。

【加减】腹胀明显者加木香 10g；胃纳欠佳、舌苔厚腻者加苍术 10g，厚朴 6g，砂仁 5g（后下）；大便色黑或夹有暗红色血者加地榆炭 30g，侧柏炭 10g，槐花 10g。

3. 脾肾阳虚证

【证候】泄泻多在黎明之前，腹部作痛，肠鸣即泻，大便清稀或水样，伴形寒肢冷，腰膝酸软，胃纳欠佳，苔薄白，脉沉细。

【治法】温补脾肾，固涩止泻。

【方药】真人养脏汤加减：党参 10g，炒白术 10g，诃子 10g，肉豆蔻 6g，杭白芍 10g，补骨脂 10g，五味子 6g，木香 10g，炙鸡内金 10g，炙甘草 3g。水煎服。

【加减】畏寒肢冷明显者加制附片 6g；腰酸、耳鸣者加续断 12g，菟丝子 10g；食后作胀加木香 10g。

4. 肝郁脾虚证

【证候】因抑郁恼怒或情绪紧张之时，发生肠鸣则腹痛，痛即欲泻，泻后痛不减伴有情志不畅，嗳气频作，焦虑不安，食欲不振等。

【治法】舒肝行气，健脾止泻。

【方药】痛泻要方加减：苍术 10g，陈皮 10g，白术 10g，白芍 15g，防风 6g，茯苓 15g，香附 10g，柴胡 10g，炙甘草 3g。水煎服。

【加减】大便夹不消化物者加炒麦芽 30g，焦山楂 15g。

（三）药膳良方

1. 山药茯苓粉

怀山药 20g，白茯苓 15g。将以上 2 味同碾成细粉，加糖少许，分 2 次服用。适用于脾胃虚热证癌性腹泻。

2. 复方蛇舌草茶

白花蛇舌草 15g，半枝莲 10g，重楼 10g。将以上 3 味同入杯中，沸水冲泡，代茶饮用。适用于癌毒内侵证癌性腹泻。

3. 补骨脂肉桂粉

补骨脂 10g，肉桂 2g。将以上 2 味同碾成精细粉，分 3 次吞服。适用于脾肾阳虚证癌性腹泻。

4. 二花二皮茶

玫瑰花 3g，代代花 3g，青皮 2g，陈皮 2g。将以上 4 味同碾成粗末，放入杯中，沸水冲泡，代茶饮用。适用于肝郁脾虚型癌性腹泻。

五、肿瘤相关性便秘

"肿瘤"归属于"癌病""癥瘕积聚""岩"等范畴，其病机为正气已虚、邪毒阻滞之本虚标实之证。中医古籍中也没有肿瘤相关性便秘的记载，可归属于"便秘病"大类，病机同样为正气已虚、邪毒阻滞致脏腑传导不利而成，其病位在肠道，又与五脏六腑的功能相关。东汉时期张仲景提出"寒、热、虚、实"4 种便秘，为后世医家对便秘病机的认识奠定了基础，对肿瘤相关性便秘的病因病机与辨证分型同样有所启发。明代《景岳全书·秘结》认为前人对便秘"立名太烦，又无确据，不得其要而徒滋疑惑，不无为临症之害也"，遂总结为阴结和阳结 2 个大类，认为有火为阳结，无火是阴结，提示肿瘤相关性便秘的病机可从阴、阳 2 个方面概括。在治疗上以补虚泻实为提纲，补虚即补正气虚，泻实即泻邪毒阻滞。

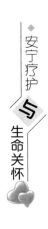

（一）病因病机

现代医家按照病因将肿瘤相关性便秘分为阿片类药物、化学药物、止吐药物的使用，占位梗阻性，癌细胞侵袭，机能退化，饮食结构改变与活动量减少6类。肿瘤患者多素体虚弱，或又接受各种治疗损伤正气，或又因焦虑抑郁等因素导致脏腑功能受损，肠腑气机不畅或不通，发为便秘。肿瘤相关性便秘是因癌毒暗生，阴阳失调，津液气血俱损，故治疗当以辨证为先，以滋阴润肠、补气养血为主，少辅宽肠泻下药物。一般认为，肿瘤患者正虚邪盛的体质是其便秘发病的关键，病机在于"阴阳两虚、癌毒蕴结、六腑传导不利"，治疗上强调解毒和扶正并用，达到阴阳并补、寒热同调，消癌解毒的目的。

1. 肠胃积热

患者素体阳盛，过食醇酒厚味，过食辛辣，或热病之后余热留恋，或过服热药，均可致肠胃积热，耗伤津液，肠道干涩失润而致。

2. 气机郁滞

忧愁思虑，或抑郁恼怒、肝郁气滞，或久坐少动、气机不畅，均可使腑气郁滞，通降失常。肿瘤患者对疾病本身的恐惧，导致患者出现精神抑郁、紧张，胃肠道功能失调，引起便秘。

3. 气血阴津亏虚

劳倦、饮食内伤，或病后、产后及年老体虚之人，可见气血两亏。气虚则大便传送无力；血虚则阴枯不能滋润大肠，甚至损及下焦精血，以致本元虚亏。肿瘤患者经过手术、放射治疗、化疗等治疗，正气亏虚，津液不足，气虚则大肠传导无力，津亏则大肠失于濡润，如果再加之阿片类药物的温热收涩，必然导致大肠传导失司而形成便秘。

（二）辨证施治

1. 热秘证

【证候】大便干结，口臭唇疮，面赤口渴，心烦易怒，腹部胀满。

【治法】清热润肠。

【方药】麻子仁丸：火麻仁10g，郁李仁10g，瓜蒌仁10g，杏仁10g，枳实10g，生大黄5g（后下），厚朴6g，炒白芍10g，炙甘草3g。水煎服。

2. 气秘证

【证候】嗳气频作，胸胁痞满，甚则腹胀痛，纳少，欲便不得。

【治法】顺气导滞。

【方药】六磨汤：槟榔10g，沉香5g（后下），乌药10g，木香10g，枳实6g，生大黄5g（后下），炙甘草3g。水煎服。

3. 气虚证

【证候】排便困难，粪质并不干硬，虽有便意，临厕努挣乏力，挣则汗出短气，面色㿠白，神疲肢倦，舌淡、苔薄，脉虚。

【治法】益气润肠。

【方药】黄芪汤：炙黄芪20g，党参10g，绞股蓝10g，陈皮6g，枳实10g，火麻仁15g，瓜蒌仁15g，郁李仁15g，炙甘草3g。水煎服。

4. 血虚证

【证候】大便秘结，粪质常呈栗子状，面色无华，心悸，头眩，唇舌淡，脉细。

【治法】益脾润肠。

【方药】润肠丸：火麻仁15g，瓜蒌仁15g，郁李仁15g，桃仁10g，当归15g，制首乌15g，炙甘草3g。水煎服。

5. 阴虚肠燥证

【证候】肿瘤日久，形疲消瘦，大便干结如羊粪状，口干舌燥，舌质红，少苔或无苔，脉细数。

【治法】养阴润肠。

【方药】滋阴汤加减：生地黄15g，玄参15g，麦冬10g，玉竹10g，火麻仁15g，瓜蒌仁15g，郁李仁15g，肉苁蓉10g，当归10g，决明子15g，炙甘草3g。水煎服。

（三）药膳良方

1. 大黄火麻仁茶

生大黄3g，火麻仁15g，蜂蜜少许。将前生大黄、火麻仁用沸水冲泡，调入蜂蜜，代茶饮用。适用于热秘证。

2. 二香枳实茶

木香10g，沉香3g，枳实6g。将以上3味碾成粗末，放入杯中，沸水冲泡，代茶饮用。适用于气秘证。

3. 参芪饮

党参15g，炙黄芪20g，肉苁蓉10g。将以上3味碾成粗末，放入杯中，沸水冲泡，代茶饮用。适用于气虚便秘。

4. 四仁茶

火麻仁15g，瓜蒌仁15g，郁李仁15g，当归10g，制首乌10g。将

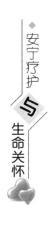

以上品种碾成粗末,放入杯中,沸水冲泡,代茶饮用。适用于阴虚肠燥证。

5. 肉苁蓉粥

肉苁蓉 20g,粳米 50g。将肉苁蓉与淘净的粳米同入锅中,加水煮成稀粥,代餐饮用。适用于虚性便秘。

六、肿瘤相关性失眠

病因病机主要包括气血阴阳失调、肝失疏泄、痰热内阻、心神失养等。这些因素相互影响,共同导致了失眠的发生。辨证施治主要包括调整阴阳、调和气血、调肝理气等方法,同时需要结合患者的具体情况进行个体化治疗。

(一)病因病机

1. 气血阴阳失调

肿瘤患者的脏腑功能常常受到损害,气血阴阳失调,阴虚不能纳阳,或阳虚不得入阴,导致失眠。肿瘤的治疗手段,如手术、化疗、放射治疗等,也会耗气伤血,损阴伤阳,进一步导致气血阴阳失调。

2. 肝失疏泄

肿瘤患者长期情志不畅,肝气郁结,气郁化火,肝火扰神,导致失眠。肝气疏泄失常又会阻滞气血运行,变生瘀滞,或者日久耗伤气血,藏血失职,引起心脉瘀阻,神失所养,发为不寐。

3. 痰热内阻

肿瘤患者存在代谢产物异常,痰邪内阻,气机郁滞,痰邪扰神则夜不能寐。

4. 心神失养

肿瘤患者多存在严重的心理压力,思虑过度,心中阴血暗耗,导致营血不足,阳无所恋,复浮于外,形成阳不入阴、阴阳不交,而魂魄妄行的病理状态,故而出现失眠、多梦。肿瘤患者长期的精神压力和心理负担也会导致心神失养,引发失眠。

(二)辨证施治

1. 心脾两亏证

【证候】多梦易醒,心悸健忘,体倦神疲,饮食无味,面色少华,舌淡、苔薄,脉细无力。

【治法】补益心脾,养血安神。

【方药】归脾汤加减：炙黄芪15g，当归10g，党参10g，白术10g，茯神10g，龙眼肉15g，远志10g，酸枣仁10g，夜交藤15g，合欢皮15g，炙甘草3g。水煎服。

2. 阴虚火旺证

【证候】心烦不寐，头晕耳鸣，口干津少，五心烦热，腰酸梦遗，舌质红，脉细数。

【治法】滋补肾阴，清心降火。

【方药】天王补心丹加减：当归10g，酸枣仁10g，柏子仁10g，天冬10g，麦冬10g，生地黄10g，人参3g（另煎），玄参10g，茯神10g，五味子6g，远志10g，合欢皮10g，炙甘草3g。水煎服。

3. 肝虚胆怯证

【证候】虚烦不寐，寐则多梦，时易惊醒，性急易怒，头晕目眩，舌红、苔薄，脉弦细。

【治法】平肝养血，清胆宁神。

【方药】酸枣仁汤：酸枣仁10g，炙甘草3g，知母6g，茯神10g，夜交藤15g，合欢皮15g，五味子6g，炙甘草3g。水煎服。

4. 胃中不和证

【证候】失眠，脘闷嗳气，腹中不适，甚则呕恶，脘腹胀痛，苔腻，脉滑。

【治法】消食导滞，和胃安神。

【方药】保和丸：焦山楂15g，六神曲10g，制半夏10g，茯神10g，陈皮6g，连翘10g，莱菔子10g，麦芽15g，夜交藤15g，合欢皮15g，炙甘草3g。水煎服。

（三）药膳良方

1. 石斛玉竹大枣粥

铁皮石斛15g，玉竹10g，大枣10枚，粳米50g。将石斛、玉竹放入锅中加水煎汁，去渣取汁，与洗净的粳米、大枣一同煮成稠粥，早、晚分食。适用于阴虚火旺证癌性失眠。

2. 生地黄粥

生地黄汁50g，粳米50g。两者同入锅中，煮成稀粥，早、晚分食。适用于阴虚火旺证癌性失眠。

3. 灵芝甜牛奶

灵芝粉5g，牛奶150g，白糖5g。将牛奶倒入锅中煮沸，加入灵芝

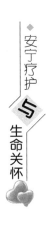

粉、白糖,拌匀即成。适用于心脾两虚证癌性失眠。

4. 桂圆枣仁茶

龙眼肉 20g,酸枣仁 10g,柏子仁 10g,白糖 10g。将酸枣仁、柏子仁与龙眼肉同入锅中,煎煮 20 分钟,滤渣取汁倒入白糖即成,代茶饮用。适用于心脾两虚证癌性失眠。

5. 玉竹苦瓜粥

苦瓜 100g,玉竹 15g,粳米 50g。将苦瓜洗净切片与玉竹、粳米同入锅中,煮成稀粥。适用于阴虚火旺证癌性失眠。

6. 百合柏子仁粥

百合 30g,柏子仁 20g,蜂蜜 10g。将百合、柏子仁入锅煎煮 20 分钟,取汁后调入蜂蜜即成。适用于气阴两虚证癌性失眠。

7. 三子茶

枸杞子 6g,决明子 20g,柏子仁 20g。将以上 3 味同入杯中,沸水冲泡,代茶饮用。适用于肝旺胆怯型癌性失眠。

8. 焦三仙陈皮茶

焦山楂 20g,焦神曲 15g,炒麦芽 15g,陈皮 5g。将以上 4 味同入杯中,沸水冲泡,代茶饮用。适用于胃中不和证癌性失眠。

七、癌因性疲乏

癌因性疲乏是一种由肿瘤或肿瘤治疗引起的持续性、主观的疲劳或乏力感,与近期活动量不成比例,严重影响患者的日常生活功能。癌因性疲乏的发生率在 70%~100%,是肿瘤患者最为常见的伴随症状。

(一)病因病机

癌因性疲乏可归属于"虚劳"范畴。虚劳,又称为虚损,是以脏腑功能衰退,气血阴阳不足为主要病机的多种慢性虚弱证候的总称。《诸病源候论·虚劳病诸候》:"夫虚劳者,五劳六极七伤是也。"多种原因均可导致虚劳,《理虚元鉴·虚症有六因》所说的"有先天之因,有后天之因,有痘疹及病后之因,有外感之因,有境遇之因,有医药之因",对引起虚劳的原因作了比较全面的归纳。癌因性疲乏是患者在临床治疗过程中,放射治疗、化疗、药物及其他多种因素作用于机体,引起脏腑气血阴阳的亏虚,日久不复而成。其发病机制主要是正气不足,气血阴阳亏损,脏腑虚损而为病,同时或夹痰,夹湿,或气血瘀滞。

1. 脏腑功能衰退

癌因性疲乏的病位主要在脾、肺、肝、肾。这些脏腑功能衰退导致了气血两虚，脏腑功能失调。肝肾亏虚是癌因性疲乏的重要病因。肝肾亏虚则精血不旺，不能充髓养骨，发生骨痿。

2. 气血阴阳不足

癌因性疲乏的病机还包括气血阴阳不足。这与肿瘤的发生、发展及治疗关系密切。肿瘤作为新生物大量消耗人体的气血，同时肿瘤的某些治疗手段相当消耗人体气血，导致气血亏虚，形成虚劳诸症。

3. 与肿瘤和肿瘤治疗相关的因素

癌毒久积，正气亏虚，气血阴阳虚衰，血液瘀滞，气机阻塞，痰湿不化，停留于五脏六腑，日久形成虚劳诸症。手术、放射治疗、化疗等西医治疗损伤患者气血，导致气血亏虚，故患者感到周身乏力。

（二）辨证施治

1. 气血不足证

【证候】头晕目眩，少气懒言，乏力自汗，面色淡白或萎黄，心悸失眠，舌淡而嫩，脉细弱等。

【治法】补益气血，健运脾胃。

【方药】八珍汤合当归补血汤加减：炙黄芪 15g，党参 15g，白术 10g，茯苓 10g，当归 10g，炒白芍 10g，制首乌 10g，陈皮 6g，刺五加 10g，绞股蓝 10g，炙甘草 3g。水煎服。

【加减】若短气自汗、声音低怯、时寒时热、平素易感冒，属肺气虚，宜补益肺气，以补肺汤加减。若心悸、气短、自汗、劳则尤甚、神疲体倦，属心气虚者，以七福饮加减。若心悸怔忡、健忘、失眠、多梦、面色不华，属心血虚者，宜养血宁心，以养心汤加减。若饮食减少、食后胃脘不适、倦怠乏力、大便溏薄、面色萎黄，属脾气虚者，宜健脾益气，以加味四君子汤加减。若体倦乏力、纳差食少、心悸气短、健忘失眠、面色萎黄，脾血虚者，宜补脾养血，以归脾汤加减。

2. 脏腑亏虚证

【证候】乏力，纳差，面色㿠白，畏寒肢冷，腰酸或下腹冷痛，久泻久痢，或五更泄泻，或下利清谷，或小便不利，面浮肢肿，甚则腹胀如鼓、气喘心悸，舌淡胖、苔白滑，脉沉细。

【治法】补虚回阳，温中散寒。

【方药】附子理中汤合右归丸加减：制附子 6g，干姜 6g，菟丝子 6g，仙茅 10g，淫羊藿 10g，锁阳 10g，巴戟天 10g，陈皮 6g，炙甘草 3g。水煎服。

3. 气虚血瘀证

【证候】面色淡白或晦滞,身倦乏力,少气懒言,疼痛如刺(常见于胸胁部位),痛处不移,拒按,舌淡暗或有紫斑,脉沉涩。

【治法】补气活血化瘀。

【方药】参苓白术散合血府逐瘀汤加减:炙黄芪15g,人参3g(另煎),白术10g,绞股蓝10g,丹参15g,川芎10g,桃仁10g,红花6g,炙甘草3g。水煎服。

4. 阴虚火旺证

【证候】身倦、乏力、午后潮热,或夜间发热、发热不欲近衣、手足心发热,或骨蒸潮热、心烦、少寐、多梦、颧红、盗汗、口干咽燥、大便干结、尿少色黄,舌质干红或有裂纹,无苔或少苔,脉细数。

【治法】滋阴清热。

【方药】百合固金汤加减:百合15g,生地黄15g,玄参15g,玉竹10g,地骨皮10g,青蒿10g,天花粉10g,芦根15g,石斛10g,火麻仁10g,郁李仁10g,炙甘草3g。水煎服。

5. 痰湿凝聚证

【证候】乏力,头重如裹,颈项酸痛,关节肿痛,四肢困倦,浮肿,胸腔积液、腹水、胸脘痞闷,口淡而黏,食欲不振,口虽渴却不思饮水,舌红或暗淡,脉滑。

【治法】健脾除湿,化痰散结。

【方药】六君子汤合海藻玉壶汤加减:党参10g,白术10g,茯苓10g,陈皮6g,炒薏苡仁10g,猪苓10g,海藻15g,昆布15g,玉米须15g,制贝母10g,炙甘草3g。水煎服。

(三)药膳良方

1. 玄参地骨皮茶

玄参20g,地骨皮15g。将以上2味碾成粗末,放入杯中,沸水冲泡,代茶频频饮用。适用于阴虚火旺证癌性疲乏。

2. 太子参山药粥

太子参15g,怀山药20g,粳米50g。将以上3味洗净后同入锅中,用小火煮成稀粥,2次分食。适用于气血两虚证癌性疲乏。

3. 参花茶

人参花6g。将参花放入杯中,沸水冲泡,代茶饮用。适用于脏腑亏虚型癌性疲乏。

4. 党参大枣茶

党参 15g，大枣 10 枚。将以上 2 味同入锅中，加水煎煮 30 分钟，代茶饮用。适用于脏腑亏虚、气血两虚证癌性疲乏。

5. 陈皮贝母羹

陈皮 10g，贝母 10g，生薏苡仁 30g。将以上 3 味同入锅中，小火煮成浓稠羹，2 次分服。适用于痰湿凝聚证癌性疲乏。

6. 西洋参桂圆茶

西洋参 3g，龙眼肉 15g。将以上 2 味放入杯中，沸水冲泡，代茶饮用。适用于气阴两虚证癌因性疲乏。

八、癌痛

(一)病因病机

恶性肿瘤中医古称"积证"。随着中医学的发展，医学家对肿瘤病因的认识也逐渐丰富起来，而癌痛与肿瘤的病因基本一致。

1. 病因

(1)外感六淫邪毒　如《黄帝内经·灵枢·九针论》篇曰"时者，四时八风之客于经络之中，为瘤病者"，提出了"八风"停留在经络之中而成瘤病。《诸病源候论》中曰"恶核者，内里忽有核累累如梅李，小如豆粒……此风邪夹毒所成"，都说明风、寒、暑、湿、燥、火这六淫邪毒直接侵袭是癌肿形成的因素之一。邪毒之气，由表入里，客邪久留，而致脏腑气血阴阳失调，进而出现气滞、血瘀、痰浊等病变，终致癌毒形成，发生癌性疼痛。

(2)七情内伤　长期的精神压力或突然受到剧烈的精神创伤，超出了正常生理活动所能调节的范围，造成七情太过或不及均可引起体内气血运行失常。情志不遂，肝郁气滞，久则导致血瘀；气机逆乱，气不布津，久则津凝为痰。血瘀、痰浊互结，经络不通，化生癌毒，引发癌肿，日久则导致各种癌痛的发生。而情志与疼痛息息相关，情志舒展，则疼痛可缓；情志郁结，则疼痛更甚。元代朱震亨在《格致余论》中指出乳岩的病因，"……忧怒抑郁，朝夕积累，脾气消阻，肝气积滞，遂成隐核"。

(3)饮食失节　嗜食肥甘厚味，或常用不洁之物，损伤脾胃，脏腑失调，气血不畅，气虚血瘀，经络不通；脾失健运，水谷精微运输失调，水湿运化不利，则痰浊内生。痰湿阻络，重浊黏腻，则疼痛日久不

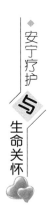

愈。金代张元素在《活法机要》中论积证时亦指出"脾胃虚弱，气血两衰，四时有感，皆能成积"。

(4) 正气虚亏　隋代巢元方在《诸病源候论》中指出，积聚者，由阴阳不和，脏腑虚弱，受于风邪，搏于脏腑之气所为也。先天禀赋不足，或后天失养，致脏腑功能紊乱，各种致病因素乘虚而入，可导致癌毒的发生，此为因虚致实，当癌肿不断增长，更加耗伤人体正气，此为由实致虚，虚实夹杂，迁延日久，导致疼痛不断加重。

2. 病机

古人认为"积证"主要是正气内虚，而致气滞、血瘀、痰湿、癌毒等病理因素相互纠结、日久积滞而成癌肿，总属本虚标实之证。《黄帝内经·素问·举痛论》记载："经脉流行不止，环周不休，寒气入经而稽迟，泣而不行，客于脉外则血少，客于脉中则气不通，故卒然而痛。"认为寒入经脉，导致经脉不通则痛。《诸病源候论》中提出"血气衰少，脏腑虚弱，故令风冷之气独盛于内，其冷气久积不散……乃变成积聚……"，说明气血虚弱也可造成积聚。"不荣则痛"有2个主要方面：一是由于气滞、血瘀、寒邪等病邪壅滞于脏腑经络，使气机运行不畅而导致"不通则痛"，临床表现多为实证。二是气血阴阳亏虚、经络失养，脏腑亏虚而致"不荣则痛"，临床表现多为虚证。

癌痛的病机总体分为虚、实2种。实证多为气机阻滞、寒邪凝滞、热毒郁结、瘀血阻滞、痰湿阻滞等。虚证多为脏器虚衰、失却濡润、功能失调。这些病机不是独立的，而是相互夹杂、相互影响、相互转化的。机体阴阳失衡，气血失调，从而导致气滞、血瘀、痰凝等病理变化，使其脉络瘀阻，闭塞凝聚成结块，此乃实痛，即所谓"不通则痛"。邪气久居，耗伤气血，阴经亏损，脏腑经络失于濡润，此乃虚痛，即所谓"不荣则痛"。

(二) 辨证施治

1. 气滞疼痛证

【证候】胀痛为主，窜痛不定，时轻时重，舌淡红、苔白，脉弦。

【治法】行气止痛。

【方药】谢氏行气拈痛汤加减：木香10g，青皮10g，陈皮10g，川芎10g，延胡索30g，炒白芍30g，枳壳10g，郁金10g，徐长卿16g，乳香10g，没药10g，炙甘草5g。水煎服。

2. 血瘀疼痛证

【证候】刺痛为主，拒按，痛有定处，舌质暗或有瘀点、瘀斑，脉涩。

【治法】活血止痛。

【方药】血府逐瘀汤加减：桃仁10g，红花6g，当归10g，川芎20g，赤芍10g，枳壳10g，郁金10g，柴胡10g，丹参15g，炙甘草5g。水煎服。

3. 痰湿疼痛证

【证候】痛而重着，伴有胸脘痞满，腹胀身困，头晕痰多，嗜睡，舌苔腻，脉滑。

【治法】化痰利湿。

【方药】二陈汤合薏苡仁汤加减：青皮10g，陈皮10g，制半夏10g，茯苓10g，生薏苡仁30g，延胡索30g，炒白芍30g，茯苓15g，炙甘草5g。水煎服。

4. 热邪疼痛证

【证候】灼痛为主，痛处不移，伴有发热，口渴、出血等症，舌红黄，脉数。

【治法】清热解毒。

【方药】五味消毒饮：白花蛇舌草30g，半枝莲15g，半边莲15g，蜀羊泉15g，铁树叶15g，薏苡仁30g，羊乳10g，紫花地丁15g，金银花15g，生甘草5g。水煎服。

5. 阳虚寒痛证

【证候】疼痛较剧，形寒怕冷，得温则舒，骨节酸痛，痛处不移，舌苔白，脉紧。

【治法】温经散寒。

【方药】阳和汤加减：肉桂5g（后下），白芥子10g，姜黄15g，麻黄10g，鹿角胶10g（烊化），生甘草5g。水煎服。

6. 气虚疼痛证

【证候】隐痛、钝痛居多，痛有定处，疼痛喜按，体虚行瘦，汗多，舌苔薄、舌质淡，脉细弱。

【治法】益气止痛。

【方药】补中益气汤加减：炙黄芪15g，党参10g，白术10g，当归10g，陈皮6g，升麻10g，柴胡10g，延胡索30g，赤芍15g，白芍15g，大枣6枚，炙甘草10g。水煎服。

7. 血虚疼痛证

【证候】疼痛或隐或剧，贫血外貌，唇甲色淡，面色苍白，或伴有出血，便血、呕血、月经量多等，舌苔薄、质淡，脉细。

【治法】养血止痛。

【方药】归脾汤加减：炙黄芪15g，龙眼肉20g，人参3g（另煎），白术10g，当归10g，茯苓15g，酸枣仁10g，远志10g，木香10g，延胡索15g，炙甘草5g。水煎服。

8. 阴虚疼痛证

【证候】疼痛不安，骨蒸潮热，低热盗汗，五心烦热，消瘦，舌苔薄少、舌质红，脉细。

【治法】滋阴止痛。

【方药】左归丸加减：熟地黄15g，山药15g，枸杞子10g，山茱萸10g，菟丝子30g，鹿角胶10g（烊化），龟板胶10g（烊化），炒白芍30g，延胡索30g，炙甘草3g。水煎服。

(三) 药膳良方

1. 徐长卿行气茶

徐长卿30g，木香10g，炙甘草2g。将以上3味碾成粗末，放入杯中，沸水冲泡，代茶饮用。适用于气滞疼痛证。

2. 川芎延胡索茶

川芎20g，延胡索30g。将以上2味碾成粗末，放入杯中，沸水冲泡，代茶饮用。适用于血瘀疼痛证。

3. 青陈皮贝母茶

青皮10g，陈皮10g，浙贝母6g。将以上3味碾成粗末，放入杯中，沸水冲泡，代茶饮用。适用于痰湿疼痛证。

4. 蛇舌草蒲公英鲜汁

鲜白花蛇舌草50g，鲜蒲公英60g。将以上2味洗净后捣烂取汁，分2次饮用。适用于热邪疼痛证。

5. 鹿角胶甜饮

鹿角胶15g，白糖20g。将鹿角胶打碎，烊化，调入白糖。适用于阳虚疼痛证。

6. 黄芪肉桂蜜饮

炙黄芪30g，肉桂5g，蜂蜜15g。将炙黄芪、肉桂碾成粗末，放入杯中，沸水冲泡，调入蜂蜜即成。适用于气虚疼痛证。

7. 归芍大枣汤

当归10g，炒白芍30g，大枣6枚。将以上3味同入锅中，加水煎

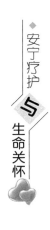

煮 40 分钟，取汁后分 2 次饮用。适用于血虚疼痛证。

8. 蜂蜜黑豆浆

蜂蜜 30g，黑豆 50g。将黑豆泡发后放入豆浆机中制成黑豆浆，调入蜂蜜。适用于阴虚疼痛证。

（四）谢氏癌痛膏药的应用

【组成与比例】

主料：生川乌 10%，生草乌 10%，生川芎 12%，香白芷 10%，当归尾 10%，天南星 4%，延胡索 12%，生细辛 6%，马钱子 3%，乳香 7%，没药 7%，三七粉 4%，生姜油 5%（1 万张传统黑膏药需用以上药材 100 千克）。

辅料：麻油、黄丹粉、薄荷脑、樟脑、冰片、松节油、热熔胶各适量（由生产厂家根据工艺流程掌握剂量）。

【组方意义】

谢氏癌痛膏的配方系南京中医药大学附属南京中医院金陵名医馆主任中医师、从事医教研工作 60 年的全国著名老中医、国家级重点学科"中医养生学"学术带头人、江苏省非物质文化遗产代表性项目"张简斋中医温病医术"代表性传承人谢英彪教授，根据中医外科名医华佗的"麻沸散"，结合自己 60 年临床经验精心研制而成。

麻沸散是一张麻醉止痛的古代名方，由曼陀罗花、生草乌、白芷、当归、川芎、天南星组成，功专活血、行气、麻醉、止痛。华佗将其用于胸部、腹部和头颅手术，这可能是传说。但是，将其用于刮骨疗毒、疮疡痈疖切开手术的止痛则有文献记载，是可以深信不疑的。三国时期，战乱频发，毒箭射伤、刀矛刺伤、化脓感染者时有发生，故有蜀国大将关羽请华佗用麻沸散局部外用后用尖刀刮尽腐肉和中毒骨膜，保住性命和手臂的记载，从而也证实了麻沸散的止痛功效。

谢英彪教授以麻沸散 6 味中药为本方的君药。因曼陀罗花为国家禁用之物，目前无法购买，故以散寒活血止痛的川乌代替。川乌配草乌，相辅相成，配成"对子药"用于临床，则祛痛效果更强。临床观察和现代药理研究均已证实川乌、草乌有良好的温经散寒止痛功效。两者生用则祛痛功效更佳，外用常收到立竿见影的止痛作用。生川芎辛香走窜之性甚强，为"血中之气药"，功擅活血行气、祛风止痛，主治血瘀气滞导致的各种痛证。谢英彪教授在临床中用川芎内服或研粉外敷，治疗头痛、胸痛、腰背痛、关节痛、妇女痛经，常收奇效。白芷性味辛温，善

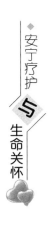

于通窍止痛。谢英彪教授在60年临床中喜用白芷代替麝香，因麝香价格昂贵，货源紧缺，目前临床已弃用，用白芷代替，当属最佳选择。当归补血活血，本膏药采用当归尾，取其活血化瘀止痛功效。天南星为化顽痰、散结消肿之品，现代药理研究证实其有镇静、镇痛作用。综上所述，华佗的麻沸散组成少而精，功力专，止痛佳，已为现代药理证实是有科学道理的，故谢英彪教授以麻沸散6味药为本膏药主要成分，是君药。

第三节 中医药护理在安宁疗护中的应用

中医护理学是中医学的重要组成部分，是在中医理论指导下，应用整体观念、辨证施护中医技术，对患者及人群进行全面照护，保护和促进人体健康的一门综合性应用学科。清代黄凯钧在《友渔斋医话》提出"不轻忽临危病患""不厌恶秽恶病患"，强调对于临终病危的患者不能在态度上有所不正。中医学把人看成一个整体，认为人与自然环境、心理、社会因素密切相关，这与安宁疗护倡导的"全人全程全家全方位全社区""身心社精整体照护"的服务模式相契合，两者都强调对患者的关怀，应从躯体、心理、精神、生活状况和经济能力多方面统筹，即生理、心理和社会的照护。

一、中医安宁疗护实践的特点

随着现代临床理念的快速发展，人性化理念在临床上得到了普遍的认可，安宁疗护由此应运而生。安宁疗护主要遵循人文理念，充分尊重患者的生命价值，最大限度地减轻患者的痛苦，帮助患者安详有尊严地离开。该疗护模式无法治愈疾病，旨在通过人性化和柔性化的护理模式，减轻患者的身心痛苦，提高患者的生命质量，尽可能地延长生存周期，提高患者身心的舒适程度，维持患者的生命尊严。中医重视"养"，换言之，中医重视阴阳调和的状态。对待肿瘤患者，重视以调养缓解、控制症状，这与安宁疗护中症状控制，提高生命终末期生活质量的宗旨不谋而合。结合安宁疗护实践，临终患者大多是肿瘤、慢性病患者，重视调养对于缓解和去除临终患者的身体疼痛、控制症状具有重要的作用。

（一）对人文理念的重视

人文护理理念的核心在于人本和人道，由人的文化、人的自然情感、人的道德情怀、人的利益需要和人的社会关系等基本要素所组成，其核心在于肯定人性和自我价值。中医安宁疗护在实践过程中，高度重视人文理念，注重患者的整体治疗和人文关怀。

中医安宁疗护从人文的角度出发，为患者及其家属提供身体、心理、社会、精神四位一体的综合照护，这是人性温度和专业技术的有机融合，兼有自然科学与社会科学的属性。

在中医安宁疗护实践中，护理人员实施人文关怀等护理手段，能增强症状控制效果、增进舒适、获得支持的力量及心理与精神的安宁。

安宁疗护的医学理念是将有严重疾病的患者视为"一个整体的人"，以多学科协作模式，给予他们病痛和不适症状的缓解，以及心理疏导、人文关怀等全方位治疗及护理，提高患者在最后生存期的生命质量。

我国的安宁疗护中增加中医特色，加入中医文化理念，建立并完善安宁疗护多学科服务模式，为疾病终末期患者提供疼痛及其他症状控制、舒适照护等服务，以减轻身心痛苦为宗旨，提供全方位照护和人文关怀服务。

安宁疗护的人文护理理念与职责包括具备关怀理念，树立利他主义价值观；培养为患者提供人文护理的意识和能力；充分意识到人文护理是基础而重要的本职工作等。

安宁疗护的人文护理实践技术包括将安宁疗护与人文护理相结合，以精湛的护理技术、温暖的人文精神，借助安宁疗护的相关措施，为患者实现生命终末期的高质量生存。

（二）对患者的全面关怀

安宁疗护强调对患者的全面关怀，包括身体、社会、心理和精神等方面。安宁疗护尊重患者的意愿和选择，为患者提供个性化服务，使患者在生命的最后阶段感受到关怀和温暖。

中医技术，如针灸、按摩、穴位敷贴、拔罐、刮痧等外治法，结合中药、药膳等药物疗法，以及五音疗法、芳香疗法等其他疗法，能够在临终患者照护中发挥重要作用。

（三）中医护理技术的辨证施护

中医护理的辨证施护，首先是通过对患者的病情进行全面分析，包括望、闻、问、切四诊，收集患者的病情资料，并结合环境、正气的强

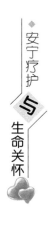

弱和疾病的特点进行分析、综合。辨证就是要辨清患者患病的原因、疾病的性质、发生部位和正邪关系，从而判断患者的证。在安宁疗护中，中医护理技术的使用包括内治法和外治法。①内治法：包括药膳疗法、中药饮片、中成药、中药注射剂等。②外治法：如针灸、推拿、敷贴、热敷、冷敷、刮痧、穴位注射等。安宁疗护中心在帮助患者解除病痛的同时，十分重视患者的心理需求，用人性化的服务和关怀，让患者感受到来自医护人员的关爱，增进彼此间的了解与信任。医护人员及志愿者为患者及其家属送上千纸鹤、小红旗和祝福，每走进一间病房，迎来的都是一张张笑脸，大家互道祝福，让彼此更加亲近。

中医护理在安宁疗护中的作用表现在以下几方面。①缓解症状：中医护理能有效缓解患者疼痛、乏力、腹泻、心烦意乱等症状。②心理支持：中医护理注重满足人的尊重与爱需要，提供人性化的服务和关怀。③生活质量提升：中医护理能有效提高患者的生存质量。④人文关怀：我国的安宁疗护强调对患者的全面关怀，包括身体、社会、心理和精神等方面。

针对终末期患者的特点，辨证施护主要体现在辨证施食、辨证施术、辨证施教等方面。

1. 辨证施食

终末期患者的辨证施食应根据患者的具体病情进行个性化的调整。在饮食治疗中，首先要注重证的分辨，然后才能正确地施食。在施食方法上，可以采取"同病异食"或"异病同食"的方法来处理。在临证应用时，还应考虑特殊辨证的情况，如上热下寒、上盛下虚、寒热错杂等复合证候。对恶性肿瘤终末期患者，尤应考虑真寒假热、真热假寒、亡阴亡阳等危重证候。通常情况下，寒证胃痛者的饮食药物均宜偏热服，并应食羊肉等助阳散寒之品，忌食生冷瓜果；食滞胃痛者，饮食宜清淡，并食山楂等消食之品；肺热咳嗽者应多食梨，肺阴虚干咳少痰者应食冰糖蒸梨等。

2. 辨证施术

中医辨证施术主要涉及脏腑生理功能失调、常见症状和代表证型，以及特殊辨证的情况。治疗方法主要包括回阳救逆、扶阳固脱、整体调节、分期治疗等。中医辨证时首先考虑由于脏腑生理功能失调出现的常见症状和代表证型，这种方法可以简化初步辨证的复杂性。终末期患者常常出现虚实寒热错杂的疑难、急危重证候，在常见辨证的基础上，应考虑特殊辨证的情况，如上热下寒、上盛下虚、寒热错杂等复合证候。

终末期患者应当"回阳固脱",挽救生命。通过辨证施术,再选择适宜的中医护理方法。例如,使用耳穴贴压技术缓解失眠症状时,主穴常为心、神门、交感、皮质下,但同时要根据患者的证候特点增加配穴。如心肾不交证失眠,可加肝、肾穴;心脾两虚证失眠,可加脾和小肠穴。再如脾胃虚寒证胃痛,可用艾灸技术、中药热熨敷技术(胃热证忌用);而气滞胃痛,则推荐应用穴位按摩技术配合情志调护等方法进行辨证护理。

3. 辨证施教

针对终末期患者,应根据其不同体质、不同证候,给予个性化的中医健康教育内容,主要包括疾病知识普及、生活习惯指导、辨证治疗应用等方面。通过健康教育,可以提高患者对疾病和治疗的认识,改善生活习惯,减轻症状,提高生活质量。通过健康教育,可以为患者提出极具参考价值的合理化建议,有效引导终末期患者采用正确的方法面对病痛。

二、中医基础护理和安宁疗护

(一)基础护理

提供舒适和谐的住院环境,避免喧闹嘈杂,保持室内通风换气,温度、湿度适宜。科学安排饮食作息,严格注意营养均衡,遵循少量多餐原则,尽可能地激发患者食欲。在进食后必须及时进行口腔护理,降低口腔感染发生率。同时指导家属贴身照料患者,每天或定期更换衣物、梳理头发、擦拭洗浴、协助翻身等,保证患者干净整洁,保护患者的尊严,提升护理舒适度。护理人员加强巡视,密切观察患者生命体征。

(二)安宁疗护

首先,终末期恶性肿瘤患者常伴有程度不一的癌性病痛,护理人员应在医嘱支持下给予镇痛药,同时可根据患者的实际情况给予灵活的镇痛处理措施,如静脉给药、中药贴敷、按摩和镇痛泵等,同时可播放一些轻柔愉快的音乐转移患者的注意力,尽一切方法降低其疼痛反应。

其次,临床护士应该密切了解患者的性情和工作等,应常常与患者或家属展开沟通交流,要说服患者或家属尽可能地坦然接受死亡,要说服其正视死亡,带着坦然和宁静的心理走完人生最后的道路。同时,家属的情绪很容易感染患者,因此临床护士也应该与患者家属充分沟通,并指导家属和友人以平和的方式,帮助患者正视即将死亡的现实,尽可

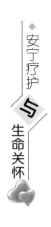

能满足患者的要求,陪伴患者在美好、舒适和温馨的氛围中走向结束。

最后,护理人员在与患者沟通过程中,要保持耐心温和,根据不同患者的性格特点、家庭状况、文化水平等给予个体化的身心支持和宣教指导,使患者们感觉自己受到尊重和重视,最大限度地减轻患者身心压力,以平和自然的心态看待人生结局。以6周为1个疗程,1个疗程后测试患者的生命质量。

三、中医饮食调护

中医历来重视饮食调养,逐渐形成了独特的饮食调养理论和调养原则,对慢性病患者及终末期患者做好饮食调护具有重要的护理意义。通过中医饮食调护,可以调整阴阳平衡,协调脏腑功能。终末期患者应根据患者的病情选择适宜的食物。

(一)终末期患者的饮食调护原则

终末期患者的饮食调护原则主要包括合理搭配食物、注意饮食卫生、维持良好的饮食习惯,以及根据患者的体质和病情进行辨证施食。

1. 合理搭配食物

合理的食物搭配和良好的饮食习惯是维持正常机体功能的关键之一。

2. 注意饮食卫生

饮食卫生是饮食调护的前提,需要确保食物的安全卫生,避免摄入污染食物,以减少疾病的发生。

3. 维持良好的饮食习惯

饮食要定时定量,避免暴饮暴食,以保持人体的正常生理功能。饮食要多样化,不偏嗜某种食物,以保持营养均衡。

4. 根据患者的体质和病情进行辨证施食

要根据患者的体质和病情,辨证选择适合的食物。例如,外感风寒患者,如果是身体强壮者,可以选用发散作用较强的食物;对于身体虚弱的老年人,则需给予补益类的食物。对于临终患者,家属和亲友应尽一切可能满足其饮食需求,让临终患者能不留遗憾地告别人生。

(二)饮食的性味与功效

饮食的性味指食物所具有的寒、热、温、凉4种不同的性质和作用,而功效指食物可以对人体产生特定的治疗或保健作用。

1. 饮食的性味

饮食的性味是根据食物的性味归经理论来划分的，源于古代对"药食同源""药食同性"的认识。四气，又称为四性。四气和五味一起通常被称为食物的性味或气味。食物与药物一样，具有寒、热、温、凉之四性，辛、甘、酸、苦、咸之五味以及升、降、浮、沉等作用。寒性食物和凉性食物能够减轻或消除热证，具有清热、解毒、泻火、凉血、滋阴等作用，用于各种热证。热性食物和温性食物能够减轻或消除寒证，具有温中、散寒、助阳、补火等作用，用于各种寒证。平性食物寒热之性不甚显著，作用比较和缓，寒证和热证均可选用。食物的五味与治疗关系密切，不同味的食物具有不同的治疗作用。辛味有发散、行气、行血等作用。甘味有补益、和中、缓急等作用。酸味有收敛、固涩等作用。苦味有清热、燥湿、泻火、降气等作用。咸味有软坚、散结、润下等作用。

（1）平性食物　性味平和，既没有寒凉之偏性，又没有温热之偏性，具有补益、和中的功效。平性食物多为一般营养保健品，如米、面、黄豆、山芋、萝卜、苹果、牛奶等。常见的平性食物有谷薯中的粳米、玉米、花生、芝麻、地瓜等，豆类中的黄豆、豇豆、黑豆、赤小豆等，蔬菜中的洋葱、土豆、卷心菜、芋头、胡萝卜等，果品中的葡萄、莲子、百合等，肉蛋中的猪肉、猪肺、猪心、猪肾、猪蹄、牛肉、鸡蛋等，水产品中的青鱼、鲤鱼、鲫鱼等，以及平菇、香菇、银耳、木耳、白砂糖、蜂蜜、燕窝等。平性食物适宜于一般体质者，寒凉、热性病证的人都可选用，尤其适宜虽是虚证但不宜通过补益方法调理的亚健康者，或虽是实证但不宜采用清泻方法调理的亚健康者。

（2）寒性食物　性味苦寒、甘寒，具有清热、泻火、解暑、解毒的功效，适合体质偏热或热性病证的人食用。寒性食物主要包括蔬菜、水果、肉类、茶类、中药等。①蔬菜：如苦瓜、藕、茭白、鱼腥草、芦荟、海带、菜瓜、紫菜、草菇、黄豆芽、绿豆芽、仙人掌、江蓠、空心菜、粉丝、石花菜、蕨菜、蕨根粉、榆钱、瓠子、黄鹌菜、睡菜、地耳、猪殃殃、野白菜、薇菜、苦菜、葵菜、车前、野韭菜、酢浆草、地肤苗、腐婢、蒲公英、干苔、芝麻叶、苎麻头、猪牙菜、落葵、发菜、木耳菜、番茄、白茅根、金银花、竹笋、石斛、芦根、海藻等。②水果：如西瓜、梨、柚子、香蕉、桑葚子、阳桃、无花果、猕猴桃、甘蔗、甜瓜等。③肉类：如狗肉、羊肾、鸡肉、带鱼、猪肝、猪肚、鳝鱼等。④茶类：如玫瑰花茶、茉莉花茶、桂花茶等。⑤中药：如党参、西洋参、黄芪、山药、当归、阿胶、何首乌、枸杞等。寒性体质的人过多食用寒性食物可能会加重病情，应避免过多食用。寒性食物中的寒性水果和蔬菜，如西瓜、梨等，在食用时最好加热，以免伤脾阳、损正气。

（3）热性食物　性味辛温、辛热，具有温中散寒、益火助阳功效。如花椒、辣椒、胡椒、芥子、生姜、大蒜、桂皮、荔枝、龙眼肉、鳟鱼等，常用于各种阴寒内盛的实寒证调护。热性食物在秋、冬季节应适量食用，过量食用可能导致上火。终末期患者若有热证、阴虚火旺忌用。

（4）温性食物　性味甘温，具有温中、补气、通阳、散寒功效。温性食物适宜寒性体质及寒性病证。温性食物有助于纠正寒性体质，减轻或消除寒性病症。温性食物适合肿瘤患者放射治疗或伴随着感染高热的时候服用。温性食物主要包括以下几种。①谷物类：糯米、高粱、谷芽、炒芝麻。②肉类：黄牛肉、牛肚、牛髓、羊肉、羊肚、羊骨、羊髓、火腿、乌骨鸡、麻雀肉、野鸡肉、鹿肉、蚕蛹、羊奶、鲢鱼、鳙鱼、草鱼、河豚、鳊鱼、鲇鱼、海星、海虾、河虾、刀鱼、鳟鱼、大马哈鱼。③蔬菜类：韭菜、洋葱、南瓜、芋头、扁豆、茴香、香菜、胡萝卜。④水果类：苹果、樱桃、杨梅、榴梿、桃子、木瓜、杏子、金橘、大枣、蓝莓。终末期患者若有热证和阴虚火旺慎用或忌用。

（5）凉性食物　指具有清热、泻火、解暑、解毒功效的食物，它们能解除或减轻热证，适合体质偏热的人食用。常见的凉性食物包括粟米、小麦、大麦、荞麦、谷芽、薏苡仁、绿豆、羊肝、鸭肉、兔肉、马乳、蛙肉、梨、橘、柿霜、枇杷、柑、橙子、草莓、芒果、罗汉果、菱、旱芹、茄子、苤蓝、生萝卜、茭白、苋菜、水芹菜、马兰头、菊花脑、芸苔、菠菜、金针菜、莴苣、青芦笋、花椰菜、枸杞头、豆腐、面筋、慈姑、冬瓜、地瓜、丝瓜、黄瓜、裙带菜、蘑菇、金针菇、啤酒花、槐花、菊花、薄荷、胖大海、地黄、白芍、沙参、西洋参、决明子等。

2. 饮食的功效

中医对食物功效的认识主要源于食物的四气五味和归经理论。食物可以通过经络对人体不同部位产生不同的特殊功效，这就是食物归经理论。每种食物或中药还有一些特殊的功能，如清热生津、除烦止渴，益气血、补阳气等。食物的功效主要体现在强壮肾阳、益智健脑、强健体质、增强食欲、助孕安胎、提神醒脑、益心强志、宁神安眠、增强或改善听力、增强或改善视力、促进头发的生长、乌顺黑发、男性胡须生长、润肤养颜、坚固牙齿等方面。我国有"医食同源"的说法，而"药补不如食补"的思想更是深入人心。许多食物既是食物也是药物,食物与药物一样同样能够防治疾病。

3. 饮食的宜忌

食物的宜忌主要取决于食物的性质、疾病的状态及个人的体质。食物的宜忌原则主要是用食物的四气五味调整人体的阴阳偏盛,避免相克相反。疾病有寒热虚实之辨、阴阳表里之别,患者的饮食常需要根据患者体质、疾病的不同而选择不同属性的食物,以达到"虚则补之""实则泻之""寒者热之""热者寒之"的目的。食物的性质必须与疾病的属性相适应,否则会起反作用而影响治疗,如人参忌萝卜,地黄、何首乌忌葱、蒜,茯苓忌醋等。此外,个人的体质也有阴阳盛衰之分,阳虚者忌寒凉,宜食温补类食物;阴虚者忌温热,宜食淡薄滋润类食物。

(二)中医膳食的种类

中医膳食的种类丰富多样,可以根据不同的分类方法进行划分。

1. 按治疗作用分类

(1)解表类 如生姜粥、银花茶、淡豉葱白煲豆腐等,用于六淫之邪侵入肌表,或麻疹、疮疡初起,浮肿兼见表证者。

(2)清热类 如石膏粳米汤、绿豆粥、鱼腥草饮、菊苗粥、青蒿粥等,用于各种里热证,如邪热内盛,或暑热中人,或阴虚内热等证,以清解热毒,或滋阴除热。

(3)泻下类 如蜂蜜决明茶、苏子麻仁粥等,用于里有热结,或肠燥便结证,以攻下、峻下或润下。

2. 按膳食工艺性状分类

(1)菜肴类 以蔬菜、肉、蛋、鱼、虾等为原料,配一定比例的中药制成菜肴,如冷菜、蒸菜、炖菜、炒菜、卤菜等。一般肉类、蛋类偏于补益,蔬菜类具有多种功效。终末期患者无特殊禁忌。

(2)米面食类 以米和面粉为基本原料,加补益中药或性味平和的中药制成的馒头、汤圆、包子等食物。

(3)粥食类 以米、麦等原料,加一定的补益中药煮成的半流体饮食。粥食适用范围较广,尤其适用于脾胃虚弱终末期患者。

(4)糕点类 按糕点的制作方法制成,花样繁多,一般由专业厂家或专业厨师制作。

(5)汤羹类 以肉、蛋、奶、海味品等原料为主,加入中药,经煎煮而成的较稠厚的汤液。汤羹具有补益滋养、清润的功效,如银耳羹能

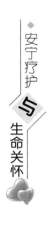

滋养终末期患者肺胃之阴。

（6）饮料类　除汤饮外，还有酒浆、乳、茶、露、汁等。酒剂是将某些食物或药物加酒浸泡过滤后制成。乳品则常用牛、羊、马等动物乳以及酥酪等乳类制品制成；茶类为单用茶叶与某些食物、药物混合制成；露是将菜果草木花叶等含水之物，取其鲜品，蒸馏得水汁，或者是新鲜多汁的植物果实、茎叶或块根，捣烂绞取汁液或压榨取汁制成。终末期患者视情况饮用。

（7）膏滋类　一般选取滋养补益食物加水煎煮，取汁液浓缩至一定稠度，加入炼制过的蜂蜜、白糖或冰糖，再浓缩至呈半固体状，食用时以沸水冲服。膏滋具有润燥生津滋养补肾等功效，如秋梨蜜膏可清热润肺止咳。终末期患者视情况酌情食用。

（8）散剂类　将食物晒干或烘干、炒脆后研磨而成的细粉末。所用食物多为富含淀粉、蛋白质的谷物、干果，亦可加入适宜的药物，食用时以沸水调匀食用，或以温水或米汤送服，具有健脾开胃的功效。终末期患者视情况饮用。

3. 按食品原料属性分类

（1）谷类　主要包括米、面等食物。

（2）蔬菜类　主要包括各种可食用的蔬菜。

（3）果类　主要包括各种可食用的水果。

（4）畜禽肉类　主要包括各种可食用的禽兽、家畜肉类。

（5）水产类　主要包括各种可食用的水产。

（6）蛋类　主要包括各种可食用的禽蛋。

（7）乳类　主要包括各种可食用的乳汁。

（三）常见证候类型与中医食疗

1. 气血两虚证

气血两虚证主要表现为面色萎黄、指甲苍白、头晕目眩、心悸失眠等。

（1）食疗原则　补益气血。

（2）中医食疗方　①十全大补汤：党参、炙黄芪、肉桂、熟地黄、当归、炒白术、酒白芍、茯苓、炒川芎、炙甘草、墨鱼、猪肚、猪肉、姜、猪棒子骨、葱、料酒、花椒粉、盐、味精各适量，炖汤食用。②当归炖猪蹄：将猪蹄洗净切成大块，在开水中煮2分钟，去其腥味，捞出。然后在锅内加水烧开，放入猪蹄，加入当归及调料适量，用旺火烧开，改用文火煮至猪蹄熟烂即可。③归芪蒸鸡：炙黄芪、当归、嫩母鸡1只，蒸熟食用。

(3)常用食材　大枣、龙眼肉、黑芝麻、当归、黄芪、泥鳅等。

2. 气滞血瘀证

气滞血瘀证主要表现为胸胁、脘腹等局部胀满疼痛，或窜痛，或刺痛，疼痛固定、拒按；目青；腹满；肋下、腹中触有症块，但其质尚软而不坚；情志抑郁，或善怒等；舌质隐青，有紫气或瘀斑，脉涩不畅或弦迟。

(1)食疗原则　宜食行气活血之品，如桃仁、陈皮、山药、木耳、白萝卜等。

(2)中医食疗方　①陈皮桃仁粥：桃仁、陈皮、大米煮粥食用。②莲藕桃仁汤：莲藕、桃仁炖汤食用。③芎棱芥子鱼：川芎、三棱、白芥子与鱼肉同煮食用。

(3)注意事项　气滞血瘀证患者宜食行气止痛、活血化瘀之品，如新鲜蔬菜、蛋类、豆制品、萝卜、黑木耳、生姜等。忌食生冷、寒凉食物。

3. 脾肾阳虚证

脾肾阳虚证主要表现为食欲不振、脘腹坠胀、畏寒肢冷、大便溏薄等。

(1)食疗原则　温补脾肾。推荐食物：①桂皮：具有温中散寒、止痛等功效。②韭菜：具有温肾助阳的作用。③胡桃仁：具有补肾阳、固肾精的功效。④茴香：具有温肾暖肝、散寒止痛的作用。⑤丁香：具有温中降逆、暖肾助阳的作用。

(2)中医食疗方　①桂浆粥：桂皮2g与粳皮100g一同煮粥，加红糖30g调味食用。②韭菜炒胡桃仁：核桃仁60g用开水泡2分钟，撕去表皮。韭菜250g洗净，切成3cm长的段。炒锅烧热，倒入香油15g，下入核桃仁翻炒至色黄，下韭菜一起翻炒至熟。起锅时撒入食盐2g，炒匀后装盘，供食用。

(3)注意事项　①宜食用甘温补益的食物，以利温暖脾胃。②忌食苦瓜、茄子、猪肉、鸭肉等寒凉、厚腻的食物，以免损伤阳气。

4. 脾胃气虚证

脾胃虚弱，表现为胃脘隐痛或胀满，餐后明显，饮食不慎后易加重或发作，纳呆食少，疲倦乏力，少气懒言，四肢不温，大便溏薄，舌淡或有齿印，苔薄白，脉沉弱。

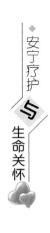

(1) 食疗原则　健脾益气。

(2) 中医食疗方　①茯苓半夏汤加减：党参、白术、淮山药、茯苓各15g，木香、陈皮、甘草、半夏各10g，砂仁5g，煎汤代茶饮。②黄芪、浮小麦各适量，煎汤代茶饮。③二皮鲤鱼汤：冬瓜皮250g，西瓜皮250g，鲤鱼1条(约500g)、大枣20枚，常法煮汤食用。

(3) 注意事项　①宜食补气健脾和胃的食物，如粳米、薏苡仁、莲子、山药、白果、香菇、人参、大枣、扁豆等。②忌食肥甘厚味的食物。

四、中医情志护理

喜、怒、忧、思、悲、恐、惊是人体正常的情志活动，是对外界刺激和体内刺激的保护性反应，有益于身心健康。但是，当某种情志反应太过，导致人体气机升降失调、脏腑功能紊乱时即成为致病因素。情志护理是一种以中医基础理论为指导，通过观察和了解患者的情志变化，运用中医护理的方法预防和消除不良情绪，以利于疾病的预防、治疗和康复的方法。这种护理方式有助于缓解终末期患者的不适症状，缓解不良情绪，提高他们的生活质量。

(一)情志护理的重要性

中医情志护理强调情志活动与脏腑功能密切相关，情志失调会导致气机紊乱、脏腑功能失调，会诱发或加重病情。情志护理方法多种多样，临床运用可根据具体的病情选择合适的方法，以取得较好的效果。

安宁疗护中心坚持整体观念、落实辨证施护，关注饮食调护、中医情志疏导、中医技术应用，大大缓解了终末期患者不适症状。情志护理以中医独特的视角认识生命和疾病的现象，从生活起居有常、劳逸适度、顺应四时、平衡阴阳、八段锦运动调护等多维度的中医调护缓解终末期患者的躯体不适，使他们的不良情绪得到疏解，让他们平静、安详地面对治疗及生命的进程。

(二)情志与健康的关系

正常的情志活动是体内脏腑、气血、阴阳调和的反映，同时能反作用于人体，调达脏腑，增强人体的抗病能力，对维护健康起着积极的促进作用，但当出现过度的情志刺激时可直接伤及相应的脏腑，从而产生不同的病理变化。

中医认为，怒伤肝、喜伤心、思伤脾、忧伤肺、恐伤肾，怒则气上、喜则气缓、悲则气消、恐则气下、惊则气乱、思则气结。就是说，过度愤怒可使肝气上冲，血随气逆，并走于上；过度喜乐可使心气涣散，神气不能收持；过度悲伤可耗伤肺气；过度恐惧可使肾气不固，气泄于下；突然受惊导致气机紊乱，气血失和，心神失常；思虑过度导致脾气郁结，运化失常。

（三）情志护理的方法

终末期患者常出现悲伤、恐惧、焦虑、绝望等复杂的心理变化，愤怒"气从少腹起，上冲咽喉，发作欲死，复还止""气上冲胸，腹痛，往来寒热""气从少腹上至心""脐下悸"等症状；"悲则气消、恐则气下"说的是过度悲伤的患者因为肺气受伤，过度恐惧可使肾气不固，气泄于下，也就是人处在"悲""恐"状态时，血液循环减慢，体温下降，就像容器里的水因温度下降，体积收缩减小，思虑过度导致脾气郁结，运化失常。安宁疗护专业护理人员应学会全面评估，及时提供支持和力量。中医情志护理常用的方法有说理开导法、释疑解惑法、移情易性法、以情胜情法、五音疗法，特别是以情胜情法和五音疗法。

1. 说理开导法

在护理患者过程中用语言对其进行说服、解释、鼓励、劝告，使其摆脱或减轻心理负担，因而使病情得到改善。

2. 释疑解惑法

解除患者对疾病的恐惧和焦虑，增强自我战胜疾病的信心。

3. 移情易性法

引导患者转移注意力，从不良情绪中解脱出来。

4. 以情胜情法

根据五行之间相生相克关系的原理，用相互克制的情绪转移和干扰对机体有害的情绪，以达到调和情志的目的。中医学认为，人有七情，分属五脏，五脏与情志之间存在阴阳五行生克，用相互克制的情志转移和干扰对机体有害的情志，能达到协调情志的目的。

（1）悲胜怒　通过悲哀因素来克制愤怒太过的方法。本法常用于情绪亢奋者，如眩晕、狂证等。

（2）恐胜喜　通过恐惧因素来收敛耗散的心神，克制大喜伤心、恢复心神功能的方法。本法常用于喜笑不休、心气涣散的病证及因过喜而致的情志失调。

（3）怒胜思　通过愤怒因素来克制思虑过度、恢复心脾功能的方法。本法常用于思虑过度、伤脾耗神所致的郁证、失眠等。

(4)喜胜忧　通过喜乐因素来消除忧愁太过的方法。本法常用幽默诙谐的语言和表演，说笑话、听相声，观看喜剧等方法促使患者出现好动、高兴等情绪状态，以促进阴阳协调、气血顺畅。本法适用于情绪低落、表情淡漠及悲哭证等。

(5)思胜恐　通过思虑因素来克制惊恐太过的方法。本法常用于惊恐证的康复疗法，以消除患者的惊恐情绪。

5. 五音疗法

中医在情志护理方面，还强调用五音(宫、商、角、徵、羽)入五脏(肝、心、脾、肺、肾)的方法，来调节五脏的生理功能，相当于现代的音乐疗法。生命末期的患者常有孤独、悲哀、暴躁、绝望、焦虑、愤怒、烦躁不安等不良情绪，就可根据五音原理进行治疗。

(1)孤独苦闷时　应多听些宫调式音乐。宫调式音乐具有"土"之特性，通于脾。如《蓝色多瑙河》《春江花月夜》等，此类乐曲悠扬沉静、亲切清新，如暖流入心、清风入梦，净化心灵，使其从忧虑及痛苦中解脱出来。

(2)悲哀、痛苦欲绝时　应多听些商调式音乐。商调式音乐具有"金"之特性，通于肺。如贝多芬的《第五命运交响曲》、柴可夫斯基的《悲怆交响曲》等，此类乐曲高亢悲壮，能发泄心头郁闷、抒发情感，使人情绪松弛。

(3)愤怒时　应多听些角调式音乐。角调式音乐具有"木"之特性，通于"肝"。如《春之声圆舞曲》《克莱德曼现代钢琴曲》等，此类乐曲亲切清新、生机蓬勃，能疏导、发泄愤怒的情绪。

(4)绝望时　应多听些徵调式音乐。徵调式音乐具有"火"的特性，通于"心"。如《轻骑兵进行曲》《喜洋洋》《步步高》等，此类乐曲热烈欢快、活泼轻松，能重新唤起对美好未来的希望。

(5)暴躁时　应多听些的羽调式音乐。羽调式音乐具有"水"之特性，通于肾。如小提琴协奏曲《梁山伯与祝英台》《小夜曲》等，此类乐曲清纯、苍凉、柔润，能缓和、克制急躁情绪。

总之，生命终末期患者的心理状态复杂多变，实施安宁疗护工作时可运用中医相关知识因人、因时、因地施护，使其不良情绪得到疏解，平静、安详地面对治疗及生命的进程。

五、中医芳香疗法

临终患者是临床危重症患者的一种,安宁疗护通过全方位的身心护理和人文关怀,以此减轻临终患者的不适感受,提高患者的生命质量,降低对死亡的恐惧,舒适安宁地面对死亡。在常规安宁疗护中加用中医芳香疗法,可通过吸入具有镇静舒缓作用的精油,抑制神经兴奋性,解除患者的焦虑、抑郁等负面情绪,使患者身心上得到舒缓安适,提高生命质量和舒适度,加强预后结局。

(一)中医芳香疗法的作用

中医芳香疗法是一种以芳香精油为基础,在中医理论的指导下,通过香薰、按摩、吸入、沐浴等不同方法使用植物芳香精油,经呼吸或皮肤等方式进入人体内部,调节人体生理系统,刺激人体自身的治愈平衡及再生功能,达到强身健体、改善精神状态的目的,并预防、减轻或治疗人体某些疾病的治疗方法。早在五千年前,古人就通过"烧烟""熏鼻""浴""枕""带"芳香植物等方式来达到"芳香辟秽"的目的。唐代孙思邈在《备急千金要方》中指出,太乙流金散烟熏、赤散搐鼻、辟温杀鬼丸香佩、粉身散作粉剂扑身、桃枝洗方外浴等外治方法可起防治瘟病的作用,并在"辟温"一节中做了详细记载,是对芳香疗法的进一步发展。中医芳香疗法体现的主要特点是形神共养,即用香药本身的作用来调整阴阳、疏通气血、养生防治以调形,并通过香药之气来怡情、养神、开窍以调神。中医芳香疗法可以增强人体正气和防止病邪侵害,达到未病先防的目的;在疾病的早期阶段,及时用香药干预,达到既病防变的目的;并在疾病的初愈阶段,用香疗来促进人体的气血调和,阴阳平衡,巩固治疗,做到病后防复。中医临床常将有辛香气味的中药材,经过炮制方制作成细微粉末装入衣物、香囊中,随身佩戴,以此缓慢挥发作用,或将辛香药物贴敷于肌肤腠理、眼耳口鼻等器官,以此快速渗透肌肤,直通病灶,改善不适反应。中医芳香疗法具有激发人体细胞自身修复潜能,调理经络气血循环,平复机体逆乱壅滞气机,实现调节新陈代谢,加快体内毒素排出、消炎杀菌和保养皮肤等多样化作用。将芳香疗法运用在临终患者的安宁疗护中,具体可从以下几个方面发挥改善作用。

其一,癌性疼痛的改善与缓解。终末期肿瘤患者普遍转归和预后情况恶劣,常常伴随着剧烈的癌性疼痛,发作起来可导致患者寝食难安、

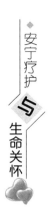

昼夜难眠,进而加重患者的病理现象,缩短近期生存率,故而在终末期肿瘤患者的安宁疗护中,做好患者的镇痛干预尤为关键,这也是提高患者身心舒适度,降低应激反应的直接途径。中医芳香疗法在疼痛的改善方面效果较好。有临床研究将芳香疗法运用在1322名肿瘤患者的缓痛干预中,干预结果显示,干预后,患者普遍自觉痛感减轻,同时获得心理上的幸福体验,身体症状有一定程度改善。

其二,焦虑、抑郁等负面情绪的改善。终末期的肿瘤患者大多存在严重的心理负担和异常情绪波动。一方面,患者因为长期的放射治疗、化疗等导致身心俱疲,很容易产生焦虑、抑郁等负面情绪;另一方面,许多患者家庭经济状况一般,而恶性肿瘤的放射治疗、化疗医疗成本普遍较为昂贵,这也使得患者很容易产生愧疚心理,无法安心地接受护理干预。此外,许多患者对于即将面对的死亡存在强烈的逃避倾向和恐惧心理,这非常不利于患者的身心舒适。芳香疗法是一种安全经济的非药物疗法,在改善恶心、呕吐、睡眠质量、心理压力、异常情绪等方面具有良好作用,有助于放松不良情绪,提高睡眠质量,改善焦虑、抑郁等症状,合理减轻情绪上的负面影响。有研究表明,芳香类物质可刺激大脑边缘系统,调节不良情绪,还可刺激、释放与抑郁症相关的神经递质,如5-羟色胺等,以此调节自主神经系统,合理缓解不良情绪状态。

(二)中医芳香疗法的具体使用方法

临床上常用的精油以薰衣草、檀香和柠檬等为主。这些精油可通过穴位按摩或呼吸方式加速吸收,可有效作用于神经系统、消化系统和内分泌系统,可合理减轻肿瘤患者负性情绪,提高预后结局。所谓精油是通过蒸馏和机械压榨植物提取成的无化学成分的物质,可生成特殊气味,以吸入和按摩的方式发挥治疗功效。芳香药施于窍,随血脉运行,可以此发挥药理效应,平衡人的生理、心理功能。以吸入方式使芳香气味进入鼻腔,可有效刺激鼻腔的嗅觉细胞,通过嗅觉阀到达大脑嗅觉区;以按摩可促进芳香精油渗透皮肤毛孔,渗入血液中被全身吸收,转移至大脑系统中,可激活释放神经化学物质,发挥镇静放松的效果。芳香精油共有温热和寒凉2种属性。寒凉属性的精油可促进血管收缩,提神醒脑,减轻疼痛;温热属性的精油可舒张机体血管,放松身心状态,保持精神愉悦。

进行中医芳香疗法治疗时,要保障治疗环境安静和谐,首先由治疗人员说明芳香疗法的作用效果和操作流程，嘱患者治疗前保持自己最舒适放松的姿势，闭目休息 2~3 分钟，并逐渐放松身体，放空大脑，尽情地享受精油按摩的舒适感。

1. 芳香精油用量用法

芳香配方可以 1∶1∶1 的比例选薰衣草、佛手柑、姜油制作成复方精油，将插电式熏香灯放于床旁柜子上，预热 5 分钟后，再取约 7ml 的冷开水放入熏香灯上方容器，滴入 3~4 滴复方精油，嘱患者闭眼、呼吸，感受香气。

2. 精油按摩方式

暴露按摩部位，以酒精实施皮肤消毒，护理人员清洗双手后，以点、按、压和揉的方式，依次遵循太冲穴、丘墟穴、内关穴和外关穴实施循环按摩，力度以感到酸麻胀感为宜，每个穴位按摩 3~5 分钟。其间，治疗人员需密切观察患者面部表情，是否存在不适反应，鼓励患者发挥想象力，想象自己身处某一情境中，以此提高患者的舒适度，感受身心上的变化，提高自我评价。

治疗时间：每天 2 次，每次 30~50 分钟，每周 10 次。以 6 周为 1 个疗程，1 个疗程后测试患者的生命质量。

六、中医护理技术

中医护理技术，是以中医基础理论为指导，将中医传统治疗方法应用于护理工作中，具有独特疗效的护理技能操作。终末期患者常用的中医技术包括经穴推拿技术、耳穴贴压技术、艾灸技术、中药热熨敷技术等。

（一）经穴推拿技术

经穴推拿技术是一种以中医理论为指导，通过手法作用于人体体表的特定部位或穴位，调节人体功能，调动机体抗病能力的技术。经穴推拿技术又称为按摩法，以按法、点法、推法、叩击法等手法作用于经络腧穴，具有减轻疼痛、调节胃肠功能、温经通络等作用。经穴推拿技术可以调节机体功能、协助人体康复、缓解疾病疼痛、提高患者生命质量，适用于终末期患者头痛、肩颈痛、腰腿痛等痛症，以及失眠、便秘等症状。

1. 经穴推拿技术的基础操作方法

经穴推拿技术主要是对头部、腹部、背部的特定部位或穴位进行推拿。主穴包括印堂、神庭、睛明、攒竹、太阳、百会、安眠、风池、肩井、心俞、肝俞、脾俞、胃俞、肾俞、命门等。常用方法有一指禅推法、按法、揉法、拿法、滚法等。

2. 操作前的告知与物品准备

（1）推拿时及推拿后局部可能出现酸痛的感觉，患者如有不适，要及时告知护士。

（2）推拿前后局部注意保暖，可喝温开水。

（3）物品准备包括治疗巾，必要时备纱布块、介质、屏风。

3. 操作方法

（1）核对医嘱，评估患者，做好解释，调节室温。腰部、腹部推拿时嘱患者排空大小便。

（2）备齐用物，携至床旁。

（3）协助患者取合理、舒适体位。

（4）遵医嘱确定腧穴部位、选用适宜的推拿手法及强度。

（5）推拿时间一般宜在饭后 1～2 小时进行。每个穴位施术 1～2 分钟，以局部穴位透热为度。

（6）操作过程中询问患者的感受。若有不适，应及时调整手法或停止操作，以防发生意外。

4. 常用推拿手法

（1）点法　用指端或屈曲的指间关节部着力于施术部位，持续地进行点压，称为点法。此法包括有拇指端点法、屈拇指点法和屈示指点法等，临床以拇指端点法常用。①拇指端点法：手握空拳，拇指伸直并紧靠于示指中节，以拇指端着力于施术部位或穴位上。前臂与拇指主动发力、进行持续点压。亦可采用拇指按法的手法形态、用拇指端进行持续点压。②屈拇指点法：屈拇指，以拇指指间关节桡侧着力于施术部位或穴位，拇指端抵于示指中节桡侧缘以助力。前臂与拇指主动施力，进行持续点压。③屈示指点法：屈示指，其他手指相握，以示指第一指间关节突起部位着力于施术部位或穴位上，拇指末节尺侧缘紧压示指指甲部以助力。前臂与示指主动施力，进行持续点压。

（2）揉法　以一定力按压在施术部位，带动皮下组织做环形运动的手法。①拇指揉法：以拇指螺纹面着力按压在施术部位，带动皮下组织做环形运动的手法。以拇指螺纹面置于施术部位上，余四指置于其相对或合适的位置以助力，腕关节微屈或伸直，拇指主动做环形运动，带动皮肤和皮下组织，每分钟操作 120～160 次。②中指揉法：以中指螺纹面着力按压在施术部位，带动皮下组织做环形运动的手法。中指指间关节伸直，掌指关节微屈，以中指螺纹面着力于施术部位上，前臂做主动运动，通过腕关节使中指螺纹面在施术部位上做轻柔灵活的小幅度的环形运动，带动皮肤和皮下组织，每分钟操作120～160次。为加强揉动的力量，可以示指螺纹面搭于中指远侧指间关节背侧进行操作，也可用无名指螺纹面搭于中指远侧指尖关节背侧进行操作。③掌根揉法：以手掌掌面掌根部位着力按压在施术部位，带动皮下组织做环形运动的手法。肘关节微屈，腕关节放松并略背伸，手指自然弯曲，以掌根部附着于施术部位上，前臂做主动运动，带动腕掌做小幅度的环形运动，使掌根部在施术部位上环形运动，带动皮肤和皮下组织，每分钟操作120～160次。在临床治疗的实际运用中，上述这些基本操作方法可以单独或复合运用，也可以选用属于经穴推拿技术的其他手法，如按法、点法、弹拨法、叩击法、拿法、掐法等，视具体情况而定。

（3）叩击法　用手特定部位，或用特制的器械，在治疗部位反复拍打叩击的一类手法，称为叩击类手法。各种叩击法操作时，用力应果断、快速，击打后将术手立即抬起，叩击的时间要短暂。击打时，手腕既要保持一定的姿势，又要放松，以一种有控制的弹性力进行叩击，使手法既有一定的力度，又感觉缓和舒适，切忌用暴力打击，以免造成不必要的损伤。

5. 注意事项

（1）经穴推拿结束后协助患者着衣，安置舒适卧位，整理床单位。

（2）感染患者慎用经穴推拿技术。

（3）操作前应修剪指甲，以防损伤患者皮肤。

（4）推拿时用力要适度。

（5）推拿过程中，注意保暖，保护患者隐私。

（6）使用叩击法时，有严重心血管疾病患者禁用，心脏旁路移植术（搭桥）患者慎用。

（二）耳穴贴压技术

耳穴贴压技术是通过刺激耳部穴位来调节身体脏腑功能、平衡阴阳、疏通经络的一种无创疗法。耳穴贴压技术是根据中医全息理论，结合现代医学解剖知识，以辨证施治的观点，用胶布将王不留行籽或莱菔子准确地粘贴于耳穴处，给予适度的揉、按、捏、压，使其产生酸、麻、胀、痛等感觉，以达到防病治病的方法。通过刺激耳部穴位，可以调节神经，提高自主神经反射与副交感神经兴奋性，从而增强肠蠕动和便意刺激。

1. 治疗病种

耳穴贴压技术可以用于治疗各种疾病或手术所致的疼痛、失眠、焦虑、眩晕、便秘、腹泻等症状。

2. 使用工具及功能

耳穴贴压技术是采用王不留行籽、莱菔子等丸状物贴压于耳郭上的穴位或反应点，具有疏通经络、调整脏腑气血功能等作用。

3. 操作前的告知与物品准备

（1）耳穴贴压的局部感觉有热、麻、胀、痛，如有不适，患者应及时告知护士。

（2）每天自行按压3~5次，每次每穴1~2分钟，耳穴贴压脱落后应告知护士。

（3）物品准备包括治疗盘、王不留行籽或莱菔子等丸状物、胶布、75%乙醇溶液、棉签、探棒、止血钳或镊子、弯盘、污物碗，必要时可备耳穴模型。

4. 耳穴贴压技术的基本操作方法

（1）核对医嘱，评估患者，做好解释。

（2）备齐用物，携至床旁。

（3）协助患者取合理、舒适体位。

（4）遵照医嘱，探查耳穴敏感点，确定贴压部位。

（5）用75%乙醇自上而下、由内到外、从前到后清洁耳部皮肤。

（6）选取质硬而光滑的王不留行籽黏附在0.7cm×0.7cm大小的胶布中央，用止血钳夹住贴敷于选好耳穴的部位上，并给予适当按压（揉），使患者有热、麻、胀、痛感觉，即"得气"。

（7）观察患者局部皮肤，询问有无不适感。

（8）指导患者每天按压3~5次，隔3天更换1次，两耳交替；若耳穴压贴掉落应及时补贴；睡前1小时不按压刺激。

5. 常用按压手法

（1）对压法 用示指和拇指的指腹置于患者耳郭的正面和背面，相对按压，至出现热、麻、胀、痛等感觉。示指和拇指可边压边左右移动，或做圆形移动，一旦找到敏感点，则持续对压20~30秒钟。对内脏痉挛性疼痛、躯体疼痛有较好的镇痛作用。

（2）直压法 用指尖垂直按压耳穴，至患者产生胀痛感，持续按压

20~30秒钟,间隔少许,重复按压,每次按压3~5分钟。

(3)点压法 用指尖一压一松地按压耳穴,每次间隔0.5秒钟。本法以患者感到胀而略刺痛为宜,用力不宜过重。

6. 注意事项

(1)治疗完毕后,安排舒适体位,整理床单位。

(2)耳郭局部有炎症、冻疮或表面皮肤有溃破者不宜施行。

(3)耳穴贴压每次选择一侧耳穴,双侧耳穴轮流使用。夏季易出汗,留置时间1~3天,冬季留置3~7天。

(4)观察患者耳部皮肤情况,留置期间应防止胶布脱落或污染;对普通胶布过敏者改用脱敏胶布。

(5)患者侧卧位耳部感觉不适时,可适当调整。

(三)艾灸技术

艾灸技术主要包括隔物灸、鳖甲灸、艾炷灸、雀啄灸、回旋灸等方法,可用于缓解患者的恶心、呕吐、失眠、水肿、便秘等症状。

1. 艾灸技术的种类

(1)隔物灸 这是一种在灸疗过程中,在艾炷与皮肤之间隔上某种物品施灸的方法,如隔姜灸、隔蒜灸等,可以起到增强灸疗效果的作用。

(2)鳖甲灸 这是将鳖甲磨粉,然后用醋调和成糊状,涂在需要施灸的部位,然后进行艾灸的方法。

(3)艾炷灸 将艾绒制成圆锥形的艾炷,直接放在需要施灸的部位上进行灸疗的方法。

(4)雀啄灸 艾炷燃烧时,不固定在一个位置,而是像鸟雀啄食一样,上下活动地进行灸疗。

(5)回旋灸 将艾条点燃后,像蚊香一样,固定在一个位置,做回旋运动地进行灸疗。

2. 在安宁疗护中的应用

(1)缓解症状 中医艾灸技术可以有效地缓解患者的恶心、呕吐、失眠、水肿、便秘等症状。

(2)提高舒适度 通过艾灸,可以提升患者的安全感和愉悦感。

(3)适用范围 终末期患者各种慢性虚寒型疾病及寒湿所致的疼痛,如胃脘痛、腰背酸痛、四肢凉痛等;中气不足所致的急性腹痛、吐泻、四肢不温等症状。

3. 操作前的告知与物品准备

（1）施灸过程中出现头昏、视物模糊、恶心、颜面苍白、心悸、出汗等不适现象，及时告知护士。

（2）个别患者在治疗过程中艾灸部位可能出现水疱。

（3）灸后注意保暖，饮食宜清淡。

（4）物品准备包括艾条、治疗盘、打火机、弯盘、广口瓶、纱布，必要时备浴巾、屏风、计时器。

4. 基本操作方法

（1）核对医嘱，评估患者，做好解释。

（2）备齐用物，携用物至床旁。

（3）协助患者取合理、舒适体位。

（4）遵照医嘱确定施灸部位，充分暴露施灸部位，注意保护隐私及保暖。

（5）点燃艾条或艾炷，进行施灸。

5. 常用施灸方法

（1）温和灸　将点燃的艾条对准施灸部位，距离皮肤2～3cm，使患者局部有温热感为宜，每处灸10～15分钟，至皮肤出现红晕为度。

（2）雀啄灸　将点燃的艾条对准施灸部位2～3cm，一上一下进行施灸，如此反复，一般每穴灸10～15分钟，至皮肤出现红晕为度。

（3）回旋灸　将点燃的艾条悬于施灸部位上方约2cm处，反复旋转移动范围约3cm，每处灸10～15分钟，至皮肤出现红晕为度。

6. 注意事项

（1）及时将艾灰弹入弯盘，防止灼伤皮肤。

（2）施灸结束，立即将艾条插入广口瓶，熄灭艾火。

（3）施灸过程中询问患者有无不适，观察患者皮肤情况，如有艾灰，用纱布清洁，协助患者穿衣，取舒适卧位。

（4）酌情开窗通风，注意保暖，避免吹对流风。

（5）大血管处、皮肤感染、溃疡、瘢痕处，以及有出血倾向者不宜施灸。空腹或餐后1小时左右不宜施灸。

（6）一般情况下，施灸顺序自上而下，先头身，后四肢。

（7）施灸时防止艾灰脱落烧伤皮肤或衣物，注意观察皮肤情况，对糖尿病、肢体麻木及感觉迟钝的患者，尤应注意防止烧伤。

（8）局部出现小水疱，无须处理，自行吸收；若水疱较大，可用无菌注射器抽吸疱液，用无菌纱布覆盖。

(四)中药热熨敷技术

中药热熨敷技术是一种利用温热之力,将药物通过体表毛窍透入经络、血脉,从而达到温经通络、活血行气、散热止痛、祛瘀消肿等目的的治疗方法。

1. 概要

中药热熨敷技术是将中药加热后装入布袋,在人体局部或一定穴位上移动,利用温热之力使药性通过体表透入经络、血脉。中药热熨敷技术可以使气血流通,达到治疗的目的。

2. 中药热熨敷技术的分类

(1)中药干热熨法　使用热水袋熨于中药袋上,或将炒热的固体如盐、米、沙子、花椒、小茴香趁热放入布袋中在体表等进行热熨。

(2)中药湿热熨法　将根据病情配伍的中草药置于布袋内,放入锅中蒸20分钟后拿出,待温度适当后放置于治疗部位上,上面覆盖棉垫或热水袋。

3. 中药热熨敷技术适用范围

此方法适用于终末期患者脾胃虚寒所致的胃脘疼痛、腹冷泄泻、呕吐;风寒湿痹引起的关节冷痛、酸胀、沉重、麻木等症状。

4. 操作前的告知与物品准备

(1)药熨前,告知患者排空大小便。

(2)感觉局部温度过高或出现红肿、丘疹、瘙痒、水疱等情况,患者应及时告知护士。

(3)操作时间为15~30分钟/次,每天1~2次。

(4)物品准备包括治疗盘、遵医嘱准备药物及器具、凡士林、棉签、纱布袋2个、大毛巾、纱布或纸巾,必要时备屏风、毛毯、温度计等。

5. 基本操作方法

(1)核对医嘱,评估患者,做好解释。嘱患者排空大小便。调节病室温度。

(2)备齐用物,携至床旁。取适宜体位,暴露药熨部,必要时屏风遮挡患者。

(3)根据医嘱,将药物加热至60~70℃,备用。

(4)先用棉签在药熨部位涂一层凡士林,将药袋放到患处或相应穴位处用力来回推熨,以患者能耐受为宜。力量要均匀,开始时用力要轻，速度可稍快，随着药袋温度的降低，力量可增大，同时速度减慢。药袋温度过低时，及时更换药袋或加温。

（5）药熨操作过程中注意观察局部皮肤的颜色情况，及时询问患者对温度的感受。

（6）操作完毕擦净局部皮肤，协助患者着衣，安排舒适体位。嘱患者避风保暖，多饮温开水。

6. 注意事项

（1）大血管处、皮肤破损及炎症、局部感觉障碍处忌用。

（2）操作过程中应保持药袋温度，温度过低则需及时更换或加热。

（3）药熨温度适宜，一般保持50～60℃，不宜超过70℃。对于年老及感觉障碍者，药熨温度不宜超过50℃。操作中注意保暖。

（4）药熨过程中应随时听取患者对温度的感受，观察皮肤颜色变化，一旦出现水疱或烫伤时应立即停止，并给予适当处理。

七、中医健康指导

安宁疗护中的中医健康指导旨在为患者提供更加全面、人性化的护理服务，提高他们的生命质量。中医药安宁疗护在中医整体观念和辨证论治指导思想的基础上，从中医病因病机出发，标本兼治，运用内服外治等方法，充分发挥中医治疗的优势与特点，把针灸、推拿、刮痧、拔罐、药浴熏洗、穴位贴敷、传统保健运动、食疗等多种中医非药物疗法融入安宁疗护服务中，可以在一定程度上调节机体功能、协助人体康复、缓解疾病疼痛、提高患者生命质量。中医药以独特的视角认识生命、疾病现象，在长期的实践中形成了中医四季调养、运动调理等调护方法和手段，从而保养机体元气，调整内外阴阳平衡，增强抵御外邪的能力，对慢性病颐养及终末期患者照护具有重要意义。

1. 生活起居

安宁疗护中的生活起居调护主要包括顺应四时，起居有常，劳逸适度，安卧有方，慎护起居，避免邪风干忤经络，以及保证充足睡眠、饮食宜温暖、避风寒、省语、少劳役、居住环境宜安静等方面的内容，旨在通过中医的调理方法，改善患者的身体状况，提高生活质量。

（1）顺应四时　《黄帝内经》提出"春夏养阳，秋冬养阴"的原则，主张春季"夜卧早起，广步于庭"，夏季"夜卧早起，无厌于日"，秋季"早卧早起，与鸡俱兴"，冬季"早卧晚起，必待日光"。《类修要诀》中指出："春夏宜早起，秋冬任晏眠，晏忌日出后，早忌鸡鸣前。"顺应四时，平衡阴阳四时的变化，是万物生长变化的根本，从根本上来保养身体，才能与万物一样，顺应阴阳之性而生活于生长收藏规律之中。①春季：春与肝相应，肝主疏泄，恶抑郁而喜调达。因此应戒郁怒以养性，使气血顺畅、精神旺盛，并应食辛甘发散之品，不宜食酸收之味。初春天气乍寒乍暖，"一日三变"，衣服不可顿减，以免引发或加重呼吸系统疾病。②夏季：夏季阳热之气旺盛，昼长夜短，气温较高。因此应适量参加户外活动，多晒太阳。保持卧室通风凉爽，保证适当的午睡时间和充足的睡眠，以培补阳气、培养阴气。③秋季：秋内应于肺，秋燥易伤津液，饮食应以滋阴润肺为宜。起居应早卧以顺应阳气之收，早起使肺气得以舒展，且防收之太过。初秋，暑热未尽，凉风时至，需酌情增减衣服，但不宜立刻着衣太多，以免削弱机体对气候转冷的适应能力。深秋时节，风大转凉，应及时增加衣服，特别是体弱之人。④冬季：立冬天渐冷，应防寒伤肾，宜食滋阴潜阳、热量较高的膳食。要注意早睡晚起，保证充足的睡眠时间，以利阳气潜藏、阴精积蓄。衣着过少、过薄，室温过低，则既耗阳气，又易感冒。反之，衣着过多、过厚，室温过高，则腠理开泄，阳气不得潜藏，寒邪亦易于入侵。

（2）起居有常，劳逸适度　起居有常指起卧作息和日常生活的各个方面有一定规律，并合乎自然界和人体的生理规律。劳逸适度是指在病情允许的情况下，凡能下床活动者都要保持适度的休息与活动。《黄帝内经·素问·宣明五气》指出："久视伤血，久卧伤气，久坐伤肉，久立伤骨，久行伤筋，是谓五劳所伤。"因此，应指导患者生活起居有规律，动静结合，避免久视、久卧、久坐、久立、久行，避免劳神。适度的活动能促使气血流畅，筋骨坚实，提神醒志，增强体魄及加强抗御外邪能力。人体的患病过程即是正邪相搏的过程，若正盛邪衰，则疾病逐渐痊愈；若邪盛正衰，则疾病继续发展。参加适当的劳作及运动，但不能过于疲劳，不能勉强做自己力所不能的剧烈运动。中医认为，过度劳累常常是疾病发生和加重的重要原因之一，日常坐、卧、立、行，若是持续过久，也会损伤机体。

（3）安卧有方　古人十分重视睡眠的质量和卫生，认为只有安卧有方才会健康长寿，提出"不觅仙方觅睡方"。

（4）慎护起居　《金匮要略·脏腑经络先后病脉证》中说："若人能养慎，不令邪风干忤经络……更能无犯王法，禽兽灾伤；房事勿令竭之……不遗形体有衰，病则无由入其腠理。"强调平素重在摄生以防病。《脾胃论·摄养》篇中说："忌浴当风，汗当风"；"如衣薄而气短，则添衣……气尚短，则以沸汤一碗熏其口鼻，即不短也。如久居高屋或天寒阴湿所遏，令气短者，亦如前法熏之……凡气短皆宜食滋味汤饮，令胃调和"；"饥而睡不安，则宜少食，饱而睡不安，则少行坐"；"大抵宜温暖，避风寒，省语，少劳役为上"，详细指出了生活细节的调护。

（5）避免邪风干忤经络　避免邪风干忤经络需要从多个方面入手，包括顺应自然、调整作息、注重个人保养、外避邪气、精神调摄等。这些措施的综合应用将有助于保持身体健康、预防疾病的发生。

2. 运动调护

运动调护应是在中医整体观念的指导下，遵循"把握动作要领""注重动静结合""强调运动适度""遵循三因制宜"等基本原则。动静结合，使形动而神静，身心共养，内外兼修。运动调护可以协调大脑皮层的兴奋与抑制过程，提高大脑神经细胞活动的协同性和均衡性，从而提高大脑的工作效率。中国传统的运动调养健身方法有很多，如太极拳、八段锦、五禽戏、太极剑等。每一项都有其适应证和适应人群，终末期患者练习要特别注意适度，只要达到锻炼的目的即可。

（1）太极拳　太极拳以"太极"为名，动而生阳，静而生阴，阴阳二气互为其根，此消彼长，相互转化，不断运动，变化万千。太极拳起源于清代陈王廷，是将意、气、身融为一体的运动形式。终末期患者练习太极拳可以活动筋骨、流通气血、固阳正气。太极拳运动对神经衰弱、神经痛、腰痛、腿痛、胸闷、气短等症状有一定治疗作用。运动场地需空气流通，湿度适宜，忌对流风。练习者需根据时令气温选择服饰，以不妨碍肢体运动为宜。练习中如果出现疲劳、头晕、目眩等不适，要立即停止休息。终末期患者应特别注意，操练动作用力适中、均匀，运动幅度避免过猛、过大，以能耐受为宜。

（2）八段锦　有"文八段"（坐式）和"武八段"（立式）等不同形式，术式简单易学，运动量适中，强身作用显著，且不受环境限制，随时随地可做。立式八段锦可强身健体，舒筋活络，对人体脏腑功能有针对性的调治；坐式八段锦适合于终末期身体虚弱、不耐受立式八段锦的患者。空腹或进餐1小时内不宜练习八段锦。运动时衣着要宽松舒适并注意安全。练习八段锦时动作到位，持之以恒，可以取得较好的效果。

（3）五禽戏　五禽戏就是指仿虎、鹿、熊、猿、鸟5种动物的动作和神志组编而成的一套调护身体的功法，是我国古代著名医学家华佗整理总结而成的。对终末期患者出现的便秘等不适症状有一定的调理作用。练习时宜选择广阔、障碍物少的场地，防止意外碰撞受伤。锻炼时间可选择清晨、睡前，进餐前、后1小时禁止锻炼。练习时自然呼吸即可，切勿过度追求动作到位，量力而行，循序渐进。锻炼时若出现头晕、胸闷、疲乏等不适症状，应立即停止锻炼，卧床休息。

八、常见症状护理

1. 疼痛

疼痛的护理方法多样，主要包括基础护理、针灸、按摩、中药、拔罐、刮痧等。这些方法通过调和阴阳、疏通经络、补益气血等手段，恢复人体内部的平衡状态，从而缓解疼痛。

（1）观察疼痛的性质、部位、程度、持续时间及伴随症状，遵医嘱予以镇痛药后观察用药反应。

（2）保持环境安静，协助取舒适体位，避免体位突然改变。

（3）胸痛者选择患侧卧位，避免剧烈咳嗽（必要时用手按住胸部疼痛处）。

（4）指导采用放松术，如缓慢呼吸、全身肌肉放松、听舒缓音乐等。

（5）针灸是中医护理疼痛的重要方法，通过对疼痛部位相关穴位的刺激，调节气血运行，可达到缓解疼痛的效果。

（6）按摩是中医护理疼痛的常见方法，通过对疼痛部位进行按摩，可以疏通经络，促进气血运行，缓解疼痛。

（7）拔罐和刮痧也是中医护理疼痛的常用方法。通过对疼痛部位进行拔罐和刮痧等局部刺激，可以疏通经络，达到缓解疼痛的效果。

（8）遵医嘱给予耳穴贴压/皮内针（耳针）。取穴：交感、神门、皮质下、疼痛部位对应穴位（如胃痛，取穴：胃）。

（9）遵医嘱给予阿是穴穴位敷贴。

（10）遵医嘱给予阿是穴中药热熨敷。

（11）可行火龙灸、温通刮痧、耳穴刮痧、火龙罐等，这些技术可以有效缓解疼痛，调和身体的阴阳平衡，促进气血运行。

2. 呼吸困难

呼吸困难的护理主要包括穴位按摩、饮食调理、休息与活动等多方面的措施。这些措施旨在通过调理身体内部，缓解症状，提高生活质量。

（1）密切观察生命体征变化，遵医嘱给予吸氧。

（2）保持病室安静、空气新鲜、温度和湿度适宜，避免灰尘、刺激性气味。

(3) 取半卧位或半坐卧位,减少说话等活动,避免不必要的体力消耗。

(4) 与患者有效沟通,帮助其保持情绪稳定,消除紧张、焦虑等。

(5) 教会患者进行缓慢的腹式呼吸。及时吸氧,保持呼吸道通畅。对痰液黏稠者给予祛痰剂,鼓励患者咳出痰液,必要时给予雾化吸入。对呼吸困难者应根据患者的病情及耐受情况,选择氧疗和无创伤正压机械通气。

(6) 在病情允许情况下,鼓励患者下床适量活动,以增加肺活量。

(7) 穴位按摩是一种有效的舒缓呼吸困难的方法。例如,按压一侧内关穴,同时深吸气,感觉气流经过鼻腔、气管、肺脏,直至膈肌最低点的腹部,心静气顺,尤其适用于因情志不畅而导致的气喘、呼吸困难。

(8) 遵医嘱给予耳穴贴压,取肺、气管、神门、皮质下、脾、肾、三焦等穴位。

(9) 急性期应绝对卧床休息,避免用力、屏气、咳嗽等增加胸腔内压的活动。血压平稳者选择半卧位,利于呼吸及咳嗽排痰。

(10) 胸腔穿刺抽液或胸腔药物灌注治疗后观察症状、生命体征变化,指导患者进高热量、高营养及富含蛋白质的食物。

3. 咳嗽、咳痰

(1) 中医护理评估,包括疾病史、症状、舌象、脉象等,以制订个性化的护理方案。

(2) 观察呼吸、咳嗽状况,有无咳痰,以及咳痰的颜色、性状、量及气味,有无喘促、发绀等伴随症状。遵医嘱雾化吸入后观察有无咳痰,以及痰液的性质、颜色、量。

(3) 保持病室空气新鲜、温度和湿度适宜,避免寒冷或干燥空气、烟尘、花粉及刺激性气体等环境不良刺激。

(4) 咳嗽胸闷者取半卧位或半坐卧位,少说话;痰液黏稠难咳者,可变换体位。半坐卧位可以减轻咳嗽和胸闷的症状。

(5) 协助翻身拍背(咯血及胸腔积液者禁翻身拍背),教会患者有效咳嗽、咳痰、深呼吸的方法。

(6) 保持口腔卫生,每天清洁口腔,咳痰后以淡盐水或漱口液漱口有助于预防口腔感染、增进食欲。

(7) 加强气道湿化,痰液黏稠时多饮水,在心肾功能正常的情况下，每天饮水1500ml以上，必要时遵医嘱行雾化吸入。对痰液黏稠无力咳出者可行机械吸痰。

(8)中医外治。遵医嘱给予循经拍打，取手太阴肺经。遵医嘱给予穴位按摩，取列缺、中府、太渊、孔最、膻中、迎香等穴。耳穴贴压（耳穴埋豆）可选择肺、气管、神门、皮质下等穴位。穴位贴敷可选择肺俞、膏肓、定喘、天突等穴位。拔罐可选择肺俞、膏肓、定喘、脾俞、肾俞等穴位。

(9)饮食调护。根据患者的具体症状，选择合适的食物来调理。进食健脾益气、补肺止咳食物，如山药、白果、银耳、百合等。持续咳嗽时，可频饮温开水或薄荷叶泡水代茶饮，减轻咽喉部的刺激。

(10)生活调护。指导患者在不同季节采取不同的起居、衣着、锻炼等方面的护理方式，保证患者起居有常，注意四时气候变化，顺应自然气候和环境变化的要求。

4. 恶心、呕吐

恶心、呕吐的护理主要包括起居调护、饮食调摄、情志调摄及中医护理适宜技术等。

(1)起居调护　保持病室空气新鲜，定时开窗通风，冷暖适宜，避免受凉。生活有规律，可选择一些舒缓的运动如散步等，保证每天睡眠充足。剧吐者，宜卧床休息。注意口腔护理，每次呕吐后应用温开水或盐开水漱口，以保持口腔清洁。

(2)饮食调摄　注意饮食调摄，让患者养成良好的饮食卫生习惯，少食生冷、油腻、辛辣、煎炸之物，戒烟、酒，并注意饮食卫生。宜食清热利水之品，如白萝卜、赤小豆等，忌食辛辣、肥厚之品。

(3)情志调摄　调摄精神，保持开朗乐观的心态和舒畅的心情，避免不良情志刺激而诱发呕吐。中医治疗可通过针灸、按摩、中药调理等方法帮助患者放松身心，缓解焦虑、抑郁等情绪。

(4)针刺治疗　①治则：和胃，降逆，止呕。②针灸治法：针灸选穴以大肠经、胃经之募穴和下合穴为主。针刺手法采用补虚泻实。实证用泻法；虚证用补法。每次留针30分钟，治疗频次为每天1次。③主穴与配穴：主穴选取中脘穴；配穴选取内关穴、足三里穴、天枢穴、上巨虚穴。④方义：募穴是脏腑之气输注并聚集在胸部的穴位；下合穴是六腑之气下行输注并聚集在下肢足三阳的穴位。中脘穴和天枢穴分别为胃经和大肠经的募穴，并均分布于胃脘部。足三里穴和上巨虚穴则分别位于胃之下合穴和大肠经的下合穴，两者位于经络的远端，起到疏理气机、和胃降逆的作用。内关穴是手厥阴心包经的络穴,并联系三焦经,同时是八脉交会穴位之一,还通阴维脉,可以起到调理气机、降逆的作用,是临床常用的止吐特效穴。⑤随证选穴:实证——辨证为痰湿困脾者,配以脾俞穴、三焦俞穴、丰隆穴、阴陵泉穴;肝气犯胃者,配以合谷穴、太冲穴、膻中穴、期门穴;脾胃湿热者,配以大都穴、内庭穴、公孙穴、阴陵泉穴;痰浊内阻者,可配以膻中穴、公孙穴、丰隆穴、阴陵泉穴。虚证——辨证为脾胃虚寒者,配以脾俞穴、胃俞穴、命门穴、太白穴;胃阴不足者,配以胃俞穴、公孙穴、太白穴、太溪穴;胃虚有热者,配以胃俞穴、厉兑穴、内庭穴、曲池穴;脾胃气虚者,可配关元穴、气海穴、膻中穴、建里穴;气血两虚者,配以血海穴、膈俞穴、气海穴、关元穴。虚实夹杂证——配以胃俞穴、气海穴、关元穴、丰隆穴、阴陵泉穴、涌泉穴。

(5)耳穴 主穴包括胃和贲门,配穴选取脾、肝、膈、神门、交感、皮质下和内分泌。方法为每次选择2~3个穴位,进行强刺激,治疗频次为每天1次,留针30分钟。此外可以采用耳穴埋针法或者压豆法进行治疗。

(6)穴位注射法 选取胃俞穴、胃仓穴、上脘穴、足三里穴及阳性反应点。方法为每次选2~3个穴位,每穴注入0.5ml药物(可选取维生素B_{12}、维生素B_1、维生素B_6等),治疗频次为每天1次。

(7)穴位贴敷 选取中脘穴、足三里穴、内关穴、涌泉穴。将中药研磨成细粉,加入适量的蜂蜜或醋作为介质,调成糊状,敷贴前将适量的药膏涂抹于医用纱布上制成中药敷贴。根据不同类型的呕吐症状,可以选择不同的药材配方:热证呕吐,可以选用竹茹和半枝莲;实寒呕吐,可以选用丁香和吴茱萸;虚寒呕吐,可以选择肉桂、附子和半夏;湿热呕吐,可以选用黄芩和陈皮;寒热错杂呕吐,可以选用黄连、干姜、苏梗、半夏和黄芩。每次贴敷时间持续6~8小时,每天1次,从化疗前1天开始至化疗最后1天。

(8)艾灸 可以采用艾条灸、艾炷灸、隔物灸等不同的灸法,对中脘穴、内关穴和足三里穴进行热敏灸治疗。热敏灸可以产生刺激透热、扩热、传热效应,使得热能在局部产生微热或者在远部产生热感,或在表面不产生微热但在深部产生热感,还有非热觉等热敏灸感和经气传导效应。同时,根据个体情况进行个体化的饱和消敏灸量施以治疗。

(9)穴位按摩 ①降逆止呕法:患者取仰卧位,叮嘱患者全身放松,按摩操作者或病患家属手掌根发力,从患者前胸部沿前正中线匀速缓慢地平推至脐下，按摩时可嘱咐患者在呼气时配合将气送至小腹部，按摩频次可反复进行20次。②疏肝利胆法：按摩操作者或病患家属手掌根发力，置于患者前正中线剑突下位置，匀速缓慢地平推至两侧，按摩频次可反复进行20次。③具体穴位按摩：按摩穴位选择内关穴、足三里穴、足底胃反射区和脾反射区，按摩操作者对以上穴位进行按压，每个穴位按压时间为2分钟。

5. 腹胀

腹胀的护理主要包括基础护理、穴位按摩、中药贴敷、艾灸、热敷等外治法，以及饮食调养、情志调摄等内调法。

（1）观察腹胀的部位、性质、程度、时间、诱发因素、排便、排气情况及伴随症状。

（2）患者宜卧床休息，给予半坐卧位。鼓励饭后适当运动，保持排便通畅。

（3）遵医嘱给予肛管排气，观察排便、排气情况。

（4）穴位按摩和中药贴敷。根据中医辨证基础理论，分析患者术后发生腹胀的原因，选用穴位按摩联合中药穴位贴敷，有效缓解患者腹胀症状。例如，将丸置于肚脐内，外用敷贴固定好，可用热水袋热熨，每12小时换药1次。

（5）艾灸和热敷。寒湿凝聚实胀者，用艾灸在腹部以脐为中心呈"十"字形灸；脾肾阳虚虚胀者，艾灸关元、神阙、中极，以理气消胀；或施以腹部热敷法、盐熨法等。

（6）饮食调养。饮食应以软质易消化为主，如泡饭、粥等。宜食用有助于缓解腹胀的食物，如香蕉、黄瓜、萝卜、山楂、鲫鱼等。多吃蔬菜、水果等富含纤维素的食物。少吃豆类、咖啡、碳酸饮料、卷心菜、白薯、蜂蜜、韭菜、生蒜、芹菜等容易产气的食物。避免暴食暴饮，少吃辛辣、肥甘厚味的食物。

（7）情志调摄。很多腹胀患者有精神紊乱现象，如出现焦虑、抑郁等情绪波动时，可能成为发病的重要诱因。因此要及时了解患者的情绪变化，积极消除患者的思想顾虑，减轻患者的精神负担，向患者介绍有关功能性腹胀的医学知识，告知腹胀为功能性疾病，不会引起严重后果，使其对该病有客观正确的认识，保持健康正常的心理状况。

6. 肿瘤相关性失眠

肿瘤相关性失眠的护理主要包括辨证施术、饮食调护、情志护理和生活方式调整等方面。

（1）保持病室安静。睡前护士给予五音疗法，播放 20~30 分钟。

（2）辨证施术。辨证施术是中医护理的核心，可根据患者的具体症状和体质，选择合适的中医护理技术和方法。方法包括针灸、推拿、耳穴埋豆等。针灸通过针刺或艾灸刺激人体的一定部位，起到疏通经络、调节脏腑、行气活血的作用。推拿法主要在头部、腹部、背部进行，以调节患者的精神状态，减轻失眠症状。可遵医嘱给予耳穴贴压，取神门、交感、心、肾、皮质下等穴。遵医嘱给予穴位按摩，取百会、太阳、印堂、风池、安眠等穴。遵医嘱给予中药药枕。遵医嘱给予中药泡洗。

（3）饮食调护。忌食辛辣、香燥、助阳的温热食物。多食用蔬菜水果，如百合、莲子、酸枣仁等具有养心安神作用的食物。避免浓茶、咖啡等刺激性饮料。注意饮食清淡，避免过度油腻的食物。

（4）情志护理。在中医护理中占据重要地位。不良情绪如忧郁、焦虑等可能导致失眠，要注意情志调护。

（5）生活方式调整。对肿瘤相关性失眠的改善也有重要作用，如按时作息、规律睡眠、避免刺激性饮料等。此外，通过食疗和情志调理等方式可以改善患者的失眠症状。

7. 肿瘤相关性便秘

肿瘤相关性便秘的护理主要包括腹部穴位按摩等中医外治方法，同时结合饮食调理和生活习惯的调整，以达到治疗和预防便秘的目的。

（1）指导患者规律排便，适度增加运动量。

（2）指导患者正确使用缓泻剂。

（3）腹部穴位按摩。按摩治疗可刺激腹部穴位，疏通筋络，增强胃肠蠕动和促进消化腺分泌，有利于排便，进而改善便秘。腹部穴位按摩是中医护理的重要组成部分，通过按摩腹部穴位，可以调畅气机、健脾助运。根据证型辨证取穴，选择合适的按压手法。患者排空膀胱，取屈膝仰卧位，腹部涂按摩油，常用双手按摩法和推法，由中脘穴→右侧天枢穴→气海穴→左侧天枢穴→中脘穴进行环形按摩约 5 分钟。

（4）针刺治疗。针刺疗法以中医经络学说为理论基础，通过针刺对穴位进行刺激从而调节机体功能，具有疏通经络、补虚泻实、调和阴阳的功效，可使经络通畅，气血运行正常，从而达到润肠通便的目的，帮助患者排便，减轻其痛苦并提高其生活质量。电针是在传统针刺疗法的基础上结合脉冲电刺激，通过持续的电刺激来调整机体的生理功能的一种治疗方法。

(5)穴位贴敷疗法。贴敷疗法是以中医基本理论为指导,应用中草药制剂,施于腧穴、皮肤、孔窍等部位的一种治疗方法。作用分为2个方面:一是间接作用,即药物对特定部位的刺激来提高免疫力、减少发病机会、改善症状;二是直接作用,即所贴敷的药物在相应的穴位透过皮肤,随着血液至病处,而发挥其疗效。贴敷疗法主要分为脐敷和多穴位贴敷2类。脐(神阙穴)的表面角质层最薄,具有相对丰富的血管、神经及淋巴管,且距离腹腔组织较近,便于药物渗透及吸收,故而神阙穴是贴敷疗法防治便秘的常用穴位之一。此外药物通过局部皮肤组织吸收,避免了药物对消化道的刺激,减轻肝、肾代谢负担。相较于中药口苦、针刺疼痛,中药穴位贴敷的简便无创性更易于被患者接受。

(6)耳穴压贴疗法。耳与脏腑、经络密切相关,正如《黄帝内经·灵枢·口问》所言:"耳者,宗脉之所聚也。"耳与全身经络是局部与整体关系,刺激耳部穴位能够起到相应的治病效果。人体的正常生理功能受到影响时,往往在耳郭的相应部位出现压痛敏感、皮肤电特异性改变等异常反应。耳穴压贴时可取耳穴直肠下段、大肠、小肠、胃、脑,王不留行籽1粒,贴压在所选的一侧耳穴上,双耳交替,每周贴2次。防治便秘的耳穴选取中使用频率较高的还有便秘点、皮质下、脑干、腹、大肠。一般推荐将耳穴皮质下、脑干、腹、大肠作为干预阿片类便秘的选穴处方。另外,遵医嘱给予循经拍打,取手阳明大肠经、足阳明胃经。遵医嘱给予穴位贴敷,取神阙穴。遵医嘱给予中药保留灌肠。

(7)艾灸疗法。艾灸疗法可温经散寒、扶阳固脱、消瘀散结、防病保健、引热外行。艾灸穴位能够激发相应穴位本身具有的理气活血、通腑化滞、温补中焦、清利三焦的功效,从而达到通便的目的。

(8)饮食调理。进食富含膳食纤维的食物,如蔬菜、藕、粗粮、麻仁、麻油等,适当增加液体的摄入。

(9)应养成定时排便的习惯,注意有便不强忍,排便不强挣。便秘者,炽热内结可用大黄研末蜂蜜调糊,敷于脐;阴寒凝滞可艾灸大肠俞穴、肾俞穴、神阙穴、气海穴;年老气虚应适度活动,避免过度劳累。腹泻者,注意肛周皮肤护理,便后以温水清洁,保持干燥,局部涂以凡士林或黄连油膏。

8. 咯血

咯血的护理主要包括观察病情、饮食调理、心理护理、避免过度运动、药物治疗等多个方面。在病情观察上,主要关注咯血的量、颜色、性质及出血的速度;在饮食调理上,根据咯血的量多量少,选择流质或固态食物，避免刺激性饮料；在心理护理上，消除患者的紧张情绪，保持心情放松；在运动上，避免过度运动，以免加重病情；在药物治疗上，根据咯血的类型和病因，选择合适的药物进行治疗。

（1）保持病室空气新鲜，温度、湿度适宜。

（2）病情观察。观察咯血的量、颜色、性质及出血的速度；严密观察有无突然呼吸困难、发绀、意识障碍等情况。

（3）指导患者不用力吸气、屏气、剧咳，喉间有痰轻轻咳出。

（4）小量咯血时，应静卧休息；大量咯血时，应绝对卧床，头低足高位，头偏向健侧，尽量少语、少翻身。

（5）及时清除口腔积血，淡盐水擦拭口腔。

（6）饮食调理。小量咯血者宜进少量凉或温的流质饮食，多饮水，多食纤维素食物，以保持大便通畅，避免饮用浓茶、咖啡、酒等刺激性饮料。大量咯血者暂时禁食。肝火犯肺、咯血量多者宜多食补气养血食物。

（7）心理护理。护士应守护床旁并安慰患者，向患者解释咯血的病因和诱因，说明心情放松有利于止血，解除患者思想顾虑，消除患者紧张情绪，使之有安全感和信任感。

（8）避免过度运动。既发咯血，则先使患者饮盐水 1 碗（微温），安静身体及精神，禁止发言谈话，减少食物；如胸部觉苦闷之状，以湿布或水囊贴于出血之部分，或贴芥子泥于足部，然后施药。

9. 癌因性疲乏

癌因性疲乏作为肿瘤患者中最为痛苦的高发生率症状，受肿瘤本身、肿瘤治疗及一系列相关因素影响，常伴随包括饮食、睡眠、二便、活动、精神心理等诸多方面的症状。相对健康人群而言，癌因性疲乏患者的疲劳类型主要以躯体疲劳为主，程度重，通常不能通过睡眠或休息缓解，严重影响患者的生活质量。疲乏是一种多因素症状，因此需要多维的方法来预防其加重，仅某一种干预方法是不能充分控制疲乏的。

（1）情志调节　情志不畅是导致疾病发生、发展的重要原因，可引起人体内环境的变化，气血运行的紊乱，所谓百病生于气也。精神因素尤其是忧、怒、郁、思，不仅可以导致肿瘤发病，而且可使病情加重或恶化。护理人员给予适当的心理护理对患者是有一定帮助的。

（2）药膳　疲乏在中医上认为是虚证，属于气血相对不足所致。药膳是在中医辨证配膳指导下，由药物、食物、调料三者精制而成的一种混合性的既有药物功效又有食品美味用于防病治病强身健体的食品。有人采用药膳补虚正气粥和八珍颗粒口服，产生补气益血的功效，从而促进患者的食欲，改善机体营养状况，增加免疫力，达到抗疲乏的作用。

（3）饮食调理　肿瘤患者术后多见气血亏虚、脾胃虚弱，除给予高蛋白质、高维生素等食物以补充营养、调理脾胃，以助气血生化之源外，宜多食胡萝卜、番茄、扁豆、山药、薏苡仁、山楂、菠菜、柑橘等。脾胃健运以后，再增加有补益气血作用的食物，如大枣、桂圆、黑木耳等。放射治疗患者，放射治疗射线常灼伤津液，导致津伤血热、口干咽燥等表现，宜多吃甘寒生津凉血制品，如梨、西瓜、丝瓜、绿豆、白木耳、荸荠、甲鱼等，少食辛辣食物，如辣椒、羊肉、狗肉、橘子等，以避免加重内热，不利于康复。化疗期间常常见到消化道反应及骨髓抑制，先要调理脾胃，增加食欲，多吃营养丰富的食物。

（4）针灸、按摩　针灸能够改善接受化疗的乳腺癌患者的生活质量，包括缓解疲乏。有研究显示，通过患者自我按摩百会、太阳、内关、神门、足三里、涌泉、关元等穴位，可达到扶正祛邪、调理脏腑、补养气血，调动和增强机体抗癌能力，对乳腺癌术后癌因性疲乏和调整患者睡眠的效果优于常规护理。

第十章 安宁疗护管理工作

安宁疗护管理工作旨在确保医疗质量和患者安全，提高患者的生活质量和尊严，同时维护医护人员合法权益。

第一节 临终关怀的组织管理

一、临终阶段的相关概念

世界卫生组织提出临终关怀的6条要点：①肯定生命，认同死亡是一种自然的历程；②并不加速和延长死亡；③尽可能减轻痛苦及其他身体不适症状；④支持患者，使其在死亡前能有很好的生活质量；⑤结合心理、社会及灵性照顾；⑥支持患者家属，使他们在亲人的疾病期间及患者去世后的悲伤期中能作适当的调整。

（1）临终阶段的定义 临终阶段也称为生命终末期。英国全科医疗委员会对生命终末期的定义：那些有可能在12个月内死亡的人，即生命终末期，包括那些即将死亡（预计将在几小时或几天）和以下情况。①晚期的、进行的、无法治愈的情况；②整体比较虚弱、从现况来分析预计可能在12个月内死亡；③根据目前的状况，若病情突变将有死亡的风险；④因突发灾难性事件引起的危及生命的状况。广义临终阶段时限仍是一个较为模糊的概念。这个过程需要经过一个或长或短的预期死亡阶段，是生命终结前的必须阶段，也是逐渐发生发展的由量变到质变的过程。狭义临终阶段指濒死状态，短到24小时内发生死亡。

（2）临终阶段的特征 ①晚期恶性肿瘤患者，其呈现恶病质状况。②慢性疾病终末期患者，逐渐丧失功能，无法完成社会角色。

（3）临终阶段的类型 ①可逆性疾病的临终阶段，通过现代医学手段有希望治愈的疾病，虽其病情不断恶化甚至进入临终阶段，但是这种对象不属于临终关怀范围。②不可逆转性疾病的临终阶段，慢性消耗性疾病，如晚期恶性肿瘤、艾滋病等，有预期生存期。③当对一个患者的临终阶段作出"可逆性"和"不可逆性"判断时，有时是非常困难的。当生命处于濒临死亡阶段虽有略微的逆转希望，如转变为脑死亡或植物人，逆转的意义就很小。

（4）临终阶段时限条件判定参考标准　①自然衰老，生命主要脏器衰竭并且生活完全不能自理者。临终阶段时限一般小于300天。②晚期恶性肿瘤伴远处广泛转移到骨、脑等部位，临终阶段一般在90天内。③非恶性疾病，如心脑血管疾病、慢性呼吸系统、内分泌和肾脏等疾病的晚期终末患者，临终阶段在180天内。④意外伤害濒临死亡者，临终阶段通常为数天或数小时内。

（5）临终关怀的目的　临终关怀不仅是为了缓解患者的痛苦，而且是为了让家属得到心理和生活上的支持，帮助他们更好地面对亲人的离世。临终关怀的目标是减轻临终患者的痛苦，提高他们的生活质量，使他们在离开人世的时候能够无痛苦、安宁、舒适地走完人生的最后旅程。

（6）临终关怀服务内容　临终关怀服务内容全面且细致，旨在为临终患者及其家属提供全方位的照护和支持。临终关怀的服务内容通常包括对患有不可治愈性疾病、终末期慢性病或濒临死亡的患者的医护方案，包括疼痛的缓解和其他症状的改善，心理疏导和精神关怀，社会支持，丧亲服务。

二、临终关怀服务的基本含义

临终关怀服务是一种特殊的社会卫生服务，需要有一套组织化的医护照料方案，帮助临终患者安详无痛苦、有尊严地度过生命的最后时刻。临终关怀旨在通过控制痛苦和不适症状，提供身体、心理、精神等方面的照护和人文关怀等服务，以提高生命质量，帮助患者舒适、安详、有尊严地离世。

临终关怀服务具有社会性、公益性和福利性，以社会效益为首位，体现政府的责任和主体性，也是我国卫生事业不可缺少的组成部分。临终关怀是"五位一体"的社会模式：①临终关怀首先是社会的，而不是单纯医学的；②由政府主导；③卫生行政部门推进；④医护人员实施；⑤社会介入和志愿者（义工）参与。临终关怀是人生全优系列工程组成部分。人生全优系列即是达到人的优生、优育、优活、优死的完美状态。

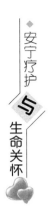

临终关怀的核心之处就是生与死的智慧，一种广义的死亡教育和伦理折射的一面镜子。"死亡态度与死亡观"是文化人类学中约定俗成的概念，既包括知识行为和信仰，也包括行为与观念，体现在心态、制度、行为和物质文化。临终关怀服务是对临终患者的关怀，是人文情感的关怀，源于生命本论意义的"爱"，体现最根本的人性。

三、临终关怀服务的组织机构

（1）独立的临终关怀院　独立的临终关怀院指不隶属于任何医疗、护理或其他医疗保健服务机构的临终关怀服务机构。例如，英国的圣克里斯多弗临终关怀院及中国香港的善终服务促进会创建的白普理宁养中心等。独立的临终关怀院还承担社区内多种形式的临终关怀服务项目，包括"住院临终关怀服务""日间临终关怀服务"和"家庭临终关怀服务"等。

（2）综合医院或专科医院内的临终关怀病房　综合医院或专科医院内的临终关怀病房是指在医院、养老院、社区卫生保健中心等机构中设置的临终关怀病房。例如，北京老年医院内的临终关怀病区、中国医学科学院肿瘤医院的温馨病房，以及台湾荣民总医院的安宁病房等。这些病房或病区以生活护理和临床护理为主，以姑息、支持疗法为辅，并通过谈心、暗示等心理疗法，缓解、疏导患者的情绪，减少其肉体和精神上的痛苦。

（3）家庭临终关怀服务机构　1990年，世界卫生组织强调家庭作为临终关怀的基本单位。医疗机构在临终关怀中的作用是提供支持。家庭临终关怀服务机构以社区为基础、以家庭为单位开展临终关怀服务。这些机构通常由临终关怀的学术性组织，如防癌协会等联合医院、社区卫生保健机构共同协作进行，也可由社区保健网络和各家医院的临终关怀组织独立推出。

四、临终关怀的服务模式

临终关怀服务是社会的，由政府主导、卫生行政部门推进、医护人员实施、社会介入和社会工作者参与的有公益性质的服务。临终关怀的服务模式主要有"PDS模式"和"施氏模式"，这两种模式都以解除临终患者的病痛为中心，提供全面的护理服务。此外，根据临终关怀的服务地点可分为居家服务和机构服务两种模式。

（1）PDS模式　由首都医科大学的李义庭教授提出，全面构建了

"一个中心、三个方位、九个结合"体系。一个中心就是以解除患者的病痛为中心。针对临终患者临终前的痛苦，给予特殊的医疗、护理服务，使临终患者有尊严、安逸地辞世，表现出对人的最大尊重。三个方位包括：①服务层面，坚持临终关怀医院、社区临终关怀服务与家庭临终关怀相结合。将临终关怀事业的发展列入我国卫生事业和区域性卫生规划内，并认真组织实施。②服务主体，坚持国家、集体、民营相结合，鼓励多元主体共同参与临终关怀事业。③费用投入，坚持国家、集体、社会投入相结合，确保临终关怀服务的可持续性和可及性。九个结合的具体结合内容可能因不同解读而有所差异，但总体上涵盖了医疗、护理、心理、社会、精神、文化等多个方面的综合照护。这些结合体系旨在为患者提供全方位、多层次的关怀和支持。

(2)施氏模式　由上海交通大学公共卫生学院施榕教授提出，具体的服务模式包括独立的临终关怀机构、附设于综合医院的临终关怀病区或病房、居家型临终关怀等。

(3)服务内容　①减轻痛苦：遵医嘱适度治疗，以支持性、综合性姑息性治疗为主，如使用止痛药、减除梗阻、保持引流通畅等，以控制疼痛、减轻痛苦。②增加舒适：室内环境温度、湿度适宜，空气清新，安排舒适体位，呼吸困难者吸氧，肢端循环不佳者保暖，抚触按摩肢体促进老年人舒适等。③陪伴临终老年人：利用心理护理技巧与老年人交流，陪伴老年人回忆过往，利用社区资源满足老年人未了心愿，疏导老年人心理。④协助、鼓励家属参与临终老年人的照护工作：促进彼此的交流，鼓励家属表达内心想法，促进情绪宣泄。

五、临终关怀的作用

临终关怀是一种对临终阶段的患者及其家属提供的全面照护，其作用主要体现在减轻患者的痛苦，提高生活质量，帮助家属面对死亡，以及减轻家庭和社会的负担等方面。联合国提出享有临终关怀服务是人的一项基本权利，被视作国家和社会文明与进步的标志。临终患者不分年龄、贫富、民族、性别与权利，都有权享受临终关怀服务。

(1)减轻患者的痛苦　临终关怀通过缓解临终患者的躯体痛苦，指导其树立正确死亡观，提供无微不至的关心和护理，真正体现了生命神圣及质量、价值的高度统一。临终关怀的重要内容还包括减轻临终患者和即将走到生命尽头的人对死亡的恐惧和不安的情绪。

(2)提高生活质量　确保患者获得最佳的生活品质，以控制疼痛、缓解患者其他相关生理症状，以及解除患者心理、社会与灵性层面的痛苦为重点。临终关怀关注人的尊严，在减轻或消除患者生理、心理痛苦的同时，使患者获得安宁、平静、舒适，保持应有的生命质量。

(3) 帮助家属面对死亡　临终关怀帮助患者家属直面死亡的事实，坦然地接受失去亲人的痛苦和所要面临的问题。

(4) 减轻家庭和社会的负担　实施临终关怀是主动关注患者生活质量，减轻患者家庭不必要的经济支出，同时还会不盲目地浪费昂贵的医疗资源。临终关怀不仅是临终患者自身的需要，也是他们家属的需要。

六、医院中的临终关怀

医院中的临终关怀是一种特殊的卫生保健服务，由多学科、多方面的专业人员组成的临终关怀团队，为临终患者及其家属提供的全面照顾，使临终患者无痛苦、舒适、安宁和有尊严地度过人生最后旅程。医院中的临终关怀科是为肿瘤晚期等临终患者及其家属提供居家或住院舒缓疗护基本服务的临床科室。在医院为晚期肿瘤及疾病终末期的患者提供临终关怀服务是为患者服务的最终环节。2001年，李嘉诚基金会启动"全国宁养医疗服务计划"，至今已在全国32家著名医院设立宁养院。

(1) 临终关怀科应具备常见临终护理的技术与人文能力　这些能力包括心理护理、基础护理、症状护理、饮食护理、抚触护理、终末护理、尸体料理和哀伤护理服务能力。每天应有观察、记录患者血压、呼吸、心跳、体温、疼痛与病情变化，及时与患者或家属沟通联系。临终护理分为评估、诊断、计划、实施和评价五个步骤，是一个持续循环过程，每个步骤顺利进行有赖于上一步的正确性。临终关怀的专门科室可以设置在独立的临终关怀机构，如天津医科大学临终关怀中心；也可以设置在医院或社区卫生服务机构中，如复旦大学附属肿瘤医院姑息治疗科；还可以设置在护理院中。

(2) 临终关怀服务人群是恶性肿瘤终末期患者和其他病情进入不可逆阶段的患者　在医院中设置临终关怀科，对健康卫生水平提高、生命终末期生活质量提升具有重要的意义。临终关怀是社会文明的标志，也是历史进步的必然。通过医院临终服务关怀体现人文关怀，使临终患者及其家属体验到人与人之间的温暖，弘扬社会的人道主义精神。提供临终关怀服务，帮助患者减少死亡时的痛苦是医护职业道德的核心内容。医护人员作为临终关怀服务的具体实施者，体现了以生命价值和生命质量为服务宗旨的高尚医疗职业道德。

(3)医院设置临终关怀科室的作用　①缓解临终患者身体、心理、灵性及社会方面的痛苦。身体方面，包括慢性疼痛、呼吸困难、胸闷、咳嗽、咳痰、胃肠道不适、便秘、口干口苦、皮肤瘙痒等，尤其是恶性肿瘤引起的癌痛。心理方面，临终患者面对着恐惧、焦虑、抑郁等心理问题。患者的信仰、人生价值、生命意义等灵性相关的问题越是接近临终阶段，越会给患者带来困惑和痛苦。②患者有许多社会及非医疗相关的问题也需要得到帮助。临终关怀的服务正是用一种多学科协作的模式，全方位关怀患者身体、心理、社会、心灵等方面，让临终患者在最后一程无痛苦、有尊严。

七、医院临终关怀科的设置

(1)政策依据　①1994年9月1日颁发的中华人民共和国国务院令第149号以及同年卫生部第35号令《医疗机构管理条例实施细则》。②卫生部关于印发《护理院基本标准（2011年版）》的通知（卫医政发〔2011〕21号）。③《国家卫生计生委关于印发安宁疗护中心基本标准和管理规范（试行）的通知》（国卫医发〔2017〕7号）。

(2)注册名称　①医院临终关怀科为注册登记的唯一合法名称。②通用名称是指在某一范围内约定俗成，被普遍使用的某一种类商品（服务）的名称。在科室名称设置上可以采用世界卫生组织倡导的姑息关怀或临终关怀，或称为"安宁病房"及"舒缓疗护病房"，更加强调安宁护理和缓和医疗突出的特色，并给患者和家属减少姑息及临终等文字上的不适。

八、临终关怀科设置标准与定位

临终关怀科是医院的重要临床科室。临终关怀科的设置主要包括床位、人员配备、科室设置等。

(1)床位　至少10张。

(2)人员配备和相关设施　应配置相应专业医务人员和相关设施。至少设门诊室、住院病区；社区卫生服务中心有条件的应增设日间照料中心。

(3)科室设置　医疗机构设置临终关怀科应当按照规定和程序办理诊疗科目的登记注册手续。临终关怀科标识标牌名称可为安宁疗护或舒缓疗护等。

（4）基本定位　临终关怀科的基本定位是为临终患者（包括晚期恶性肿瘤患者、其他终末期临终患者和高龄老衰自然临终患者等）提供安宁疗护服务。

（5）核心定位　临终关怀科的核心定位是临终期急性症状处置。这也是不同于以养老为主的老年公寓、以护理照料为主的护理病房，以及以康复为主的康复病房。

（6）功能定位　临终关怀科的功能定位是为疾病终末期患者在临终前通过控制痛苦和不适症状，提供身体、心理、精神等方面的照护和人文关怀等服务，以提高生命质量，帮助患者舒适、安详、有尊严离世的医疗服务。

九、临终关怀科的工作管理

临终关怀科的工作管理主要包括病房管理、医疗业务管理、人员培训和管理等方面。

（1）病房管理　临终关怀病房由护士长负责管理，保持病房整洁、舒适、安全，注意通风，避免噪声。工作人员应做到走路轻、关门轻、说话轻和操作轻。病房陈设应统一，室内物品和床位摆放整齐，固定位置。可适当放置患者喜欢的花草。

（2）医疗业务管理　应当具备常见临终护理的技术与人文能力。麻醉药品实行"专人负责、专柜（保险柜）、专用账册、专用处方、专册登记"的管理。

（3）人员培训和管理　建立完善的临终关怀专业人员培训体系，形成和确立临终关怀的专业标准，加强在职工作人员培训，提高专业能力和素质。对医护人员进行疾病、衰老、死亡的教育，加强沟通技巧、心理学、伦理学等方面知识的学习和培训。医疗机构临终关怀科应当在临终关怀理论指导下，应用世界卫生组织定义和技术开展临终关怀住院诊疗工作，注重突出团队合作精神，充分发挥全面照护理念，不断提高服务质量及水平。

十、医院临终关怀科组织机构管理

（1）有明确的组织机构及管理层次（图10-1）　有明确的职权及责任范围。能以独特而有效的方法满足临终患者及其家属的需求。组织机构既有纵向的垂直系统，又有横向的支持组织的联系。

（2）临终关怀科组织机构管理的具体要求　①完整的全天候24小

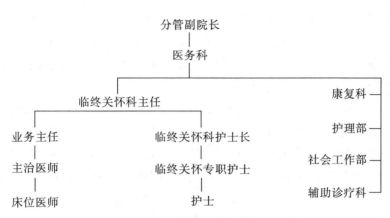

图 10-1 医院临终关怀科管理系统图

时服务的临终关怀护理计划，隶属于一个健全的医院。②有临终关怀病房；有社会护理队伍；同时有能力、有计划地对医院临终关怀服务相关医师和护士进行教育训练。③临终关怀学科专家系统应在肿瘤专科医院和三级医院及肿瘤中心，同时彼此联合进行教育训练与学术研究。④临终关怀病房应收治其他医院或家庭转来的临终患者。⑤临终关怀科的管理者应该是临终关怀的专家，有能力与合作社区服务及建立学术研究与教育训练基地。⑥临终关怀科应有完整健全的管理制度和运作机制。⑦理想的临终关怀科需要得到卫生部门的支持，而且要得到医疗保险部门的允许。必须让决策部门了解提供这样符合人性需求的照顾服务，不但不会增加医疗开支，反而可以减少昂贵的住院及监护患者费用，减少医保负担与亏损。

（3）临终关怀科管理的要点　①临终关怀科主任与其上级部门及卫生行政部门的成员间应建立沟通，如定期开会以交换意见。②执行国家相关卫生政策和法规。③从事临终关怀护理专业人员应具备国家认可的学历和执业资格，并应有临终关怀机构与之签订聘用合同及由该组织赋予其职权。④每年应有书面目标，并对既定目标进行绩效评价。⑤实行年度运营、收支的计划或概算。⑥临终关怀科的主管部门应提供充分的资源与支持，负有检查、督办和落实安宁护理管理计划的职责。

十一、临终关怀科制度管理

制度指共同遵守的办事规程或行动准则，也指在一定历史条件下形成的法令、礼俗等规范或一定的规格。在不同的行业、不同的部门、不同的岗位都有其具体的做事准则，目的都是使各项工作按计划按要求达到预计目标。临终关怀制度管理是临终关怀组织管理的重要组成部分，临终关怀制度管理是使管理能够有效进行的保证，是客观工作规律的反映，它不仅是临终关怀专业人员进行临终关怀服务活动的准则，而且是保护终末期患者利益的重要措施。

（1）制定原则　临终关怀科规章制度是检查评价其工作的重要依据，也是临终关怀教学和培养医护人员的重要内容。临终关怀科规章制度是临终关怀工作的规范，其对从事临终关怀工作人员具有约束力。规章制度是使临终关怀管理工作达标（管理制度化、操作常规化、工作规范化、设置规格化）的基础。①临终关怀科的规章制度应以国家方针政策和规章制度为准绳，不得与之违背或抵触。②所制定的规章制度和临终关怀技术操作常规，应力求标准化和量化。③执行中若发现上级颁布的规章制度有缺陷或不完善之处，应按规定逐级上报，提出修改意见。④制定规章制度应结合医院实际情况，应更具体化和实用。

（2）制度建立　①建立临终护理规章制度、临终关怀工作的程序和全过程，目的、质量要求、执行者的岗位职责及应具备的条件是建立临终关怀规章制度的基础。②规章制度的文字应简明扼要。③临终关怀科工作各项制度种类繁多，有关制度、常规、操作规程均需临终关怀服务人员掌握、执行才能发挥对临终关怀服务的保证作用。④贯彻执行临终关怀各项规章制度，提高工作质量，是临终关怀组织和工作管理中十分重要的一环。规章制度的贯彻落实要靠全体临终关怀从业人员的共同努力，不仅要明确其重要性和必要性，更重要的是要提高临终关怀科工作人员执行规章制度的自觉性。临终关怀规章制度需要多方面密切配合，其中包括终末期患者及其家属和全社会的共同努力。

十二、临终关怀科工作岗位职责

岗位职责指一个岗位所要求的需要去完成的工作内容及应当承担的责任范围。岗位，是组织为完成某项任务而确立的，由工种、职务、职称和等级内容组成。职责，是职务与责任的统一，由授权范围和相应的责任两部分组成。岗位责任制是指根据部门各个工作岗位的工作性质和业务特点，明确规定其职责、权限，并按照规定的工作标准进行考核及奖惩而建立起来的制度。岗位职责与岗位责任制是临终关怀科管理工作中的重要制度之一。它明确了各级临终关怀工作人员的职责，并根据分工不同科学地、具体地、有序地将各类人员的职责、工作固定到人，从而提高了临终关怀工作效率和服务质量。

(1)临终关怀科主任 医院临终关怀科的第一负责人,临终关怀科业务、行政管理、科研等工作的领导者。临终关怀科主任是临终关怀学科建设的带头人、科室管理的领导者、业务活动的组织者、办院方向的体现者,既是管理者,又是执行者,需在分管副院长的领导下,负责临终关怀科的医疗、护理、行政管理及科研等工作。①主持临终关怀科的工作,编制本科工作目标方案。②组织制订科室的年度(季度)工作计划,并进行督促检查,保证各项任务圆满完成。③合理安排医护人员工作,指导、检查医护人员目标计划制订并考核完成情况。④积极参加医院开展的各项活动,协助院管理部门管理好临终关怀科的工作。⑤定期召开会议,协调与各科室的关系,检查督促医务人员贯彻各项规章制度、医疗常规和技术操作规程,不断提高就医质量,严防并及时处理差错事故。

(2)临终关怀科门诊医师 在科主任的领导下,负责临终关怀科门诊的医疗、咨询、心理辅导等工作。工作职责包括:①开展临终关怀门诊,对患者进行对症治疗。②对就诊患者进行体格检查和相应辅助检查,评估患者病情预期生存期,并提出诊断、治疗、随访方案。③为临终关怀科病房收治患者进行筛选,协助办理入院手续。④为患者和家属提供相关咨询、心理辅导等服务。⑤建立、管理社区居民肿瘤随访管理和服务合同。⑥做好病历书写、治疗方案制订、处方开具和各种表格的填写与登记、统计工作。⑦完成交班报告和工作日志,每天核对处方;严格执行麻醉药品的管理和处方制度。⑧认真执行各项规章制度和技术操作常规,严防差错、事故。⑨加强在职临终关怀知识和姑息医学的学习,不断拓展知识面,提高临终关怀服务技能。⑩开展临终关怀科研活动,认真完成科研资料的收集、整理和分析工作。

(3)临终关怀科门诊护士 在科主任的领导下,负责临终关怀科门诊的护理、咨询、心理辅导、理念宣传等工作。工作职责包括:①对就诊患者进行护理评估,确定护理方案,指导家属进行居家护理。②执行医生所开具的医嘱,协助患者办理入院手续。③为患者和家属提供相关咨询、心理辅导等服务,宣传临终关怀理念。④对本街道肿瘤患者进行登记及评估,协助团队医生进行随访管理。出现病情变化,协助进行转诊、居家临终关怀及住院联系。⑤负责对志愿者组织及志愿者进行人员标识、建立志愿者个人档案、统一管理;定期对志愿者进行培训教育;组织与协调志愿者服务,对服务情况进行登记;定期总结和完善志愿者对于安宁护理的作用与功能。⑥做好临终关怀科门诊各项登记、资料收集、统计、分析总结工作。⑦认真执行查对制度，严防差错、事故的发生。

（4）临终关怀科病房医师　在科主任的领导下，负责临终关怀科病房的医疗、科研、咨询、心理辅导等工作。工作职责包括：①按住院疾病史书写，新患者入院后除24小时内完成疾病史外，另书写安宁护理病案中有关医疗治疗的项目。②积极开展临终关怀，对患者进行对症治疗和姑息性治疗。③对患者进行体格检查和相应辅助检查，评估患者病情、预期生存期，提出或调整治疗方案。④为患者和家属提供相关咨询、心理辅导等服务。⑤做好病历书写、处方开具和各种表格的填写与登记工作。⑥完成交班报告和工作日志，每天核对处方；严格执行麻醉药品的管理和处方制度。⑦认真执行各项规章制度和技术操作常规，严防差错、事故。⑧加强在职临终关怀知识和姑息医学的学习，不断拓展知识面，提高临终关怀服务技能。⑨开展科研活动，认真完成科研资料的收集、整理和分析工作。⑩积极参与安宁护理病例讨论。

（5）临终关怀科病房护士长　在科主任的领导下，负责临终关怀科病房的护理、教学、科研、管理等工作。工作职责包括：①根据科内护理工作质量标准、工作计划，负责制订本科室具体工作计划，组织实施、检查与总结。②督促护理人员严格执行各项规章制度、职业道德规范和技术操作规程，加强护理安全管理。③参加科室查房、死亡病例讨论。④组织科内的护理人员定期进行业务学习，认真落实护理人员规范化培训与继续教育计划。⑤组织技术操作考核、业务考试，提高护理人员理论水平和技能。⑥了解临终关怀和姑息医学方面的新进展，积极开展科研及组织技术革新工作，总结经验，撰写论文。⑦加强医护沟通，充分了解医生对护理工作的要求。

（6）临终关怀科病房护士　在护士长的领导下，负责临终关怀科病房的护理、教学、科研过程中的具体工作。工作职责包括：①安宁疗护护士要24小时提供患者全方位的服务。②做好新患者的入院宣教，24小时内建立《安宁护理计划书》，并与家属签订协议书，于48小时内完成生活质量评估、患者生存期评估。③每天完成《生理问题评估计划及护理记录表》《疼痛评估表》的填写，及时记录患者的动态变化，有异常情况及时与床位医师联系，告知家属。④每天深入病房，加强与患者交流，及时解决患者心理、生理需求，不得以任何理由推诿、冷落患者。⑤患者处于濒死状态时，及时告知家属，转移到告别室并做好临终护理。⑥安宁疗护护士每天必须完成患者的基础护理、生活护理、心理护理工作。⑦对能对答切题的患者,要对其完成一份录音谈话记录,并把录音录制到电脑上。⑧患者离世后,提供家属哀伤辅导。⑨24小时完成死亡小结及《家属对安宁护理工作的评估》的填写。⑩参与死亡患者的死亡讨论。⑪负责对志愿者组织及志愿者进行人员标识、建立志愿者个人档案、统一管理;定期对志愿者进行培训教育;组织与协调志愿者服务,对服务情况进行登记;定期总结和完善志愿者对于安宁护理的作用与功能。

十三、临终关怀科病案管理

临终关怀病案是临终关怀专业人员记录临终关怀服务全过程的文件,它客观地、完整地、连续地记录终末期患者病情变化及生理、心理与社会支持的全过程,是医学科学档案资料。

(1)临终关怀科病案的特点 ①以症状发生、发展为主线,贯穿记录疾病的过程,重点记录评估、症状控制、结果反馈。②需详细描述患者及其家属的心理情况,必要时进行灵性评估。③更注重记录社会需求相关的资料。

(2)临终关怀科病案管理工作的任务 ①收集检查:按病例收集临终护理病例的全部病案,检查病案内容的完整性。②整理归档:对所有的临终关怀病案按规定要求进行整理、装订、编目、索引、登记和归档。③提供资料:做好临终关怀有关统计资料的整理分析,及时发现病案书写过程中出现的问题,提高临终关怀病案质量。④遵守病案管理工作程序、保管规定及使用方法。

(3)临终关怀病案管理的内容和方法 ①病案管理的内容:病案管理的内容一般包括以下五个部分。一是病案首页,是患者的基本资料;二是住院部分,临终关怀整个过程的各种记录;三是各种证明文件;四医疗部分,即经治医师对终末期患者进行治疗所做的各种记录;五是护理记录,即护士对患者的各种观察、处置所做的各项记录。②病案编排排序:除了按《病历书写规范》所规定的病案排序之外,临终关怀病案的顺序是临终病房护理病历、临终病房患者通知书、临终关怀协议书、临终病案首页、临终护理计划书、临终护理心理评估及辅导计划、临终患者生理状况评估、护理计划及护理记录表、临终患者心理状况评估、患者疼痛评估表、临终护理持续疼痛评估表、临终护理死亡准备备忘录、临终护理心理-社会需要评估及护理记录、临终关怀志愿者工作记录、居丧照护与哀伤辅导工作记录、患者和家属对临终护理工作的评估。

十四、临终关怀科告别室管理

（1）临终关怀病房应设置告别室（关怀室）作为濒死患者与家属和亲友告别的场所。

（2）告别室的设计和配置应充分体现人性、人道、至爱、关怀的特点。屋内宽敞明亮、色彩柔和，摆放一张病床和床头柜、沙发等家具。根据家属要求提供宗教背景音乐和相关偶像的陈设，播送濒死患者喜爱的音乐，陪伴在患者身旁，对家属做适当的心理支持。

（3）此时的家属或亲友不应惊动濒死患者，因过度悲伤如大声痛哭会增加濒死者的痛苦。护士引导家属向濒死者告别，并安排亲友向濒死者说出心里话。

（4）告别室应是人感情最丰富的宣泄之处，临终关怀工作人员应尽最大努力满足临终患者及其家属的要求，使濒死者与家属均无遗憾。当确定濒死患者已死亡后，护士要协助家属做好遗体料理，并将遗体护送至太平间或殡葬车。

十五、临终关怀科医德管理

医德全称为医学职业道德。医德管理就是用科学的管理学方法，用现代的信息化技术，建立医德医风档案，对医务工作者的医德水平给予评价及规范。临终关怀科医德管理的实施需要建立并严格执行各项规章制度、岗位职责、服务规范与转介流程图及说明，以保证服务质量。临终关怀科医德管理的实施需要加强对临终关怀科居家服务的指导和监督。医疗机构应当加强临终关怀科居家服务的规范化建设与管理，保证临终关怀不断提高服务水平，保证临终关怀服务质量。

医德管理的内容包括：①有书面文件说明，并规范临终护理团队专业人员的责任范围。②有健全有序的病历管理系统。③需有医德促进成效的评价，有专业人员负责作定期及不定期的医德促进评价，并有考核记录。

十六、临终关怀科家庭病床管理

家庭病床以家庭作为护理场所，选择适宜在家庭环境下进行医疗或康复的病种，让患者在熟悉的环境中接受医疗和护理，既有利于促进患者的康复，又可减轻家庭经济和人力负担。家庭病床管理主要包括提供全面的生理、心理、社会、精神等方面的支持，以及满足家属照护患者的需要。具体服务方式包括家庭式临终关怀病床和机构设置完备的临终关怀机构。

（1）临终关怀科家庭病床服务　①家庭式临终关怀病床：以家庭为主要服务场所，在家庭病床基础上，专业临终关怀团队为临终患者进行症状管理，提高其生活质量，并且为患者及其家属提供心灵舒缓、灵性照顾的全人照护。②服务内容：为患者、家属、照顾者提供积极的照顾咨询和居家照护指导；通过建立家庭病床，可提供全程、全人、全家的资源整合式照护指引，通过不定期沟通，与患者及其家属交流病情相关信息，评估患者及其家属的需求、讨论照护目标和策略、达成家属与患者的有效支持。

（2）临终关怀科家庭病床应具备条件　①本条管理适合于有条件开展家庭病床服务的医院。②执行国家法令和卫生政策。③家庭病床医护专业人员必须具备国家认可的学历职称及执业和注册资格。④建立和实施临终关怀服务标准化作业，包括规章制度、岗位职责、操作常规和考核评估。

（3）临终关怀科家庭病床管理要求　①满足家属照护患者的需要：了解患者病情和照护的问题；了解临终关怀的医护成员；亲自参与照护；知道患者得到关怀、支持和良好照护的信息；了解患者逝世后处理的相关事宜；了解相关资源。②鼓励家属表达感情：积极与家属沟通，建立良好的信任关系；提供隐秘谈话环境，耐心倾听，表示同情和帮助，鼓励家属说出内心感受和困难。③指导家属对患者的生活照护：示范、指导照护技术，让家属在照护患者中获得心理安慰。④协助维持家庭的完整性：在医院环境中协助家属安排日常的家庭活动，增进患者的心理适应，享受家庭温暖。⑤满足家属本身的生理需求：对家属多关心、多体贴，尽量解决其实际困难，协助安排其陪伴期间的生活。

（4）建撤制度　①凡建家庭病床的患者，在征得患者同意、经门诊或出诊医生诊治后，认为需继续治疗的，可由主管医生作出决定，开具建立家庭病床通知单，并办理建床手续。②由具体经办人填写家庭病床登记册（登记项目包括总编号、科床号、姓名、性别、年龄、地址、工作单位、联系人、建床诊断和日期、转归、医师姓名等），并填好家庭病床一览表卡片、索引卡和通知所属的家庭病床经管医师。③同一患者在同一时期内需要由两个科以上诊治时，则以主要疾病作为建床科，另一科作为配合诊疗，不进行同时建床。④过去建立过家庭病床而再次建床时，作为再建床，可作为一次建床数统计，但总编号作为原有号码，不另编号。⑤经治疗后，病情痊、好转、稳定或治疗告一段落，不需要继续观察时，由负责经管医师决定，上级医师同意后，可予以撤床，开具撤床证，到指定部门办理撤床手续。⑥撤床时，经管医师及护士应向患者及其家属交代撤床的注意事项，书写撤床小结，并填写索引卡。⑦病情不宜撤床，患者或患者家属要求撤床，如劝解无效，可办理自动撤床手续，并将自动撤床情况记录于撤床小结中。

（5）查床制度　①经管医师在接到建床通知后，应尽速诊视患者，在24小时内完成建床疾病史，并及时作出处理措施。②根据患者的病情决定查床次数，一般每周1次或2次，病情多变或重病者应增加查床次数，疑难或危重患者要及时向上级医师汇报。③二级查床在有条件的单位可分科查床，即由各科的主治医师或高年资医师负责，不具备分科二级查床条件的，则由家庭病床科（组）长负责。对新建床应在3天内进行，要审查经管医师的诊断和治疗计划，指导并修改病历，原则上每天重点查床不得少于1次，要了解其病情和治疗效果，及时修正和补充诊疗措施，做好质量把关和带教工作。④查床应仔细认真询问病情，进行必要的检查与治疗，注意患者的心理、饮食、卫生、环境条件等，并向家属说明注意事项和护理要点，对危重患者做好必要的处理。⑤做好病程、治疗和各方面必要的病例记录。

（6）家庭病床型临终关怀服务病例管理制度　①家庭病床患者应建立正式疾病史资料，内容包括病历、体格检查、有关化验、诊断、治疗记录单等，并签署姓名。凡能制订治病计划的应力求制订，做到心中有数，掌握缓和治疗主动权。②建床后24小时应完成病历书写，原则上用钢笔书写。病历质量作为今后审查和考核的依据。③病程记录按病种而不同，一般慢性病每周不少于2次，病情变化随时记录之，建床满1个月应写1次病程阶段小结。④会诊、转诊、病例讨论、上级医师的诊疗意见均应及时记录，不得遗漏。各项检验应规定妥善粘贴。⑤患者死亡，应在24小时内写好死亡记录，上报。⑥患者撤床后，病历由病历室存档保存。⑦家庭病床病历应保持正规、完整、清洁和整齐。⑧诊疗期间的病历，应集中于科组内，分科分户保管，查床后及时集中，不要个人保管，以免损坏或遗失。⑨撤床后或死亡后，应按规定格式整理完整后回收，归档后由专人保管，需要参考时，要办理借阅手续。

（7）家庭病床考核评价制度　家庭病床工作可在劳务费中按一定比例提成，以奖励家庭病床工作人员，奖励要结合考核进行。开展家庭病床工作的医院，应根据规定和结合自身的实际情况，制定考核标准和制度，按月、年进行考核评价。考核内容包括工作数量、服务质量、工作质量。①工作数量：规定建床业务的完成情况、巡视次数、治疗护理次数等。②服务质量：医疗护理作风、服务态度、遵守规章制度及劳动纪律情况。③工作质量：医疗和护理工作的规范和效果等方面。

十七、临终关怀科社会工作管理

社会支持是建立在社会网络机构上的各种社会关系，也是人与人之间传递关爱与尊重信息的社会互动过程。良好的社会支持有利于健康，一方面它对临终应激状态下的个体提供保护，可以对应激起缓冲作用；另一方面对维持一般的良好情绪体验具有重要意义。社会支持通常分为资助支持、信息支持和精神支持三种类型，其目的就是提高临终患者临终阶段的生命质量。社会支持除由护士、医师提供外，终末期患者亲友、单位领导和同事、社会工作者和社会志愿者（义工）、大中专学生、文艺人士与宗教人士也是社会支持的重要参与者。

（1）社会工作者的组织和协调　①社会支持的提供在我国有着广泛的社会需求。社会支持有十分丰富的内涵。②临终关怀的社会支持建立在社会网络机构上的各种社会关系上。③社会支持管理应由安宁疗护护士及医务社会工作者专职负责，应定期对社会护理人员进行培训教育。④负责对社会工作者登记、组织与协调，发给社会工作者纪念证书，记录社会工作人员个人档案，给予社会工作者标识。⑤向新闻媒体推荐经本人同意的社会工作人士的事迹。⑥总结和完善社会支持对于临终关怀的作用与功能，明确社会工作者的角色与任务。

（2）社会支持的内容　①传统的社会支持主要利用终末期患者的家庭、亲属、同事或朋友开展工作，而社会支持团包括社会工作者和志愿者，其中终末期患者的家属和至亲好友等与终末期患者有较亲密的关系，能够给终末期患者心理、精神方面的支持，有助于减轻或缓解终末期患者对死亡与濒死的恐惧和压力。与此同时，所提供的物质方面的资助可缓解患者某些生活矛盾和顾虑。②有关终末期患者的社会支持有以下三个方面。一是社会有关组织对临终关怀的重视度不断增加，包括有代表性的民意测验，研究社会网络和社区居民接触，鼓励和倡议社会支持的具体措施，民间和官方组织或个人定期、不定期对临终患者的慰藉和爱护。二是当患者和亲属存在各方面的困难，明显影响其获得良好的生存、生活质量时，可通过社会支持来防止或减缓生活、经济、物质和

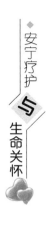

其他方面的压力与困难。三是临终患者出现精神、心理的问题，而依靠亲属和医疗机构的力量难以解决时，可根据具体情况利用社会支持最大限度地减少负面影响。社会组织的关心起到了亲属和医疗机构无法起到的照护作用，社会支持的介入有效地提高了患者的生存质量。

十八、临终关怀科团队管理

临终关怀服务团队是一个多元化的团队，由医生、护士、营养师、心理咨询师、社会工作者等多方人员组成。他们共同为临终患者及其家属提供全面的照顾和支持。

(1)临终关怀服务团队的角色　①医生：提供疼痛控制、维持基本生理需要、症状支持等服务，帮助临终患者正确理解与认识人的生命。②护士：提供疼痛控制、维持基本生理需要、症状支持等服务，帮助临终患者消除对死亡的恐惧与不安。③营养师：提供营养支持，帮助临终患者维持良好的身体状况。④心理咨询师：提供心理慰藉，帮助临终患者平和地迎接死亡。⑤社会工作者：提供社会支持服务。⑥其他成员：如药剂师、理疗康复师、语言治疗师和培训过的志愿者等提供专业服务。

(2)临终关怀服务团队的工作内容　①提供生理和心理支持：帮助临终患者消除对死亡的恐惧与不安，以平和的心态迎接即将到来的死亡，无憾、无痛苦地度过临终过程的各个阶段。②满足家属需求：尽力满足家属提出的对患者治疗、护理、生活等方面的合理要求，使他们能够较好地度过有限的时间，减少患者与家属的遗憾。③教育和指导家属：教育和指导家属参与临终患者的照护。家属是临终患者主要的支持者，他们对患者的关心和照顾在某种意义上是他人所不能代替的。

第二节　临终关怀的护理管理

护理服务内容主要包括症状控制、生活护理、心理护理等。护理管理制度包括一般护理工作制度、护理部工作制度、护理岗位职责制等。

一、临终关怀的理念

(1)临终关怀的理念以提高临终阶段生命质量为宗旨，而非延长临终患者的生存时间。

(2)临终关怀应给予必要的生理、心理和社会的支持，使临终患者能在有限的日子里，在人生的最后岁月中，在充满人性温情的氛围中，安详、宁静、无痛苦、舒适且有尊严地离开人世。

二、护理服务内容

（1）症状控制　控制症状为主，在使用镇痛药时，以能够使患者感到舒适为标准，给予规律、足够的剂量，并以个人的抚慰护理为辅。

（2）生活护理　及时清除口腔分泌物，保持口腔清洁；每天用温水擦浴，保持皮肤清洁；定时更换衣物和被褥，预防皮肤压疮和感染；定时按摩腹部，保持大便通畅。

（3）心理护理　不回避患者，鼓励亲友探视和陪伴，为患者提供良好的精神环境。

三、护理管理制度

1. 一般护理工作制度

临终关怀的护理工作包括以照料为中心、维护人的尊严、提高临终生活质量、共同面对死亡等原则。一般护理工作制度是各级护理人员共同执行的有关制度，包括分级护理制度、查对制度、患者出入院制度和隔离消毒制度等。

（1）一般护理工作制度的内容　①分级护理制度：根据患者的病情和护理需求，将护理服务分为不同的等级，以满足不同患者的需求。②查对制度：在护理工作中，对患者的信息、药物、操作等进行核对，以确保准确无误。③患者出入院制度：对患者的入院、出院、转院等进行规范，以确保患者的权益。④隔离消毒制度：对患者进行隔离，防止疾病的传播，同时保持环境的清洁和消毒。

（2）一般护理工作制度的重要性　①一般护理工作制度是确保护理工作的良好运行和患者安全的重要保障。②建立健全各项制度、细化工作流程，可使每位护理人员都明确如何做，自觉地做好各项工作，使护理质量得到保证。

（3）临终关怀护理的工作原则　①以照料为中心：对临终患者来讲，治愈希望已变得十分渺茫，而最需要的是身体舒适、控制疼痛、生活护理和心理支持。②维护人的尊严：患者的个人尊严不应该因生命活力降低而递减。③提高临终生活质量：临终关怀认为，临终也是生活，是一种特殊类型的生活，所以正确认识和尊重患者最后生活的价值，提高其生活质量是对临终患者最有效的服务。④共同面对死亡：只有工作人员首先建立正确的生死观，才能坦然地指导患者面对死亡、接受死亡，珍惜即将结束的生命价值。

2. 护理部工作制度

护理部工作制度是医院护理管理的核心，规定了护理部的工作职责、管理目标、工作计划等，以确保护理工作的顺利进行和质量的提升。

（1）护理部的工作职责　①护理部是医院护理管理的职能部门和护理工作的领导机构，实行分管副院长领导下的护理部主任—科护士长—护士长三级管理，全面负责医院护理人力资源管理、护理质量与安全管理，对医疗任务的完成负有重大责任。②护理部负责制订医院护理工作规划、护理管理目标、年度工作计划、季度工作安排、月工作重点、各项护理工作制度、疾病护理常规等，并认真组织落实，定期总结汇报。

（2）护理部的管理目标　①护理部负责建立健全护理质量管理体系，积极探索质量管理方法，运用质量管理工具做好质量控制工作，根据医院发展的不同阶段确定不同的护理质量管理理念，不断提高护理质量。②护理部负责探索岗位管理竞争激励机制，建立健全岗位管理体系，逐步实行岗位管理，制定科护士长、护士长岗位考核标准，定期对科护士长、护士长进行岗位工作绩效考核和能力评价，创建公平、公正的岗位管理新机制。

（3）护理部的工作计划　①护理部有年计划、季度计划、周工作重点，要认真组织落实，年终还有总结。②护理部负责建立健全各项护理管理制度、疾病护理常规及各级护理人员岗位责任制度。③护理部负责健全科护士长、护士长的考核标准，每月汇总科护士长、护士长月报表，发现问题及时解决。

3. 护理岗位职责制

护理岗位职责制是明确各级护理人员的岗位职责和工作任务，使人人有专责，事事有人管，把护理工作任务和职责落实到每个岗位和每个人。

（1）护理部主任的岗位职责　①在院长、分管副院长的领导下，全面主持护理部工作，全面负责医院护理工作。②围绕医院发展规划，制订医院护理工作发展规划、年度工作计划并组织实施。③制定各项护理工作制度、岗位职责、护理常规、护理技术操作规程及护理质量考核标准等，并根据护理工作进程和患者需求进行修订和完善。④建立和健全护理组织系统及各级护理人员的量化考核系统，合理调配护理人员，与人事部门合作，做好护理人员调动、任免、晋升、奖惩、考核等工作，掌握各个科室护理人力资源情况，提高管理效能。

（2）护士长的岗位职责　①在所管护理单元范围内履行医院护理管理职能；对本护理单元的护理工作目标、任务、计划和护理服务标准的实施负责。②以患者为中心，为患者提供全面整体的护理服务，保证本护理单元护理服务的质量和安全。③为下属提供工作指南，并对下属的日常护理服务进行督导。④维护和营造良好的临床治疗和护理环境。⑤负责本护理单元人力资源的使用和管理。

（3）责任护士的岗位职责　①接待新患者，做好入院介绍。宣传饮食、作息、探视、物资保管等制度，介绍病区环境及有关人员，如主管医生、责任护士等。②根据病情和诊疗计划，在24~48小时内写好护理病历，制订出护理计划。③完成各项治疗和护理（包括晨间护理和心理护理）任务，做好发药、注射、输液、输血等治疗工作。④参加查房，了解病情及治疗作用。⑤巡视病房，与患者谈心，做到"十知道"，即患者床号、姓名、年龄、诊断、治疗、护理、饮食、心理、家庭情况、费用。

第三节　临终关怀的服务流程

由两个及以上的业务步骤，完成一个完整的业务行为的过程，称为流程。注意是两个及以上的业务步骤。流程也可以理解为事物进行过程中的次序或顺序的布置和安排。

一、流程管理的概念

流程管理是一种以规范化的入院至出院（死亡）的端到端业务流程为中心，以持续地提高组织业务绩效为目的的系统化方法。通过对业务流程进行系统化的梳理、分析、改善和监控，并通过对业务流程的不断优化，从而可以规范业务活动，有效降低业务处理成本，提高业务处理效率。

二、医院临终关怀服务流程含义

（1）临终关怀服务流程　临终关怀是姑息医学的最终环节。世界卫生组织对姑息医学的定义为通过早期识别、积极评估、控制疼痛和治疗

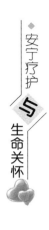

其他痛苦症状,包括躯体、社会、心理和宗教的(心灵的)困扰,来预防和缓解身心痛苦,从而改善面临威胁生命疾病的患者和他们的亲人的生命质量。根据此定义,临终关怀服务流程依次分为识别、评估、全方位服务及反馈。

(2)临终关怀服务流程管理 通过对临终关怀服务的有效手段的梳理,分析目前服务的流程,可以提高早期识别精度、全面多方位的评估,增加服务项目及提高有效率,提升患者及其家属的满意度,达到提高临终关怀覆盖率及效率的目的。

三、临终关怀科服务流程管理的要点

临终关怀科服务流程管理的目的是提高临终关怀服务质量、提高患者及其家属的满意度及科室经营绩效。

1. 优化流程的方法

(1)以临终患者为中心,以超越患者及其家属期望作为流程优化的导向。医务人员把临终患者从"求医"对象转变为"服务"对象,一切工作以患者为中心,营造一个医务人员与临终患者零距离接触的人文环境。大力弘扬临终关怀文化,营造临终关怀科的文化氛围。学习和借鉴服务行业的服务礼仪,进行规范化的礼仪培训。以临终关怀服务流程为核心,优化医院服务流程的目标与步骤。了解临终关怀的诊疗流程,绘制临终关怀服务流程图(包括医疗、辅助支持系统)。

(2)明确临终关怀服务目标,提高临终患者满意度,降低患者的服务成本和临终关怀科的经营成本。确定流程优化组织机构的人员和实施整合的方法。建立临终关怀服务流程模型,对其进行分析,找出流程的"瓶颈",按照轻重缓急进行排序。明确解决办法,建立新的临终关怀流程管理模式,并组织实施新的临终关怀流程管理方法。

(3)寻找关键环节作为突破口。在对临终关怀原有服务流程进行优化与整合时,需寻找关键环节作为突破口。关键环节主要包括:①与患者关系最密切的流程,如登记评估流程、住院服务流程等;②不合理的、对整个流程优化阻碍的最大的流程有病房的功能设置、空间布局等。

(4)以信息网络系统为纽带,高起点地优化和整合护理资源。信息系统可以使入院、出院手续办理时间缩短,有效地整合资源,使医院经营者的控制能力得到较大幅度的提升。

(5)健全机制,强调制度落实,强调任务的完成,以强有力的组织

措施和合理的激励机制来保障流程优化的顺利进行。

2. 临终关怀科服务一般流程

（1）门诊登记评估流程　患者或患者家属携带患者的病历资料、近期相关检验检查、上级医院的出院小结或病情证明等前来临终关怀科门诊进行病情登记。负责接待的临终关怀科医生应详细询问患者的病情和一般生活情况、肿瘤的分期分型、转移情况，做好患者的病情评估、体力状况评估、疼痛评估、症状评估、预计生存期评估等，并登记在可长期保存的电子档案或纸质档案中。

（2）预约住院流程　①对于符合医院临终关怀科入院条件的患者，可根据患者的病情轻重程度及科室床位安排情况给予预约入院。如暂时没有床位可供安排，可根据时间情况电话预约。入院前应详细向家属（委托人）讲明住院期间的权利、需要承担的风险，并签署告知书及协议书。②临终关怀科入科条件为病情不可逆转（有上级医院诊断证明），预计生存期在90天以内（根据预计生存期评估表评估）。患者及其家属接受临终关怀理念，签署知情同意书。③流程是床位医生开具入院申请单；患者至预先安排好的床位上；家属凭入院申请单、押金及医保卡办理入院手续。

（3）居家临终关怀服务流程　门诊登记的患者，暂不符合入住临终关怀病房条件的，如确实有治疗或居家照顾需求的，可安排进行居家临终关怀服务。

3. 居家临终关怀条件

（1）病情不可逆转（有上级医院诊断证明），预计生存期在180天以内（根据预计生存期评估表评估）。

（2）长期居住地为本地街道。

（3）患者及其家属接受临终关怀理念，放弃不必要的积极治疗。

4. 入院评估流程

入院后床位医生应在1小时内查看患者，询问疾病史并进行体格检查，评估病情、预计生存期评估、体力活动情况、疼痛情况、症状情况、心理评估、社会需求评估等，并根据评估结果指导和制订临终关怀服务计划。

5. 多学科协作服务流程

患者入院后，根据评估情况，进行姑息医疗、安宁护理、社会工作、心理疏导、灵性关怀等多学科多方位的协作服务。医生、护士、社会工作者、志愿者、心理咨询师等多种人员参与，也可由肿瘤科专科医

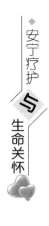

师、疼痛科专科医师、法律人士、宗教人士等专业人员参与临终关怀多学科协作服务。

6. 临终患者疼痛管理流程技能

患者入院后即进行疼痛评估并及时记录，并根据患者心理、社会等评分情况分析影响疼痛因素，在入院3天之内完成止痛药物的剂量滴定。疼痛评估应在每天由医生和护士分别进行。临床出现爆发痛，需在爆发疼痛时、给予药物治疗后分别进行疼痛评估。疼痛评估一般使用疼痛数字分级法进行。对于无法沟通交流，或是已在濒死阶段的患者可采用疼痛强度脸谱描记（Wong – Baker 脸）等方式进行评估。

7. 治疗效果及满意度反馈流程技能

治疗效果主要根据量表评估进行，包括症状评估表、疼痛评估表、心理评估量表、社会需求量表、灵性量表等，对治疗效果欠佳的病例，及时请上级医师查看病情并制订治疗计划。出院后，需要进行患者家属满意度的调查，并反馈到护士长及科室负责人，如有反馈不满意的问题，需要及时进行讨论并整改。

8. 出院流程

（1）床位医生开具出院或死亡医嘱。

（2）患者家属凭住院押金条及医保卡结账。

（3）凭结账单领取出院带药、出院小结。

（4）死亡患者凭结账单开具死亡证明书及死亡小结。

9. 关怀室（告别室）使用流程

当患者预计生存期评估已进入濒死期（生存期3天以内），征得家属同意后可转入关怀室。需临床医生开具转关怀室医嘱，并将评估情况记录在病程中。

10. 死亡及居丧服务流程

患者去世后，病区提供居丧服务相关信息。如死亡证开具流程、殡葬办理相关流程等，同时提供相关联系电话、地址供家属选择。若有特殊要求，如宗教服务等，则可在不影响其他患者及其家属的前提下尽量为其提供便利。如出院调查及社会工作需求评估提示患者家属需要居丧关怀，可协助社会工作者、志愿者、心理咨询师等为其提供居丧心理指导、随访等服务。

11. 患者及其家属电话随访流程

下列患者及其家属可提供电话随访及居家服务信息：①暂未达到入住条件的患者，病情仍持续发展，应每周随访及电话进行预计生存期评估。②入住临终关怀病房，但因家属要求进一步治疗或其他原因出院的患者，应每周至每2周随访。③患者逝世后，若有需求应进行居丧随访，可在2个月内每2周随访1次。

四、临终关怀服务管理技能

（一）早期识别

1. 早期识别的管理技能

在临终关怀服务的流程中，早期识别是首要的环节。识别是一种归类和定性，将需要纳入临终关怀服务的对象从全部人群中识别出来。早期识别即是尽早把需要和即将需要进行临终关怀服务的患者进行登记管理，在第一时间把需要进行服务的患者甄别出来，并进入下一步流程。理想的识别需要同时满足几个条件。①准确性：通过专业的工具，把需要进行或者即将需要进行临终关怀的对象从患者中准确甄别出来，然后针对性地进行登记和随访。②及时性：在患者符合临终关怀的条件时，就可将其及时识别出来。需要一个完善的识别登记系统，并且要有定期随访的制度和流程。③广泛性：早期识别的对象比临终关怀的服务对象更加广泛，需要介入疾病的全程治疗中。涵盖了一些暂时还未进入临终阶段的患者，一旦进入识别环节，则需要临终关怀科医生和专科医师等共同合作，进行定期随访。④可及性：早期识别的方法应该简单、有效、便捷，适合医院医护人员操作。⑤连续性：早期识别需要全程管理，比如登记档案的管理、随访管理等，保证患者能全程接受服务。

2. 早期识别的对象

需要识别的重点患者：①恶性肿瘤终末期患者；②高龄老衰患者；③艾滋病终末期患者；④不可逆转植物人；⑤现代医学实践证明不可痊愈的严重疾病末期，经积极治疗无明显效果，患者承受巨大痛苦，预期生活时间和生活质量极度低下；⑥突发自然灾害或意外伤害所致病情危重，虽经积极抢救难以挽回生命者。

3. 早期识别的途径

（1）转介制度 专科医院及综合性医院进行治疗的肿瘤患者及器官衰竭患者，如已进入晚期，无进一步积极治疗（如手术、放射治疗、化疗、生物靶向治疗等）的指征，可联系提供临终关怀服务的医院进行登记评估。根据预计生存期可推荐患者接受居家或机构的临终关怀服务。如患者病情加重，一般情况欠佳，上级医院诊断治疗后明确已失去积极治疗的价值，可携带疾病史资料至临终关怀门诊进行评估。临终关怀病房患者如接受对症治疗后病情稳定，应定期转诊至上级医院评估目前病情发展情况，协助团队制订适合患者的诊疗和护理计划。如患者病情评估较稳定，预计生存期较长，尚不满足居家临终关怀条件，可转介至姑息医学专科或肿瘤疼痛专科等进一步诊治。

(2) 门诊　医院开设临终关怀科门诊，进行临终关怀服务的咨询和登记，并对登记的患者进行评估。

4. 早期识别的工具

工具原指工作时所需用的器具，后引申为达到、完成或促进某一事务的手段。临终关怀早期识别工具通常是一系列的量表、评分标准、问卷等，以量化的标准把需要进行临终关怀的人群甄别出来的手段。

(1) 功能状态评分标准（KPS 评分，表 10-1）。

表 10-1　功能状态评分标准（百分法）

体力状况	评分/分
正常，无症状和体征	100
能进行正常活动，有轻微症状和体征	90
勉强进行正常活动，有一些症状或体征	80
生活能自理，但不能维持正常生活和工作	70
生活能大部分自理，但偶尔需要别人帮助	60
常需要人照料	50
生活不能自理，需要特别照顾和帮助	40
生活严重不能自理	30
病重，需要住院和积极的支持治疗	20
重危，临近死亡	10
死亡	0

得分越高，健康状况越好，越能忍受治疗给身体带来的不良反应，因而也就有可能接受彻底的治疗。得分越低，健康状况越差，若低于 60 分，许多有效的抗肿瘤治疗就无法实施。

一般进入临终关怀流程的患者，需要 KPS 评分小于 40 分。

(2) 体力状况评分标准（PS 评分，表 10-2）。

表10-2 体力状况评分标准(5分法)

体力状况	级别/级
正常活动	0
症状轻,生活自在,能从事轻体力活动	1
能耐受肿瘤的症状,生活自理,但白天卧床时间不超过50%	2
症状严重,白天卧床时间超过50%,但还能起床站立,部分生活能够自理	3
病重卧床不起	4
死亡	5

行为能力评分(Karnofsky评分)一般要求不小于70分,PS评分一般要求不大于2级,才考虑化疗等。大于3级考虑临终关怀介入,4级以上为临终关怀服务绝对适应。

(3)预计生存期评估表(毛氏评分)。由于PS评分和KPS评分只能反映患者的功能和体力情况,临床上通常用于指导患者是否能够耐受不良反应较大的治疗。但是,评估患者病情、一般生活情况的工具在国内、国外均较缺乏。2006年起,上海市静安区临汾路街道社区卫生服务中心以毛伯根主任为首的团队,进行了"临终患者(生存期)评估"的研究。预计生存期评估表于2009年1月在临床上投入使用,经过134例患者的临床验证,此表评估直观、易操作,评估结果与病情转归相近,极差内容界限分明,且表格的信度、效度均令人满意。自2012年起,预计生存期评估表在全国的临终关怀岗位资格培训班上开始向全国推广。

管理策略与方法:①首次识别评估阶段,如有条件应尽量询问患者本人,或者询问了解患者病情和一般情况的监护人,以提高评估的准确性。②预计生存期评分转换为生存期时,应仔细分析患者目前是否存在急性感染、出血、高颅内压等急性并发症,宜个性化,不能生搬硬套。③临床患者病情(生存期)评估单见表10-3。

(二)积极评估的管理技能

评估指评价、估量、测算。临终关怀评估是在早期识别的基础上,采用调查、量表、现场询问等方法,对患者基本情况、生理、心理、精神、灵性及社会等各方面的情况进行评价,以用于评估患者的生存期,进一步指导患者的治疗护理、心理干预、社会支持等全过程的技术手段。积极评估是指定期、流程化、规范化对患者的综合情况进行评

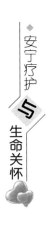

表10-3 临终患者病情（生存期）评估单

××市××区街道社区卫生服务中心临终患者病情（生存期）评估单

床号　　姓名　　性别　　年龄　　住院号　　诊断

排序号	评估病情项目	级差比例					评估时间		
		100%	50%	30%	20%	10%	入院	1周	1个月
1	摄入	平时正常量 18	平时半量以下 9	少量流质 5	少量啜饮 3	仅口唇蠕动 1			
2	体能、生活	自主行走、全自理 18	搀扶走、大部分自理 9	大多卧床、自行用餐 5	卧床能坐靠、能交流 3	仅能肢体徐动、吞咽 1			
3	年龄/岁	<50 10	50~69 5	70~79 3	80~90 2	>90 1			
4	呼吸/（次/分）	正常 10	活动后气促 5	平卧时气促 3	>30* 或 <10 2	张口点头样# 1			
5	神志	正常 10	淡漠眼神呆滞 5	嗜睡或烦躁 3	浅昏迷* 2	深昏迷或见"回光返照"# 1			
6	血压收缩压	正常 6	<平时值20% 3	<100mmHg 2	<80mmHg* 1	<70mmHg# 0.5			
7	脉搏/（次/分）	正常 6	>100或不齐 3	>120 或 <60 2	>160* 或 <50 1	<45# 0.5			

续表

排序号	评估病情项目	级差比例					评估时间		
		100%	50%	30%	20%	10%	入院	1周	1个月
8	营养状态	无消瘦 6	略有消瘦,体重下降>10% 3	轻度消瘦,体重下降>20% 2	中度消瘦,体重下降>30% 1	重度消瘦,体重下降>40% 0.5			
9	脏器状况	无损伤 4	非重要脏器损伤 2	3个以上重要脏器损伤 1.5	2个重要脏器损伤 1	1个重要脏器损伤 0.5			
10	体温腋下/℃	正常 4	>37.1 2	>38 1.5	>39* 或<36.3* 1	>40#或<36 0.5			
11	尿量/(mL/d)	正常 4	略减 >700 2	减少 >400 1.5	少尿* <400 1	无尿# <100 0.5			
12	水肿	无 4	下肢水肿 2	全身水肿 1.5	伴胸腔积液、腹水 1	胸腔积液、腹水伴呼吸受限 0.5			
共计									

说明:①上表中含"*""#"格为限定警示指标内容,符合"*"内容3项以上者或符合"#"2项以上者,可确定病情已进入濒临死亡阶段,预计生存期约在3天。②重要脏器指对生命延续有明显影响的脏器,如心、肝、肾、肺、脑、损伤包括脏器转移和(或)功能衰(减)竭。③血压的平时值指发病以前,血压在同样条件下的平均(3次以上)测值。④"回光返照"指患者晚期癌肿或其他衰竭性疾病的患者,在临终弥留时,出现短期的"食欲增加,精神充奋,神智转清,开口说话,思维清晰,肢体徐动"等现象,1～3天后病情急转,出现死亡。⑤"下肢水肿"指腿、足部任一侧,段的水肿,胸腔积液、腹水伴呼吸困难"指积有大量胸腔积液、腹水时引起呼吸困难。⑥某些病初入院患者,病情尚不稳定,如颅内压增高、高热、严重感染、需待急症病况得到控制,方能比较准确地评估,本评估所得结果建立在安宁护理和缓和医疗的基础之上。

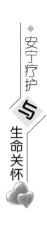

估,目的是早期能发现在各方面存在的问题,以便早期介入,从而使临终者得到规范化的最佳服务。

1. 评估内容

(1)基本情况评估　包括患者的姓名、性别、年龄、籍贯、居住地、生活方式、教育背景、家庭情况、经济情况、家族史、血型、既往疾病等情况。

(2)病情评估　①病情,指疾病变化的情况,疾病的起因、临床表现及相关情况,包括疾病发生和发展的过程、患者的主要症状、治疗的经过和转归、对生活带来的影响等。②临终病情,指末期疾病发展到临终期,影响到多个系统、器官或功能的一系列过程,重点是与生命维持有关的饮食情况、体力情况、呼吸情况、水肿情况、精神和意识情况、重要器官(心、肺、肝、肾、脑)的功能情况等。

2. 病情评估的方法

(1)根据患者或家属的主诉,提炼出准确的病情发展线索,明确疾病发生、发展和治疗的过程,判断疾病对机体影响的现况和预测。

(2)根据已有的客观资料,如影像学资料、实验室检查及体格检查等,判断目前疾病和机体所处的状态。

(3)不完整的必要的资料可待入院后进一步加以完善。

3. 病情评估的管理策略

(1)做好病情资料的登记和整理。

(2)定期总结,归纳各种疾病临终病情的共同点。

(3)入院后每天评估病情,做好病情发展的过程、症状、干预措施、效果反馈等记录。

(4)总结并找出病情发展的规律,便于更准确地评估其他患者的病情。

4. 预计生存期评估

预计生存期,是将临终患者的一般状态、饮食、体力、主要脏器功能根据量表进行评估后,按照公式推算出的患者预计的剩余生存时间。预计生存期评估量表即为临终患者病情评估量表,也是临终关怀科最常用的量表。目前此量表已作为大部分临终关怀科收治患者的标准。一般预计生存期量表评分60分以下,预计生存期3个月以内的可收治入临终关怀病区。评估预计生存期对照表见表10-4。

表10-4 评估预计生存期对照表

评分/分	天数/天	评分/分	天数/天	评分/分	天数/天	评分/分	天数/天
20	4	30	7	40	13	50	24
21	4	31	7	41	14	51	26
22	4	32	8	42	15	52	28
23	5	33	8	43	16	53	29
24	5	34	9	44	17	54	31
25	5	35	10	45	18	55	33
26	5	36	10	46	19	56	36
27	6	37	11	47	20	57	38
28	6	38	11	48	21	58	40
29	6	39	12	49	23	59	43

5. 预计生存期评估管理指南

（1）识别期评估　确定患者为恶性肿瘤终末期患者后，使用临终患者病情（生存期）评估表（毛氏量表）进行首次识别评估，应明确毛氏量表适用范围仅为恶性肿瘤终末期患者和病情持续进展、无法逆转的患者。被调查者可以是患者本人，也可以是熟悉患者病情和一般情况的照料者。

（2）周评估　在接受临终关怀服务1周以后，需再次使用毛氏量表进行评估。因给予了患者1周的临终关怀服务，患者一般情况可有所好转，或病情有新的变化出现进展，故需利用此表对患者生存期进行重新修正。

（3）月评估　在接受临终关怀服务1个月后，需再次使用此表进行评估和生存期修正。除了临终关怀服务对患者生存期可能有积极影响外，也应排除一些病情变化（包括功能好转或并发症出现）对患者生存期造成的积极或消极影响。

6. 疼痛评估

疼痛是患者的一种主观感受，因此疼痛强度的评估并没有客观的医疗仪器可供选择，主要还是依靠患者的主观描述。目前，临床上常用的疼痛评估方法有三种。医务人员不仅应正确掌握其使用方法及其临床意义，还应指导并督促患者正确使用，从而为临床用药的选择及剂量调整提供相对可靠的依据。评价疼痛常用采取语言评价量表（VDS）、面部疼

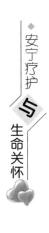

痛表情量表、主诉疼痛程度分级法、视觉模拟评分法、疼痛数字分级法等。

(1)根据主诉疼痛的程度分级法(VRS) 让患者根据自身感受说出,即语言描述评分法,这种方法患者容易理解,但不够精确。具体方法是将疼痛划分为无痛、轻微疼痛、中度疼痛和剧烈疼痛四级。

0级：无疼痛。

Ⅰ级(轻度)：有疼痛但可忍受,生活正常,睡眠无干扰。

Ⅱ级(中度)：疼痛明显,不能忍受,要求服用镇痛药,睡眠受干扰。

Ⅲ级(重度)：疼痛剧烈,不能忍受,需用镇痛药,睡眠受严重干扰可伴自主神经紊乱或被动体位。

(2)视觉模拟评分法(画线法) 画一条长线(一般长为100mm),线上不应有标记、数字或词语,以免影响评估结果。保证患者理解两个端点的意义非常重要,一端代表无痛,另一端代表剧痛,让患者在线上最能反映自己疼痛程度之处画一交叉线。评估者根据患者画交叉线的位置估计患者的疼痛程度。部分患者包括老年人和文化教育程度低的患者使用此评分法可能有困难,但大部分人可以在训练后使用。

(3)疼痛数字分级法 用0~10代表不同程度的疼痛,应该询问患者疼痛的程度,作出标记,或者让患者自己画出一个最能代表自身疼痛程度的数字。此方法在临床上较为常用。①0代表无痛；②1~3代表轻度疼痛(疼痛不影响睡眠)；③4~6代表中度疼痛；④7~9代表重度疼痛(不能入睡或者睡眠中痛醒)；⑤10代表剧痛。

(4)疼痛强度评分Wong-Baker脸 对婴儿或无法交流的患者用前述方法进行疼痛评估可能比较困难。可通过画有不同面部表情的图画评分法来评估。

(5)心理评估 ①焦虑自评量表(SAS),见表10-5。②抑郁自评量表(表10-6),含有20个项目,分为四级评分的自评量表,原型是Zung抑郁量表(1965),其特点是使用简便,并能相当直观地反映抑郁患者的主观感受,主要适用于具有抑郁症状的成年人,包括门诊及住院患者,只是对严重迟缓症状的抑郁评定有困难。

表 10–5　焦虑自评量表(SAS)

请根据你近 1 周的感觉来进行评分。

项目	没有/很少时间有	有时有	大部分时间有	绝大部分时间有
1. 我觉得比平常容易紧张和着急(焦虑)	1	2	3	4
2. 我无缘无故地感到害怕(害怕)	1	2	3	4
3. 我容易心里烦乱或觉得惊恐(惊恐)	1	2	3	4
4. 我觉得我可能将要发疯(发疯感)	1	2	3	4
5. 我觉得会有什么不幸发生(不幸预感)	1	2	3	4
6. 我手脚发抖打战(手足颤抖)	1	2	3	4
7. 我因为头痛、颈痛和背痛而苦恼(躯体疼痛)	1	2	3	4
8. 我感觉容易衰弱和疲乏(疲乏感)	1	2	3	4
9. 我觉得心平气和,并且容易安静坐着(静坐不能)	1	2	3	4
10. 我觉得心跳很快(心悸)	1	2	3	4
11. 我因为一阵阵头晕而苦恼(头昏)	1	2	3	4
12. 我有晕倒发作或觉得要晕倒似的(晕厥感)	1	2	3	4
13. 我呼气、吸气都感到很容易(呼吸困难)	1	2	3	4
14. 我手脚麻木和刺痛(手足刺痛)	1	2	3	4
15. 我因为胃痛和消化不良而苦恼(胃痛或消化不良)	1	2	3	4
16. 我常常要小便(尿意频数)	1	2	3	4
17. 我的手常常是干燥温暖的(多汗)	1	2	3	4
18. 我脸红发热(面部潮红)	1	2	3	4
19. 我容易入睡并且一夜睡得很好(睡眠障碍)	1	2	3	4
20. 我做噩梦(噩梦)	1	2	3	4

表 10-6 抑郁自评量表

请根据你近 1 周的感觉来进行评分，数字的顺序依次为没有或很少时间、小部分时间、相当多时间、绝大部分或全部时间。

注	序号	问题	没有或很少时间	小部分时间	相当多时间	绝大部分或全部时间
	1	我感到情绪沮丧，郁闷	1	2	3	4
*	2	我感到早晨心情最好	4	3	2	1
	3	我要哭或想哭	1	2	3	4
	4	我夜间睡眠不好	1	2	3	4
*	5	我吃饭像平时一样多	4	3	2	1
*	6	我的性功能正常	4	3	2	1
	7	我感到体重减轻	1	2	3	4
	8	我为便秘烦恼	1	2	3	4
	9	我的心跳比平时快	1	2	3	4
	10	我无故感到疲劳	1	2	3	4
*	11	我的头脑像往常一样清楚	4	3	2	1
*	12	我做事情像平时一样不感到困难	4	3	2	1
	13	我坐卧不安，难以保持平静	1	2	3	4
*	14	我对未来感到有希望	4	3	2	1
	15	我比平时更容易激怒	1	2	3	4
*	16	我觉得决定什么事很容易	4	3	2	1
*	17	我感到自己是有用的和不可缺少的人	4	3	2	1
*	18	我的生活很有意义	4	3	2	1
	19	假若我死了别人会过得更好	1	2	3	4
*	20	我仍旧喜爱自己平时喜爱的东西	4	3	2	1

抑郁自评量表含有 20 个项目。按症状出现频度评定，分 4 个等级，即没有或很少时间(≤1 天)、少部分时间(1~2 天)、相当多时间(3~4 天)、绝大部分或全部时间(5~7 天)，依次评为粗分 1、2、3、4 分。*为反向计分题，即 2、5、6、11、12、14、16、17、18、20 依次评为粗分 4、3、2、1 分。在评定时，注意强调评定的时间范围为过去 1 周，要让受试者清楚量表的填写方法及正反向评分含义，待受试者清楚后让受试者独立完成自我评定，根据自身情况在合适的选项画 "√"。

结果分析：指标为总分。将 20 个项目的各个得分相加，即得粗分。标准分等于粗分乘以 1.25 后的整数部分。总粗分的正常上限为 41 分，标准总分为 53 分。

标准分(中国常模)：①轻度抑郁为 53~62 分；②中度抑郁为 63~72 分；③重度抑郁大于 72 分；④分界值为 53 分。抑郁严重度 = 各条目累计分/80，0.5 以下者为无抑郁；0.5~0.59 为轻微至轻度抑郁；0.6~0.69 为中至重度；0.7 以上为重度抑郁。

(6)灵性健康评估 灵性指人与天、人、物、自我的关系,并在各种关系中寻求共融;体验生命的意义与价值、维系和谐的关系、超越当下的困境,并在不断超越的整合过程中达到平安的感受。灵性与人的健康有着直接的关系,灵性是健康的一部分。灵性健康是人类健康的本质,特别是对于癌症患者来说,与其他疾病相比,癌症患者被证明有更大的疾病负担和更低的灵性健康水平。1998年世界卫生组织倡导超越身体、心理和社会层面的健康,即各成员国家也正在积极探索的第四维健康:灵性健康,越来越受到人们的重视。

灵性健康评估可以帮助我们了解个体在灵性健康方面的需求和问题,从而提供相应的灵性照顾和支持。灵性健康评估可以帮助我们了解灵性对大脑、心灵和身体的影响,从而提供相应的灵性照顾和支持。灵性健康评估可以帮助我们了解灵性对身心健康的影响,从而提供相应的灵性照顾和支持。灵性健康评估是通过一系列的量表和工具来进行的,这些工具可以帮助我们理解和测量个体的灵性健康状况。常见的灵性健康评估工具如下。①慢性病治疗功能评估量表-灵性健康量表(FACT-Sp 12):该量表包括安宁、意义和信念三个维度共十二个条目,适用于评估灵性健康。②慢性疾病治疗功能评估-灵性量表(FACIT-Sp):该量表是国外最常使用的灵性评估工具之一,可以帮助灵性照顾实践者充分理解和掌握终末期患者的灵性困扰和灵性需求。③灵性需求问卷(SpNQ):该问卷是常用的中文版灵性需求评估量表,可以帮助灵性照顾实践者充分理解和掌握终末期患者的灵性困扰和灵性需求。

欧洲跨文化肿瘤患者生命质量-灵性健康量表(EORTC QLQ-SWB36),由欧洲肿瘤研究和治疗组织开发,这是一个跨文化、可以独立测量晚期肿瘤患者灵性健康的工具。该量表在查阅文献的基础上确认相关的灵性问题,结合姑息性治疗专家意见,以及来自法国、德国、冰岛、英国、意大利、西班牙、克罗地亚、比利时、奥地利、荷兰十个欧洲国家及日本晚期肿瘤患者的调查发展起来的。严格的开发过程确保量表覆盖了灵性健康相关的重要问题,主要分为四个维度,即个人与自我的关系、个人与他人的关系、自我存在感、与重要或神圣的事情关系。由于不同国家、地区语言、文化的差异,该量表开发的过程中在内容、措辞方面充分考虑到了这两点影响因素,可以跨文化使用。

2013年,欧洲肿瘤研究和治疗组收集了十个欧洲国家以及日本、墨西哥、智利、中国共十四个国家的临床病例数据并加以分析,对EORTC QLQ-SWB36量表进行了进一步修订和改良,形成了目前的灵性健康量表(EORTC QLQ - SWB32)。其开发过程经过国际性的可靠性与有效性验证,对不同文化背景下灵性健康的评估有很好的适用性。

(三)缓解患者身体、心理、心灵、社会痛苦

1. 身体关怀(生理)

通过医护人员及家属的照顾减轻病痛及各种不适。

(1)一般治疗　包括舒适的环境和体位、合理的膳食饮水、适量的活动、吸氧、基础营养支持等,维持患者基本需求。

(2)镇痛治疗　患者入院后应首先评估其疼痛程度,根据疼痛评分选择合适的镇痛药治疗。

(3)其他对症治疗　①呼吸系统:咳嗽、咳痰、气喘。②消化系统:口干、胃灼热、反酸、腹胀、便秘。③心血管系统:胸闷、心悸、胸痛。④泌尿系统:尿频、尿急、尿痛、腰酸。⑤非特异性症状:乏力、头晕、烦躁。

2. 心理关怀(心理、精神)

心理关怀包括缓解患者的紧张、焦虑、恐惧、抑郁。

3. 心灵关怀(信仰)

灵性健康是人们所有健康与幸福的根本,用以整合生理、心理、精神、情绪、社会及职业等健康的各个层面。灵性健康的内涵主要包括以下四个方面:①追寻生命的目的和意义,帮助个体发现生命的价值和希望。②拥有内心的应变能力,以应对生活中所遇到的危机和不确定性。③建立和谐的联系,包括个体与他人、宇宙万物和环境能有和谐的联系。④超越限制,能克服身体和精神状况的能力、意愿或经验,或是能实现幸福安适、自我愈疗的能力。所以"灵性健康"可以简单地说是人在追求自我超越需要、自我实现需要过程中体现出来的能量畅通的健康状况。

4. 社会关怀

社会关怀主要体现在对患者和家属的心理支持、社会支持及家庭照顾等方面。

心理痛苦、认为自己是他人的负担、失志水平高是肿瘤终末期患者寻求加速死亡的危险因素。安宁疗护注重心理支持,帮助患者和家属勇敢面对疾病和死亡,缓解他们的焦虑、恐惧和抑郁情绪。安宁疗护团队会提供心理咨询、社会工作等服务,让患者和家属感受到关爱和温暖。心理咨询师会对终末期患者进行辅导,帮助患者面对死亡问题,理智和

平静地对待病情的发展。

较少得到家庭和社会关爱的肿瘤患者寻求死亡的意愿更强烈，而养老机构的临终关怀正是这样一种社会支持性的服务，它致力于为终末期患者提供全方位的照护，让他们在生命的最后时刻感受到尊严和安宁。安宁疗护专业人员会为患者和家属提供社会支持，帮助他们解决生活中的各种问题，如家庭照顾、经济支持、法律咨询等。社会支持旨在减轻患者和家属的负担，提高他们的生活质量。

家属在面对终末期患者的照顾过程中，所展现出的爱与理解，无疑是对患者最深情的告别，也是对生者心灵的一种巨大慰藉。这种时刻，家属的角色至关重要，他们不仅是患者身体上的照顾者，更是情感上的支柱和精神上的陪伴者。安宁疗护也着重关注患者心理、灵性、社会等层面的需要，结合医生、护士、社会工作者、家属、各类专业人员等，就同一个服务目标提供必要的支持。安宁疗护团队会提供家庭支持服务，帮助家属更好地照顾患者，减轻他们的负担。